实用甲状腺疾病诊疗

——甲状腺结节细针穿刺活检术

主编　殷德涛

郑州大学出版社

图书在版编目(CIP)数据

实用甲状腺疾病诊疗：甲状腺结节细针穿刺活检术 / 殷德涛主编. —郑州：郑州大学出版社，2021. 11
ISBN 978-7-5645-8212-8

Ⅰ. ①实… Ⅱ. ①殷… Ⅲ. ①结节性甲状腺肿-活体组织检查 Ⅳ. ①R581.304

中国版本图书馆 CIP 数据核字(2021)第 197263 号

实用甲状腺疾病诊疗——甲状腺结节细针穿刺活检术

SHIYONG JIAZHUANGXIAN JIBING ZHENLIAO——JIAZHUANGXIAN JIEJIE XIZHEN CHUANCI HUOJIANSHU

策划编辑	张　霞	封面设计	胡晓晨
责任编辑	刘　莉	版式设计	胡晓晨
责任校对	张馨文	责任监制	凌　青　李瑞卿

出版发行	郑州大学出版社有限公司	地　　址	郑州市大学路 40 号(450052)
出 版 人	孙保营	网　　址	http://www.zzup.cn
经　　销	全国新华书店	发行电话	0371-66966070
印　　刷	河南瑞之光印刷股份有限公司		
开　　本	889 mm×1 194 mm　1 / 16		
印　　张	16.75	字　　数	498 千字
版　　次	2021 年 11 月第 1 版	印　　次	2021 年 11 月第 1 次印刷

书　　号	ISBN 978-7-5645-8212-8	定　　价	188.00 元

主编简介

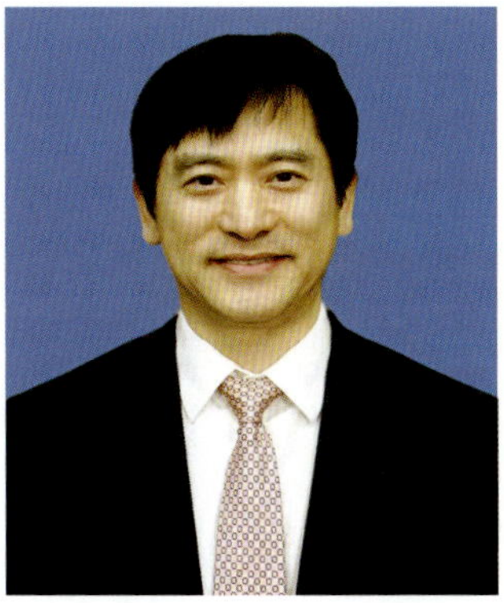

殷德涛，男，中共党员，国家级知名专家；郑州大学第一附属医院研究生处副处长，甲状腺外科河医院区主任，留美博士后，主任医师、二级教授，全日制博士研究生导师，“河南省高层次领军人才（B 类人才）”；郑州市青联副主席，河南省青联常委；中国医师协会外科学分会甲状腺外科医师委员会（CTA）委员；中国研究型医院学会甲状腺疾病专业委员会常务委员，青委会副主委；中国医促会甲状腺专业委员会常委，青委会副主委；中国抗癌协会康复会乳腺甲状腺肿瘤分会副主任委员；中国抗癌协会甲状腺肿瘤分会委员；中国中西医结合学会理事；河南省中西医结合学会甲状腺疾病分会主任委员；河南省药理学会甲状腺药理专业委员会主任委员；河南省医学会甲状腺疾病分会副主任委员；河南省医学会流行病学与循证医学分会副主任委员等。《Thyroid》《Clinical and Translational Medicine》《 Endocrine》《Cancer Management and Research》《Cancer Letters》《Archives of Medical Research》《Onco Targets and Therapy 》特约审稿人；《中国普通外科杂志》《西安交通大学学报医学版》《郑州大学学报医学版》《医学与哲学杂志》《中国医学伦理学杂志》《河南医学研究》《中华医学杂志》《中华实验外科杂志》《中华内分泌外科杂志》《国际外科学杂志》编委及通讯编委。

作为第一完成人，获河南省科技进步奖二等奖两项，主持国家自然科学基金面上项目 1 项，省部级科研课题 25 项，在国家级、核心期刊发表学术论著一百余篇，SCI 收录二十余篇。荣获包括河南省高层次人才特殊支持“中原千人计划”学者、河南省优秀专家、河南省学术技术带头人、河南省优秀教师、河南省“五四青年奖章”、河南省青年科技专家、河南省高校省级青年骨干教师等荣誉二十余项。

师从我国著名普通外科专家王庆兆教授。擅长甲状腺肿瘤特别是甲状腺恶性肿瘤诊断及治疗；甲状腺功能亢进症、桥本甲状腺炎、甲状腺肿大、甲状旁腺疾病、颈部包块、颈部瘘管、慢性肾衰继发甲旁亢等疾病的诊断及治疗。率领团队常规开展各种复杂、晚期甲状腺癌根治术及颈部淋巴结清扫术；超声引导下甲状腺肿块细针穿刺细胞学检查及基因检测；甲状腺良性肿瘤消融技术；各种入路的颈部无疤痕腔镜甲状腺手术（经口腔，经腋窝，经乳晕等）。

作者名单

主　编　殷德涛

副主编　唐艺峰　李红强　黄媛婧　刘婷婷
　　　　　吴　洁　许晶晶　韩志江　马润声

编　委　（以姓氏笔画排序，标注单位）

马润声　郑州大学第一附属医院
王伟伟　郑州大学第一附属医院
王勇飞　郑州大学第一附属医院
韦　娜　郑州大学第一附属医院
左道宏　郑州大学第一附属医院
刘婷婷　郑州大学第一附属医院
许晶晶　郑州大学第一附属医院
苌群刚　郑州大学第一附属医院
杜　新　郑州大学第一附属医院
李红强　郑州大学第一附属医院
吴　洁　郑州大学第一附属医院
柳　桢　郑州大学第一附属医院
姚　岚　郑州大学第一附属医院
殷德涛　郑州大学第一附属医院
唐艺峰　郑州大学第一附属医院
黄媛婧　郑州大学第一附属医院
韩志江　浙江大学医学院附属杭州市第一人民医院

内容提要

本书受郑州大学第一附属医院甲状腺外科临床工作中遇到的各类问题的启发，综合近年超声引导下甲状腺结节细针穿刺细胞学活检的相关指南、文献，结合本科的实践经验，联合超声科、介入科、病理科、放射科等多个相关科室经验丰富的实践者撰写而成。本书层层递进地以问答的形式解答了临床工作遇到的问题、准备开展此项技术的人员的困惑以及诊治过程中患者普遍的疑问，既包含了甲状腺结节规范化诊治的主体思想，又依次介绍了甲状腺结节的超声诊断、甲状腺结节细针穿刺的技术概述、规范化流程、操作方法、技巧以及细胞学诊断、分子诊断、洗脱液检测等内容，旨在推动此项技术的开展、推广，使得甲状腺疾病的诊治更加规范。本书形式上图文并茂，并融合大量病例，语言精练易懂，可供甲状腺外科医师、超声科医师、介入科医师、病理科医师等参考使用，对初接触此项技术的人员更有益处，也可作为科普读物使大众客观认识甲状腺结节性疾病及超声引导下甲状腺结节细针穿刺细胞病理的意义。

序

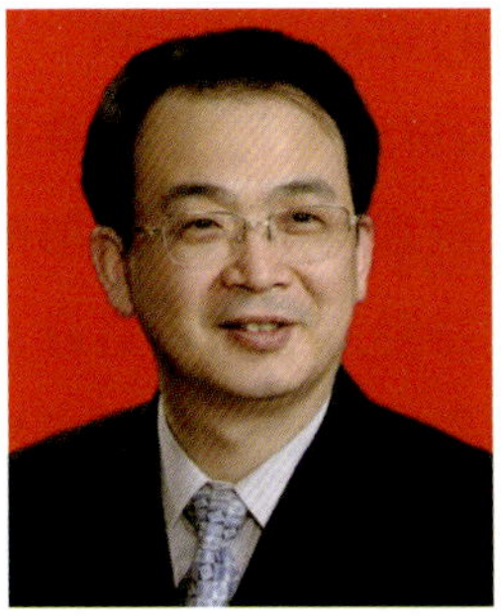

甲状腺癌已成为我国最常见内分泌恶性肿瘤之一，在女性中更常见，男女比例为 1∶3。我国甲状腺癌发病率呈上升趋势，是增长速度最快的恶性肿瘤。通过术前精准诊断、规范外科手术治疗、新技术应用及术后规范化个体化随访，我国甲状腺癌 5 年生存率已由 2003—2005 年的 67.5% 升至 2012—2015 年的 84.3%。

甲状腺癌诊治理念的变革与甲状腺癌诊疗技术的飞速发展为患者的生存、预后的改善保驾护航。超声技术高速发展，高频超声、超声造影及弹性成像等技术的兴起丰富了超声影像技术在甲状腺疾病诊断中的应用，可分辨小至 2 mm 的甲状腺结节，提高了甲状腺结节的检出率；并通过对甲状腺结节的大小、边界、形态、纵横比、有无钙化及血流情况进行描述，进而综合评分并初步判断良恶性，大大提高了诊断的准确率。超声检查操作简便、无创、价廉，是甲状腺疾病最常用且首选的影像学检查。需要重视的是某些征象不典型的甲状腺结节性疾病的超声诊断，比如滤泡性肿瘤、高侵袭性甲状腺乳头状癌、髓样癌、结甲吸收后的结节等。

超声引导下细针穿刺活检（fine needle aspiration biopsy，FNAB）作为一种微创诊断技术为甲状腺结节性质的鉴别提供了诊断依据。利用细针对甲状腺结节进行穿刺从而获取细胞成分，通过细胞学诊断对目标病灶性质进行判断。由于 FNAB 技术在国内开展相对较晚，理念及操作方法差异较大，2018 年由中国医师协会外科医师分会甲状腺外科医师委员会牵头制订的《超声引导下甲状腺结节细针穿刺活检专家共识及操作指南（2018 版）》对进一步规范和普及该项技术的应用和发展具有指导意义，而后又相继发表《甲状腺癌基因检测与临床应用广东专家共识（2020 版）》等，指导和规范甲状腺癌临床实践，力求为甲状腺肿瘤患者提供精准个体化管理方案。这项技术为甲状腺癌治疗手术范围的确定以及“百花齐放”的手术方式的选择提供了依据。

殷德涛教授主编的这本《实用甲状腺疾病诊疗——甲状腺结节细针穿刺活检术》，联合了甲状腺外科、超声科、细胞病理科、放射科等相关科室的实践者，以问答的形式、简明生动的语言，概括了甲状腺结节性疾病的诊治现状，详细阐述了超声引导下甲状腺结节细针穿刺细胞学活检的优势和意义，重点介绍了穿刺的手法和困难结节的穿刺技巧，客观描述了细胞病理的特点，实用性强。术中引用大量真实病例资料，体现出平时临床工作的思考、经验以及 MDT 的思维。形式上图文并茂，图片大多来自临床实践，使读者更加容易接受。相信此书能为甲状腺疾病的诊疗事业添砖加瓦！

中国医师协会外科医师分会甲状腺外科医师委员会主任委员
中国研究型医院协会甲状腺疾病专业委员会主任委员
解放军总医院第一医学中心普通外科甲状腺专病中心主任

目录

第一章

甲状腺结节的超声诊断

超声检查是甲状腺结节定性诊断技术中无创检查的首选。超声是细针穿刺活检技术的基础，细针穿刺活检离不开实时超声的辅助。只有掌握了超声技术，才能明确结节的穿刺指征、选择目标结节、规避风险、设计针道等。目前涌现出多种甲状腺结节的超声诊断系统，各个系统各有利弊，而对于超声征象不典型的甲状腺恶性肿瘤更需要我们提高重视程度。

第一节　甲状腺结节性疾病

1. 什么是甲状腺结节?

甲状腺结节是指由各种原因导致的甲状腺内出现一个或多个结构异常的团块,在影像学上可见甲状腺内散在的病灶,其与周围甲状腺组织清楚分界。甲状腺结节性疾病包括增生、囊肿、甲状腺炎和肿瘤(甲状腺腺瘤和甲状腺癌)。临床上有良、恶性之分,良性以结节性甲状腺肿为代表,最为多见;恶性以甲状腺癌为代表,其中超过90%为甲状腺乳头状癌(papillary thyroid carcinoma, PTC),其余为甲状腺滤泡状腺癌(follicular thyroid carcinoma, FTC)、髓样癌(medullary thyroid carcinoma, MTC)、未分化癌(anaplastic thyroid carcinoma, ATC)。

2. 甲状腺结节性疾病流行病学情况如何?

甲状腺结节在人群中的检出率为20% ~76%,其中恶性肿瘤仅占7% ~15%,临床工作的重点是如何将甲状腺癌从高发的甲状腺结节中甄别出来。细针穿刺活检(fine needle aspiration biopsy, FNAB)是传统的微创诊断技术,可在术前鉴别甲状腺结节的性质,为甲状腺疾病的个体化精准治疗提供依据,是甲状腺诊治决策的关键。甲状腺结节性疾病发病率逐年增加,恶性率也是逐年增高,其中大多数为甲状腺微小乳头状癌(papillary thyroid microcarcinoma, PTMC),世界卫生组织(WHO)定义PTMC指肿瘤最大直径≤10 mm的甲状腺乳头状癌。近年来的SEER(surveillance epidemiology and end results)数据库显示:甲状腺癌的患病率显著增加,其中以PTMC的增长为主且增速最快,但是其死亡率并无明显增加。这得益于广大相关医疗工作者的贡献以及大众对甲状腺疾病的重视程度。2014年WHO公布的全球癌症报告指出,甲状腺癌新发病例中超过50%为PTMC。目前PTMC在国内外许多临床中心占据甲状腺癌诊疗的重要权重;而其他类型的甲状腺癌,如滤泡癌、未分化癌及髓样癌的发病率则保持相对稳定。目前尚无明确的环境因素可以解释逐年增高的发病率。一方面,随着影像学技术的发展和人们健康意识的提高,体检的增加导致甲状腺结节检出率升高;另一方面,甲状腺结节性疾病是年龄相关性疾病,人均寿命的增加必然导致甲状腺结节发病率的绝对增高。临床有大量甲状腺结节患者被发现、积累,或观察、治疗。虽然甲状腺结节通常无明显症状,但因其存在恶性肿瘤的风险而需要对其评估。另外也不应当低估患者因病产生的焦虑。

3. 甲状腺结节性疾病的临床表现如何?

甲状腺结节通常无明显症状。少数较大的结节性甲状腺肿以长期压迫血管、颈深部大静脉、气管、食管而诱发的呼吸困难甚至窒息为主要临床症状。恶性结节在病情发展的中后期可出现功能障碍,以吞咽困难、声音嘶哑为主要病症。大部分的甲状腺结节都是在体检或颈胸部检查时意外发现的。

4. 甲状腺结节性疾病的诊断方法有哪些?

诊断方法包括功能性检查、影像学检查和病理学检查。其中影像学检查包括超声、电子计算机体层扫描(computed tomograhy,CT)、磁共振成像(magnetic resonance imaging,MRI)、核素扫描机正电子发射断层成像(positron emission tomography,PET)等,但常规超声对甲状腺结节的检出率和诊断准确率明显优于其他影像学检查,已经成为甲状腺疾病的首选辅助检查方法。超声引导下还可以进行甲状腺细针或粗针穿刺活检明确病理诊断,亦可进行相应的微创介入治疗。CT 和 MRI 的优势在于胸骨后甲状腺病变的显示。核素显像的优势在于评估甲状腺结节的功能状态、识别异位的甲状腺组织。对于一些甲状腺内的甲状旁腺腺瘤和甲状腺结节,当超声鉴别诊断有一定难度时,甲氧基异丁基乙腈(methoxyisobutylisonitrile,MIBI)显像则可以帮助鉴别。病理检查包括术前的 FNAB、粗针活检(core needle biopsy,CNB),术中的冰冻病理(快速病理)和术后石蜡病理检查。FNAB 具有微创、便捷的优点,是最常用的检查技术。CNB 能提供相对更多的组织,方便病理学诊断和免疫组化检查,常被视作超声引导下 FNA 细胞学检查的辅助检查方法,但因其可能会造成致命的并发症,必须由经验丰富的医师操作,同时受结节的大小和位置的影响,在实际中应用受到限制。

5. 各种甲状腺结节性疾病的诊断方法有何作用?

甲状腺结节的治疗中,术前的诊断不仅决定是否需要手术,还为手术范围、手术策略的确定提供了可靠的证据。甲状腺功能检查是所有甲状腺结节患者必备的术前检查;对于合并甲状腺功能亢进或甲状腺功能低下的患者,可帮助确定合适的手术范围并排除麻醉禁忌。降钙素(calcitonin,Ct)和癌胚抗原(carcino-embryonic antigen,CEA)的检测在甲状腺髓样癌中尤为重要,对于有甲状腺及其他内分泌系统肿瘤家族史的患者应筛查 Ct 及 CEA 以明确诊断,并制定合理的治疗方案。

超声是甲状腺疾病首选的辅助检查,高分辨率超声可清晰显示直径>2 mm 的甲状腺结节,通过对结节数量、位置、大小、边界、回声强度、血流信号、钙化情况、颈部淋巴结及其具体特征的检查,可以对大多数良恶性病变加以鉴别。近年来,超声造影、萤火虫显像、弹性成像技术、超声灰阶比值等的引入进一步提高了对甲状腺良、恶性病变鉴别的准确率。作为超声的补充,CT 和 MRI 检查能够客观显示结节与周围组织的关系,尤其对于较大的结节以及侵犯周围结构的甲状腺癌,CT 和 MRI 能够提供肿瘤具体范围和受累器官的情况,此外还可能发现超声难以发现的上纵隔淋巴结,有助于帮助手术医生制定合理的手术方案。

对于超声检查不肯定的或高度怀疑恶性的甲状腺结节,在排除禁忌的前提下推荐行超声引导下穿刺细胞学检查。甲状腺乳头状癌几乎占据了甲状腺恶性肿瘤的 90%,而乳头状癌具有许多细胞学诊断价值的特征,细针穿刺可以多点取材,这些特点保证了穿刺细胞学检查的高诊断正确率。越来越多的研究数据表明 FNAB 具有高诊断效能。FNAB 已经逐渐受到甲状腺专业学者的关注与认可,国内外多部指南均列为常规,临床应用趋势明显。准确的细胞学结果不仅取决于标本质量,同时也取决于病理科医生对标本的诊断能力。细针穿刺细胞学使得良性结节的保留成为可能,避免了无必要的甲状腺全切。对于转移风险高的病变可实施更激进的手术范围,而低风险的病变则可酌情选择相对保守的治疗或者更微创的治疗方式,为实施消融治疗、腔镜手术提供了依据。同时细胞学本身也有其局限性,针吸细胞学技术在滤泡状癌方面缺乏诊断性,因此在解读此类病变时应警惕假阴性的可能,或者筛选穿刺结节时予以考虑滤泡性肿瘤的可能。

随着分子生物学技术手段的进步,越来越多的分子生物学标志被引入甲状腺结节的诊断及恶性肿瘤的预后评价中。利用免疫组化、RNA 表达、基因突变监测等技术可以检测诸如 Galectin-3、 mRNA、miRNA、BRAF V600E 突变、RET/PTC 基因重排等分子的异常，将其与术前穿刺细胞学结合有助于提高部分可疑病变的诊断准确性，也在一定程度上有助于病变手术范围和方式的决策，存在广阔的临床应用前景。

6. 甲状腺结节性疾病的治疗方法有哪些？

甲状腺结节在人群中十分常见，高分辨超声的检出率约为 33% ~68%，这其中绝大部分是无症状者。对于在超声下具有典型良性特征的结节性疾病以及经细针穿刺排除恶性肿瘤的甲状腺结节，出于对美观和创伤的考虑，既往仅仅对于结节过大而产生明显压迫症状者、影响美观或直径>4 cm者，建议手术治疗，而结节较小的无症状者，一般建议临床随访。近年来，无水乙醇注射和超声引导下热消融治疗越来越多地应用于良性结节的治疗。

手术是分化型甲状腺癌的首选治疗手段。分化型甲状腺癌手术的具体范围应基于对患者危险因素（性别、年龄、颈部放射史、家族史、肿瘤分期、淋巴结转移）、整体治疗方案（是否推荐放射性碘治疗）以及患者自身意愿的综合考量，得出个体化诊疗方案。对于局部晚期的甲状腺癌，手术仍是其主要治疗措施，局部晚期甲状腺癌的手术治疗原则：①彻底切除肉眼可见的病变组织并尽可能保留器官功能；②运用放射性碘治疗等手段控制肿瘤；③不可一味追求肿瘤切除而牺牲器官功能。

手术治疗也是甲状腺髓样癌的首选治疗方式，积极的手术治疗能够有效提高甲状腺髓样癌患者的生存率。与分化型甲状腺癌不同，所有髓样癌患者一经确诊，无论原发肿瘤大小，均应至少行甲状腺全切术并同侧中央区淋巴结清扫。

目前甲状腺未分化癌的治疗以放疗和手术为主，近年来靶向药物对一些 ATC 显示出较好的缓解率，展现出一定的应用前景。

传统甲状腺手术采用颈部切口，低领横行切口和美容缝合技术在我国绝大多数医疗中心已经成为甲状腺手术常规，术后颈部外观已较前有了较大的改善。但随着人们生活质量的提高，以及甲状腺外科疾病女性居多、低龄化的特点，颈外径路腔镜辅助甲状腺手术越来越多地受到了关注。腔镜辅助下颈外径路甲状腺手术的出现将颈部的切口“移到”了乳房、胸部、腋下、耳后或口腔前庭，改善患者术后美观十分显著。这些切口远离甲状腺，手术势必要增加自切口至甲状腺的解剖范围，反而在一定程度上增加了创伤，因此，这一类手术应被定义为“美容手术”而非“微创手术”。

放射性碘治疗是分化型甲状腺癌最重要的辅助治疗方式。其主要作用为：清除术后残余的甲状腺组织以利于术后甲状腺球蛋白 Tg 监测和可能的 ^{131}I 全身扫描，以及对手术无法切除但可摄碘的分化型甲状腺癌病灶进行治疗。

TSH 抑制治疗能够降低复发危险度分层中高危患者的复发率和疾病相关死亡率，在对具体患者应用 TSH 治疗时应充分衡量风险与收益。

7. 如何看待甲状腺结节性疾病治疗的争议？

超声引导下热消融的特点是创伤小、操作简便以及美观，目前发表的研究对这一新兴治疗手段的适应证评价不一致，目前韩国和意大利发布了相关的专家共识。热消融主要用于经高分辨超声检查及细针穿刺细胞学均确诊为良性结节的病例，且不可用于滤泡性肿瘤。共识推荐的适应证范围的部分病变是否需要干预目前仍有争议。高度重视的一点，有学者将射频消融引入甲状腺恶性肿瘤的初始治疗和复发性治疗中。由于治疗范围有限且无法取得病变组织，RFA 的肿瘤学安全性有待评估，且因无法进行进一步的病理学检查，对恶性肿瘤的后续治疗不能提供有价值的信息，因此目前这种治疗方式缺乏有利的循证医学证据支持。

病例 1：

患者张某某，住院号 305XXXX，女，26 岁，以“发现甲状腺结节 3 年”为主诉入院。3 年前行颈部彩超发现甲状腺结节，彩超提示结甲可能（图 1-1-1），行超声引导下甲状腺结节细针穿刺活检考虑结节性甲状腺肿（图 1-1-2），遂行超声引导下甲状腺结节射频消融术。1 月前于我院复查颈部超声发现结节较前明显增大（图 1-1-3）。遂于我科行“左侧甲状腺腺叶切除术”治疗，术后病理示：（左侧）甲状腺滤泡性肿瘤，多个包膜血管内可见滤泡上皮细胞，滤泡性癌不除外（图 1-1-4、图 1-1-5）。

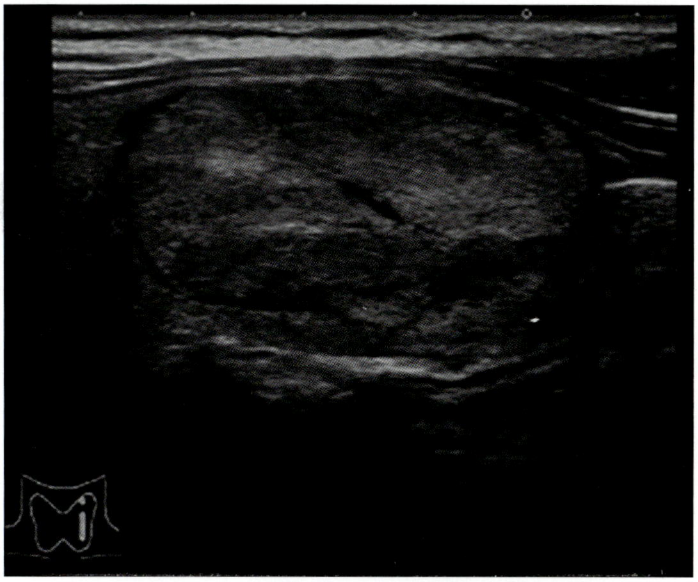

图 1-1-1　患者 3 年前消融前甲状腺彩超

超声所见（1）：

甲状腺左侧叶体积增大，形态失常，中下部可及一实性低回而结节，延伸至峡部，大小约 43.0 mm×38.0 mm×25.0 mm，边缘光整，内回声欠均匀；CDFI：可及Ⅱ级、边缘为主型血流信号。

甲状腺右侧叶及峡部大小形态正常，包膜光滑，实质回声均匀，未见具体结节回声；CDFI：内未探及明显异常血流信号。

双侧颈部未见明显异常肿大淋巴结。

甲状旁腺区未见明显异常回声。

超声提示（1）：

甲状腺左侧叶实性结节。

（TI-RADS 分级　4a 级，结甲可能）

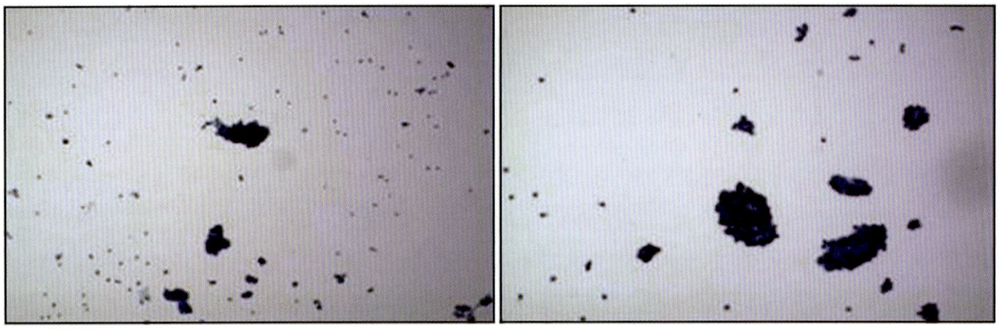

图 1-1-2　患者 3 年前消融前穿刺细胞病理学检查

镜下所见：

（左侧甲状腺结节穿刺 TCT）镜下见中等量滤泡上皮细胞，偶见胶质。

病理诊断：

考虑结节性甲状腺肿，请结合临床及影像学。

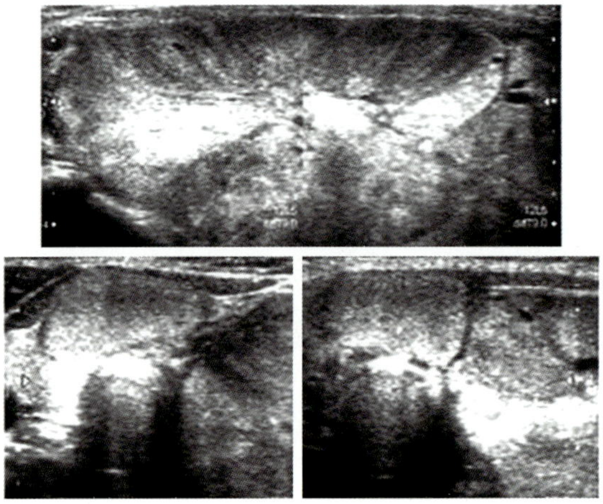

图 1-1-3　手术前甲状腺彩超

超声所见（2）：

甲状腺左侧叶体积增大，未见明显腺体组织，内充满一实性结节，大小约 108.0 mm×79.0 mm×60.0 mm（上下径×左右径×前后径），边缘光整，内部回声不均匀；CDFI：内可见Ⅱ级血流信号。甲状腺右侧叶体积正常，内可探及数个囊性结节，壁清，内可见点状强回声，后伴“彗尾”，直径为1～2 mm。

于峡部探及一实性结节，大小约 22.0 mm×26.0 mm×13.0 mm，边缘光整，内部回声不均匀；CDFI：内可见Ⅲ级血流信号。

双侧颈部未见明显异常肿大淋巴结回声。

双侧甲状旁腺区可显示区域未见异常肿块回声。

超声提示(2)：

甲状腺左侧叶及峡部实性占位(TI-RADS 分级　4a 级，结甲?)。
甲状腺右侧叶微小囊性结节(TI-RADS 分级　2 级)。

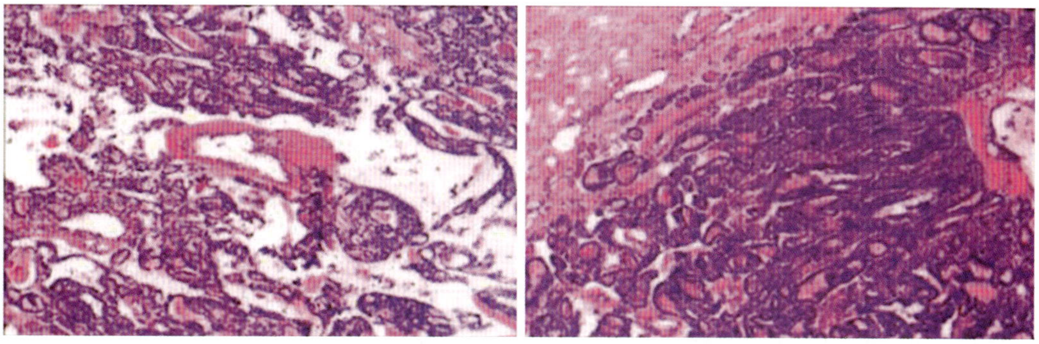

图 1-1-4　左侧甲状腺快速冰冻病理学检查

病理诊断(冰冻)：

(左侧)甲状腺滤泡性肿瘤/病变，类型待常规多取材再报。

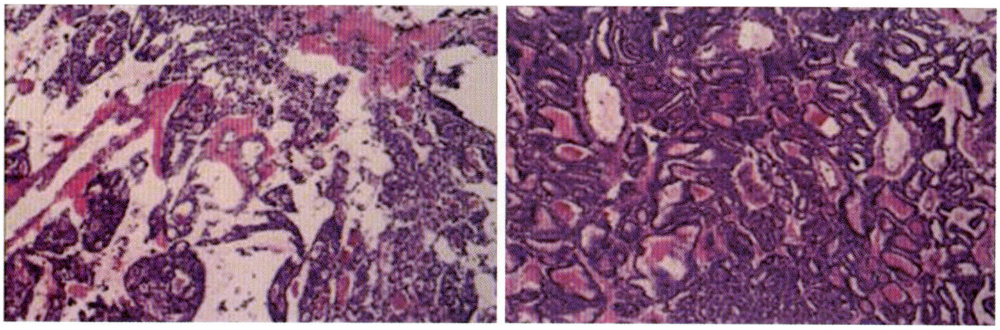

图 1-1-5　左侧甲状腺组织病理学检查

肉眼所见：

(左侧甲状腺)送灰红组织一块，大小约 6.5 cm×6.0 cm×3.2 cm，离断面面积约 2.0 cm×0.8 cm，距离断面约 0.8 cm，紧邻被膜可见一大小约 5.8 cm×5.5 cm×3.0 cm 肿物，肿物切面灰红灰白质软到中，界不清，余组织均灰红质软。

病理诊断：

第一次报告：
冰余组织：
(左侧)甲状腺滤泡性肿瘤，细胞生长活跃，待免疫组化协诊。(已做)
第二次报告：
(左侧)甲状腺滤泡性肿瘤，多个包膜血管内可见滤泡上皮细胞，滤泡性癌不除外。
免疫组化：(7)号 CK19(+)，HBME-1(+)，Galectin-3(-)，CD56(部分+)，Cyclin D1(+)，Ki-67(5%+)；(3)+(11)号 CK(上皮+)，CD34(血管+)，ERG(血管+)；(3)号 β-catenin(+)。

思考：

对于滤泡性肿瘤的诊治，关键在于能否从接诊就考虑到滤泡性肿瘤的可能，超声可以提供一些思路，细针穿刺细胞学活检对于滤泡性肿瘤诊断效能欠佳，滤泡癌只能依赖于术后常规病理的完整取材。临床中不时可以见到滤泡性癌远处转移的情况，滤泡性肿瘤在治疗上应该给予重视，应选择手术治疗，而不应推荐热消融治疗。

对于分化型甲状腺癌手术的具体范围应基于对患者危险因素（性别、年龄、颈部放射史、家族史、肿瘤分期、淋巴结转移）、整体治疗方案（是否推荐放射性碘治疗）以及患者自身意愿的综合考量，得出个体化诊疗方案。分化型甲状腺癌常见颈淋巴结转移，尤其以乳头状癌的颈部中央区淋巴结转移最为常见。对于颈淋巴结清扫的指征和范围，一直是学界讨论的热点。由于消融技术（射频、微波等）属于局部治疗，不能保证 PTMC 治疗的彻底性且不符合最小治疗单位为侧叶的原则；同时即便是临床 cN0 期的 PTMC 也存在一部分隐匿性的颈淋巴结转移，但消融技术不能解决；且经消融治疗后的病灶再行手术的难度增大，故目前不推荐将消融技术作为治疗 PTMC 的常规手段。未来对于消融技术是否能在严格选择腺内型病例、患者充分知情、并在有资质专业人员规范操作下治疗 PTMC 还有待更多的科学观察。正因为以上原因，我们临床中应坚持“可手术的初治的甲状腺癌是推荐手术的”原则。

病例 2：

患者李某某，住院号 394XXXX，女，47 岁，以“体检发现甲状腺结节 1 月”为主诉入院。入院 1 月前于当地医院体检发现甲状腺结节，彩超示：甲状腺双侧叶低回声结节（TI-RADS 分级 4c 级），在当地医院行甲状腺细针穿刺活检示：左侧甲状腺乳头状癌，遂于当地医院行射频消融术。今为复查于我科就诊行颈部超声（图 1-1-6）示：①甲状腺双侧叶结节射频消融术后。②甲状腺弥漫性回声改变（请结合实验室检查）；③甲状腺双侧叶实性结节（TI-RADS 分级 4a 级）。④双侧颈部多发异常肿大淋巴结（MET）。遂于我科行“双侧甲状腺腺叶切除+右侧Ⅱ、Ⅲ、Ⅳ、Ⅵ区及左侧Ⅵ区颈部淋巴结清扫术+双侧喉返神经探查术”，术中发现局部粘连严重（图 1-1-7），术后病理（图 1-1-8 ~ 图 1-1-10）示：（双侧）甲状腺乳头状癌。淋巴结可见转移性甲状腺乳头状癌（中央区 6/9，右 3、4 区 4/23）。

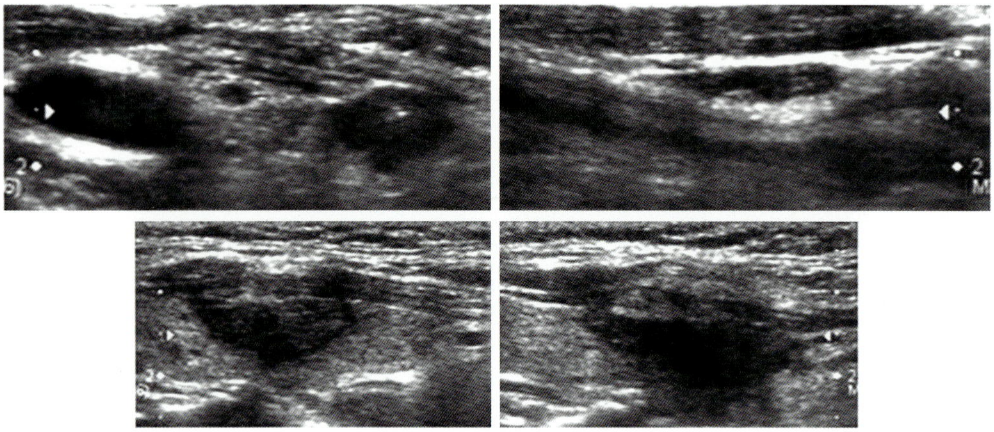

图 1-1-6　甲状腺术前彩超

超声所见：

甲状腺双侧叶结节射频消融术后。

甲状腺大小形态正常，实质回声不均匀；CDFI：腺体内未见明显异常血流信号。

于双侧叶均探及一实性结节，大小（上下径×左右径×前后径）分别约：24.5 mm×14.0 mm×9.0 mm（左侧上极）和25.5 mm×19.5 mm×11.0 mm（右侧中下部），边缘模糊，内部回声不均匀；CDFI：内未及明显血流信号。

右侧颈部Ⅳ区及双侧颈部Ⅵ区探及多个肿大淋巴结回声，淋巴门消失，呈不均质低回声，并内可及点状强回声；CDFI：可见Ⅰ级血流信号。较大者约13.0 mm×7.0 mm（左侧Ⅵ区）和17.0 mm×4.5 mm（右侧Ⅳ区）。

双侧甲状旁腺区可显示区域未见异常肿块回声。

超声提示：

甲状腺双侧叶结节射频消融术后。

甲状腺弥漫性回声改变（请结合实验室检查）。

甲状腺双侧叶实性结节（TI-RADS 分级　4a 级）。

双侧颈部多发异常肿大淋巴结（Met）。

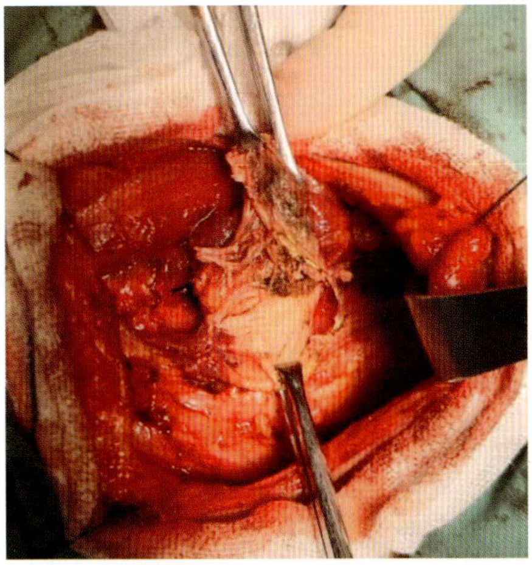

图 1-1-7　术中照片

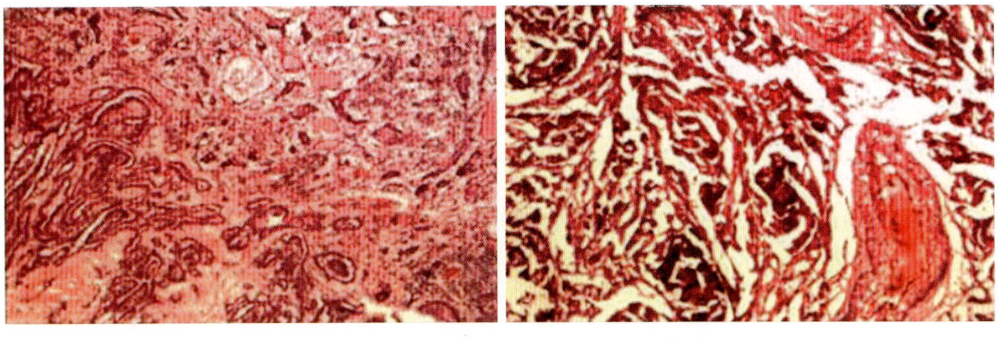

图 1-1-8　甲状腺快速冰冻病理学检查

病理诊断(冰冻):

1.(左侧)甲状腺乳头状癌。
2.(右侧)形态考虑甲状腺乳头状癌,组织变形明显,影响诊断。

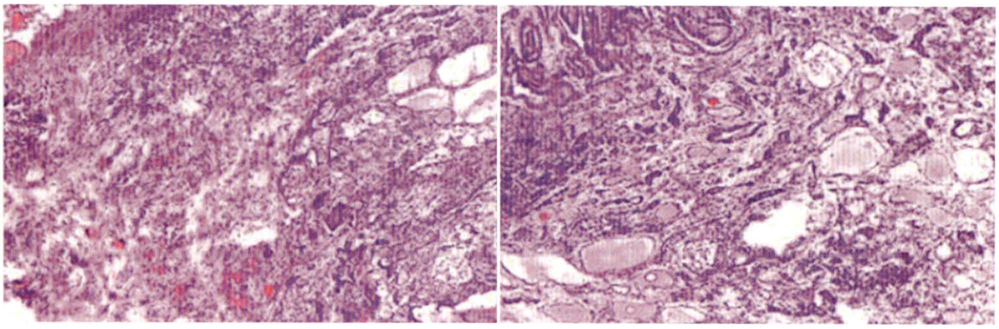

图 1-1-9　甲状腺组织病理学检查

肉眼所见(1):

标一:(左侧甲状腺)系线甲状腺组织大小约 3.0 cm×3.0 cm×1.5 cm,紧邻被膜可见一直径 0.8 cm 的灰白结节,质硬,界欠清;另于紧邻被膜处可见一直径 0.2 cm 的灰白结节,质中,界欠清。余组织灰红质软。

标二:(右侧甲状腺)甲状腺组织大小约 3.7 cm×3.5 cm×2.0 cm,紧邻被膜可见一大小约 1.5 cm×1.5 cm×1.0 cm 的灰白结节,质中界欠清,余组织灰红质软。

病理诊断(1):

冰余组织:
1. 双侧甲状腺腺叶切除标本。
2.(双侧)甲状腺乳头状癌。

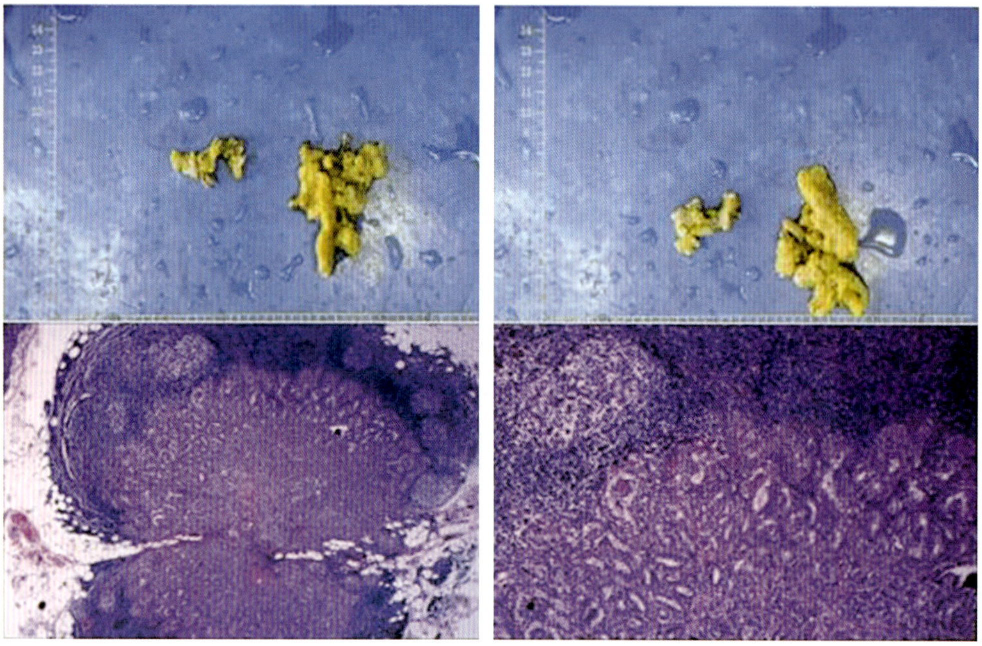

图 1-1-10　淋巴结组织病理学检查

肉眼所见(2)：

标一：(中央区淋巴结)灰黄脂肪样组织一堆，大小共约 3.0 cm×2.0 cm×1.0 cm，内检出淋巴结样物数枚，直径为 0.2～1.0 cm。

标二：(右Ⅲ、Ⅳ区淋巴结)灰黄脂肪样组织一堆，大小共约 5.0 cm×4.5 cm×2.0 cm，内检出淋巴结样物数枚，直径为 0.2～1.2 cm。

病理诊断(2)：

淋巴结可见转移性甲状腺乳头状癌(中央区 6/9，右Ⅲ、Ⅳ区 4/23)。

思考：

初治的能手术的甲状腺癌，应建议手术治疗。

8. 如何看待甲状腺微小乳头状癌处理的争议?

近年来，甲状腺癌尤其是微小乳头状癌的发病率及其相应的手术量在全球范围内均呈快速增长趋势。PTMC 一般预后较好，但仍有 15% ～20% 出现复发、颈部淋巴结转移 或远处器官转移，甚至危及生命。所以明确诊断和科学地分类个体化管理，避免过度治疗，同时也兼顾规范彻底治疗，建立精准、规范化、个体化的管理模式势在必行。目前，关于 PTMC 的治疗方案仍然不统一，国内外争议的焦点主要是 PTMC 手术的必要性和手术范围。有文献报道虽然 PTMC 预后良好，但并非均倾向于不进展的亚临床状态，任何晚期 PTC 均由 PTMC 进展而来。且部分 PTMC 可合并高侵袭性组织学变型，甚至早期就出现局部侵犯、淋巴结及远处转移。同时因为 PTMC 的总体治疗效果较好，多数患者经过外科治疗即可根治，所以更应该积极手术治疗，并注重手术的彻底性和规范性，这样可以有效降低复发率和转移率。也有文献报道部分 PTMC 处于亚临床状态，很少发展成为具有临床意义的甲状腺癌，有些患者甚至终生无症状，即使有些病例出现临床症状或颈部淋巴结转移，但对生存率影响不大，提出对于无转移、无症状的 PTMC 可不给予任何治疗，密切观察即可。2016 年版中国专家共识认为 PTMC 是否需要手术治疗应该综合危险评估、超声二维成像特征、肿瘤的组织学特性(浸润性、多灶性、淋巴结转移等)，并适当考虑患者的愿意及依从性等方面而决定。

作为肿瘤性疾病，PTMC 的早期发现、早期诊断和早期治疗，符合“疾病三级预防”原则。然而，在临床上也发现部分病例呈惰性进展，患者可长期带瘤存活甚至终身处于亚临床状态。因此，近年来学界和社会均出现新的思潮——PTMC 是否存在过度诊治? 对超声和 FNAB 的使用是否造成甲状腺微小癌过度诊断的观点，应辩证看待，一方面，筛查以及定性检查使得甲状腺微小癌检出率提高；另一方面，因术前诊断准确率增高，避免了诊断性手术，反而有助于控制过度治疗，并为多元化治疗方式的发展提供立足点和空间。单侧腺叶部分切除、甲状腺次全切除等无循证医学证据的手术方法已被废除，腺叶及峡部切除和甲状腺全切是分化型甲状腺癌针对腺体仅有的 2 种手术方式。具体范围应基于对患者危险因素、整体治疗方案以及患者自身意愿的综合考量，得出个体化诊疗方案，近年来，学界著书立说，先后有多个指南、共识、专著发布，推动了甲状腺肿瘤的规范化诊治。

病例 3：

患者张某某，住院号 339XXXX，女，56 岁，以“发现颈部包块 8 月”为主诉入院。8 月前无意发现右侧颌下有一花生米大小肿物，伴间断疼痛，无放射性，局部无红肿，无发热，盗汗。当地医院颈部超声示：①右侧颈部多发异常肿大淋巴结；②左侧颈部淋巴结肿大，遂行"右颈淋巴结功能性清扫术"。我院病理科会诊术后常规病理示：见4枚淋巴结可见转移癌，形态符合甲状腺滤泡性乳头状癌。入院后复查彩超提示：右侧颈部淋巴结术后：甲状腺右侧叶中下部深方实性结节（TI-RADS 分级 4a 级），左侧颈部Ⅱ区异常肿大淋巴结右侧颈部多发无回声（考虑术后积液）。后于我科行"双侧甲状腺腺叶切除+双侧喉返神经探查+左侧颈部Ⅱ、Ⅲ、Ⅳ区淋巴结清扫术"治疗，术后病理结合病史考虑为甲状腺隐匿性癌。

多亚专科专家会诊咨询意见：

（右颈部淋巴结）4枚淋巴结内见分化好的甲状腺组织，符合转移性甲状腺滤泡型乳头状癌；伴淋巴结肉芽肿性病变，可见局灶坏死，请结合临床除外结核后考虑结节病。

本单位免疫组化：CK（+），CK19（+），TTF-1（+），PAX-8（+），TG（+），CD56（+），Galectin-3（+），HBME-1（弱+），Ki-67（约5%+）。

思考：

甲状腺微小乳头状癌甚至甲状腺隐匿性乳头状癌并不等同于低危癌。

第二节　超声在甲状腺结节评估中的作用

9. 超声检查为何在甲状腺疾病中应用极为广泛?

甲状腺结节发病率逐年上升,影像学检查除了超声,还包括 CT、PET、MRI 等检查方法,后三者在肿瘤的诊断及鉴别诊断中有较高的准确性,但对于甲状腺结节的诊疗和临床实用性却不如超声,一般仅当患者出现颈部压迫症状及巨大结节包绕周围血管或者胸骨后甲状腺结节时才会推荐 CT、MRI 检查,以进一步了解病变与周围组织的毗邻关系及恶性结节的转移情况。医学指南中明确指出:所有甲状腺结节均需行颈部超声检查,并行恶性风险评估。它的优势在于及时发现甲状腺组织内有无结节,判断结节的物理性质,评估恶性结节侵犯的范围,并且在结节的实时动态观察、术前评估、超声引导下介入诊疗以及术中定位、术后随访等方面具有不可替代的优势。

超声检查作为评估甲状腺结节的“智慧之眼”,无创、无辐射、费用低、易操作,可重复性强,是甲状腺结节的首选检查方法。

10. 超声在甲状腺外科都有哪些作用?

超声检查在甲状腺结节的体检筛查、诊断、治疗及随访过程中发挥了重要作用。

体检筛查:出现颈部不适、肿大、疼痛、声音嘶哑、压迫等症状时可体检筛查甲状腺是否有结节,甲状腺是否出现弥漫性肿大、亚甲炎等,也可发现有无淋巴结肿大。

术前诊断:超声可评估结节的良恶性,对于甲状腺癌的分型包括甲状腺乳头状癌、滤泡癌、髓样癌、弥漫性硬化性乳头状癌、未分化癌等也可给出提示或排除性诊断,超声可判断颈部淋巴结的分区,以及诊断淋巴结肿大的原因,包括淋巴结炎、淋巴结核、淋巴瘤、转移性淋巴结。超声对于甲状腺及颈部淋巴结的诊断可为外科制定手术方案及清扫范围提供依据。

术后评估:超声可评估甲状腺的切除范围,全切或次全切。超声亦可判断术后是否有淋巴结肿大,评估是否需要二次手术。

介入诊疗:包括细针穿刺、射频消融等,可在超声引导下细针穿刺对结节及淋巴结诊断定性,对于结节的射频消融超声在术前评估血流、术中定位、术后随访等方面具有不可替代的优势。

监测随访:对于无需手术或择期手术的结节,超声可定期随访,监测结节的大小、内部结构及血流变化。

11. 超声在甲状腺结节筛查中的贡献如何?

超声是甲状腺结节筛查的首选影像学检查,其临床应用价值优于其他影像学检查。超声操作简单灵活,可适用于大规模人群的筛查。高频超声分辨率高,对甲状腺结节的良恶性鉴别诊断准确度更高,且可发现直径小至 1 mm 的结节,有利于恶性结节的检出,进行早期诊断和治疗,降低漏诊率。此外,对需要进行积极监测的甲状腺结节,其重复性好,费用低,可降低患者的经济负担,易于被患者接受,适用于长期的随访。

超声可观察甲状腺内有无结节,出现甲状腺结节时可检出结节部位、数目、形态、大小、边缘、纵横比、声晕、内部回声、有无钙化灶、血流信号、血流频谱等等,根据这些超声特征可评估结节的良恶性,对于可疑恶性结节还可检出结节侵犯的范围,包括与甲状腺包膜、气管、喉返神经的关系。还可检出颈部淋巴结有无异常肿大。

12. 超声在甲状腺结节定性中的贡献如何?

超声可根据超声声像图特征评估结节的良恶性,为外科大夫提供依据。

良性结节的超声声像图特征包括:①结节的质地,囊性、囊实性或实性。②回声,包括无回声、低回声、等回声、高回声,混合回声。③彗星尾征,即点状强回声后方伴彗尾,多为良性特征表现,但一些髓样癌中也可出现伴彗星尾的点状强回声。④边缘光整,形态规则。⑤周边可见纤细低回声晕,多见于甲状腺腺瘤。⑥内部可出现钙化,多为弧形、环形或蛋壳样钙化。⑦CDFI 提示周边环状血流或少量血流。恶性结节的超声声像图特征包括:①结节的质地,实性或囊实性。②低回声、极低回声,也可以是等回声或混合回声,低回声、极低回声是比较常见的,极低回声更具恶性指征。③纵横比>1。④边缘模糊、毛刺、成角。⑤内部回声杂乱,可见点状强回声,表现为点状或呈簇状分布的钙化。⑥甲状腺包膜外扩散。⑦CDFI 提示血流杂乱,见“穿枝样”或“边缘型”血流信号。

对于大部分良性结节的检出可短期随访,避免不必要的穿刺或手术;对于恶性结节,可判断结节的侵犯范围及是否伴颈部淋巴结异常肿大,为手术提供手术方案及手术范围,还可根据超声特征做出甲状腺恶性结节分型的提示或排除性诊断。

13. 超声在甲状腺结节定位中的贡献如何?

甲状腺结节是指影像学上能够与正常甲状腺实质区别开来的局灶性病变。

甲状腺分左、右侧叶及峡部,单侧甲状腺又分为上、中、下三个区域,整个甲状腺共 7 个区域。少部分结节可发生于椎状叶(图 1-2-1、图 1-2-2)或异位甲状腺组织(图 1-2-3、图 1-2-4)。

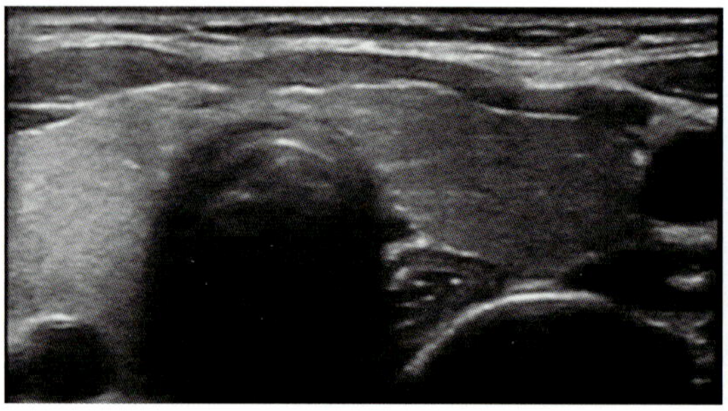

图 1-2-1　甲状腺横切面彩超

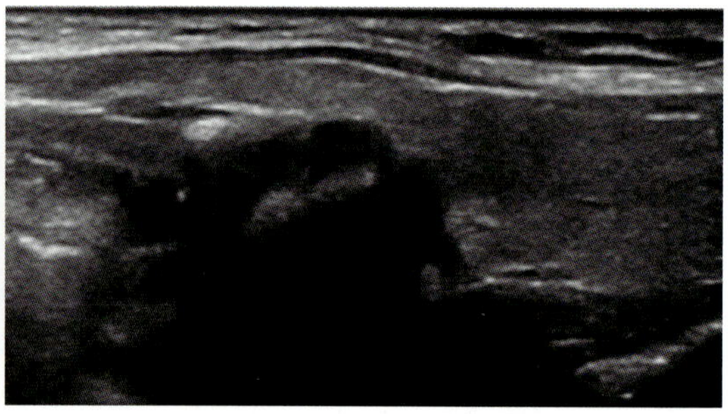

图 1-2-2　甲状腺峡部彩超,向上延伸,形成锥状叶

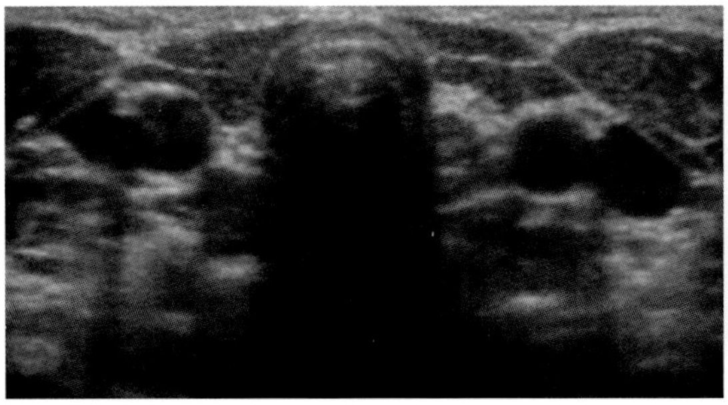

图 1-2-3　甲状腺原位——未见典型甲状腺组织回声

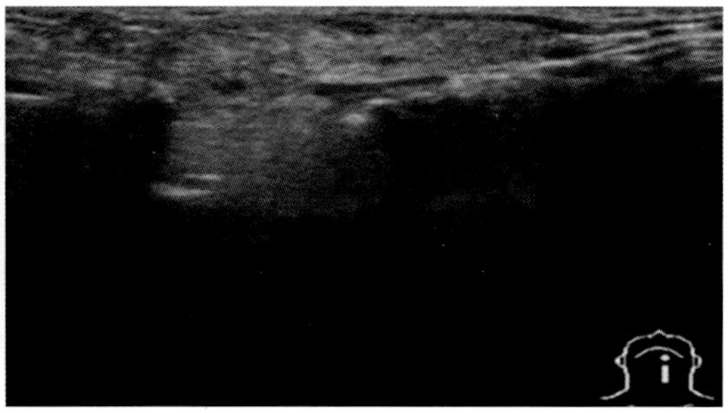

图 1-2-4　甲状腺异位——舌骨水平

不同部位的结节，其分布有一定的规律可循，位于上极区域的甲状腺癌，多转移至颈部Ⅱ、Ⅲ区；位于中部及下极区域的甲状腺癌，多转移至颈部Ⅲ区、Ⅳ区、Ⅵ区。

超声可检出结节与甲状腺包膜、食管、气管、喉返神经的关系。甲状腺包膜外侵犯是评价甲状腺恶性结节的指标之一，可观察结节紧邻包膜、凸包膜及包膜中断。位于甲状腺深方的结节可观察是否侵犯喉返神经。结节位于气管旁可观察与气管的距离以及是否侵犯气管，结节侵犯气管不可行腔镜甲状腺手术，与气管关系密切的包块也要排除气管占位。结节位于食管前方要排除食管憩室，以免误诊甲状腺结节（图 1-2-5、图 1-2-6）。

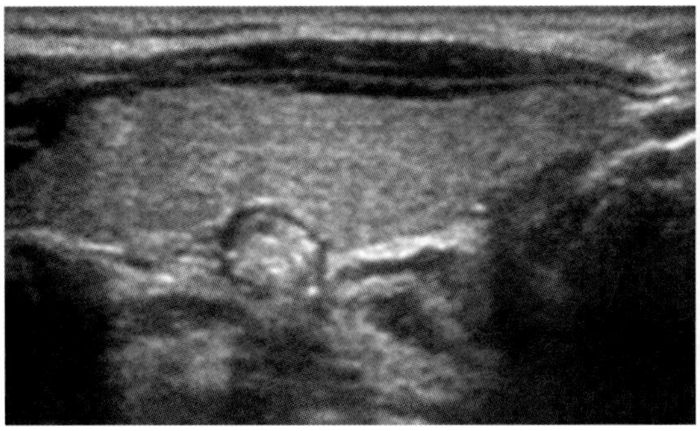

图 1-2-5　左侧叶中部后方，紧邻食管——食管憩室

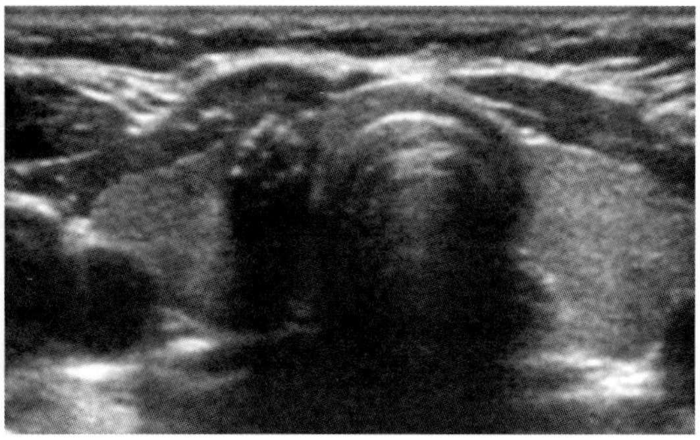

图 1-2-6　右侧叶结节紧邻气管

超声可检出甲状腺周围甲状旁腺及胸腺组织（图 1-2-7、图 1-2-8），为术中保护甲状旁腺提供依据。超声检出儿童期胸腺组织，以避免误诊为占位性病变，另外可检出颈部淋巴结及其分区，将在后面章节叙述。

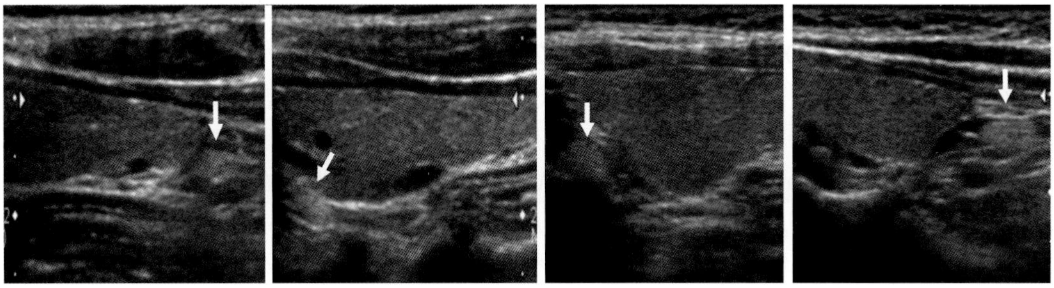

图 1-2-7　甲状旁腺——位于甲状腺背侧及下极下方

判定，也即结节与邻近甲状腺实质回声对比，包括正常甲状腺、桥本氏甲状腺炎、甲亢等。

高回声表示比邻近甲状腺实质回声高，多见于桥本氏结节或结甲纤维化结节等；等回声表示与邻近甲状腺实质回声相近，多见于桥本氏结节；低回声表示比邻近甲状腺实质回声低，但比颈前肌回声高，多见于各种甲状腺结节；极低回声表示比邻近颈前肌回声低，多见于恶性结节。

无回声即囊性结节，表现为无回声内透声好，即单纯囊肿；无回声内可见点状强回声，后伴“彗尾”，即滤泡囊肿。

混合回声多见于良性结节，混合回声结节分为以实性为主结节、以囊性为主结节、海绵样结节。以实性为主结节表示囊实性结节内实性部分≥50%。以囊性为主结节表示囊实性结节内实性部分<50%，囊性部分内透声好，即结甲囊性变；囊性部分内透声差，内可见出现弱回声漂浮，呈“落雪征”，即近期出现结节迅速长大，囊内出血；囊性部分内透声差，内可见出现弱回声堆积，即囊内陈旧性出血。海绵样结节由大量囊腔构成，可见分隔，无聚集的实性成分。混合回声结节也可见于恶性结节，囊实性结节内以实性为主，实性部分形态不规则，或实性部分呈乳头状凸起，并实性部分内可见点状强回声，出现这种结节考虑可疑恶性。

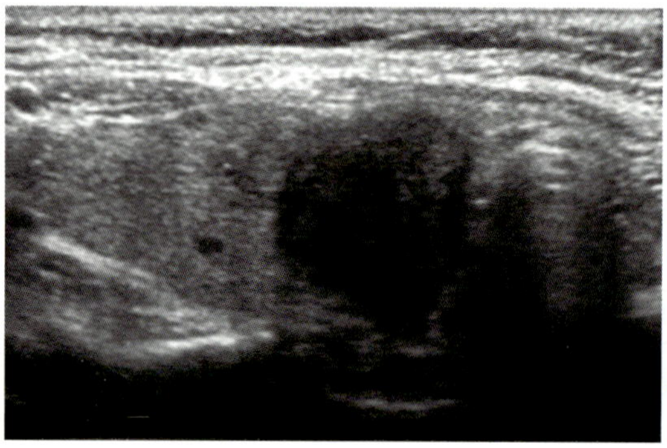

图 1-2-10 极低回声——与邻近颈前肌回声相比，低于颈前肌回声

病理：甲状腺乳头状癌

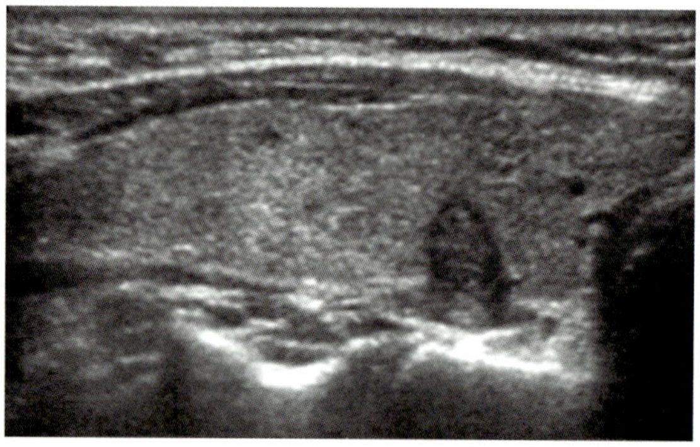

图 1-2-11 低回声——与邻近甲状腺实质回声相比，低于甲状腺实质回声

病理：甲状腺乳头状癌

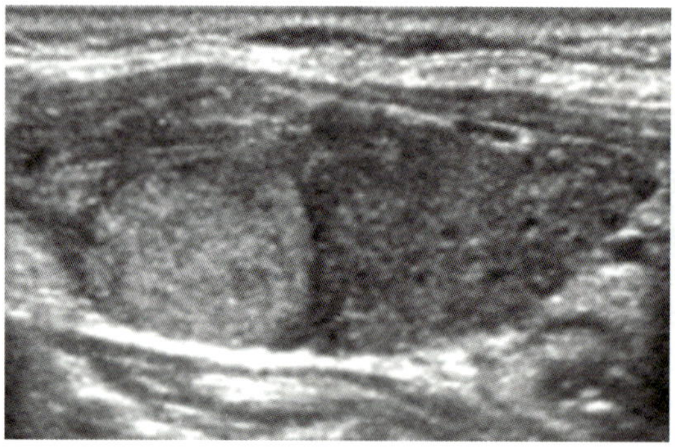

图 1-2-12 高回声——与邻近甲状腺实质回声相比，高于甲状腺实质回声

FNAC：桥本氏甲状腺炎

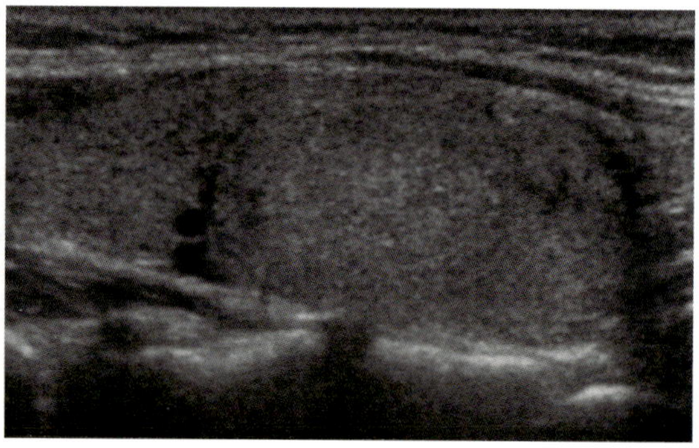

图 1-2-13 等回声——与邻近甲状腺实质回声相比，与甲状腺实质回声近似

FNAC：结节性甲状腺肿

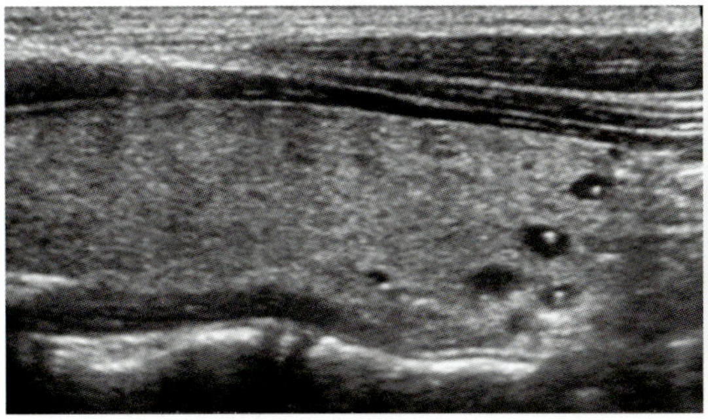

图 1-2-14　无回声——滤泡囊肿

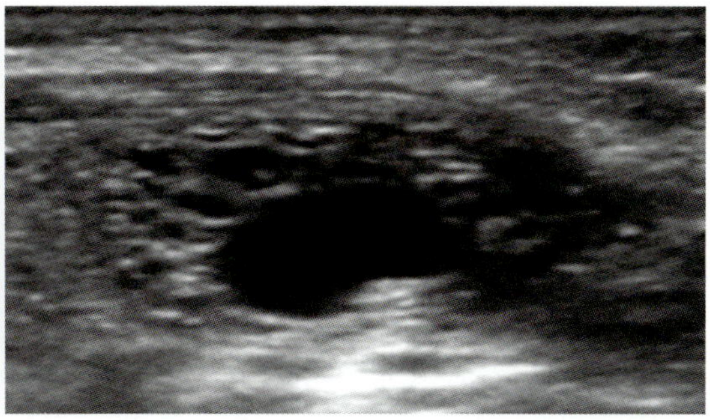

图 1-2-15　混合回声——海绵样结节，无聚集的实性成分，仅见囊腔及分隔

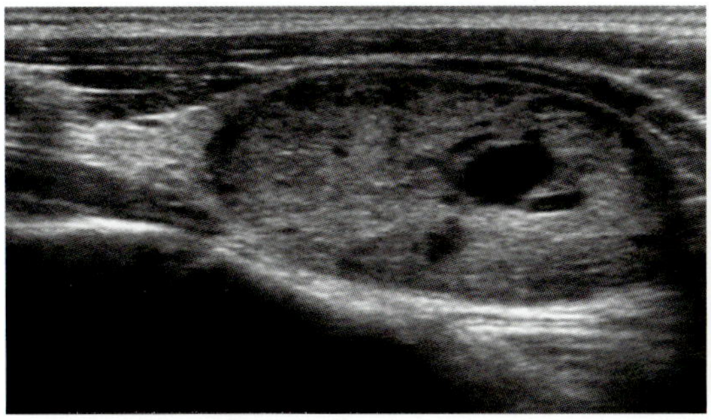

图 1-2-16　混合回声——以实性为主，实性部分>50%，囊性部分内透声好

FNAC：结甲囊性变

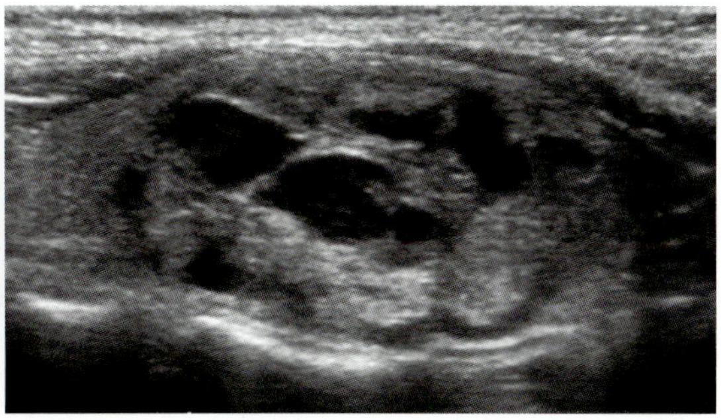

图 1-2-17　混合回声——以实性为主，实性部分>50%，囊性部分内透声差，可见弱回声堆积

FNAC：结甲出血囊性变

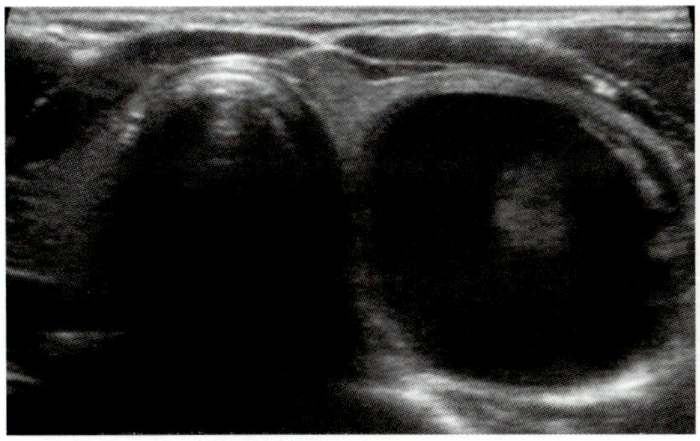

图 1-2-18　混合回声——以囊性为主，实性部分<50%，囊性部分内透声好

FNAC：结甲囊性变

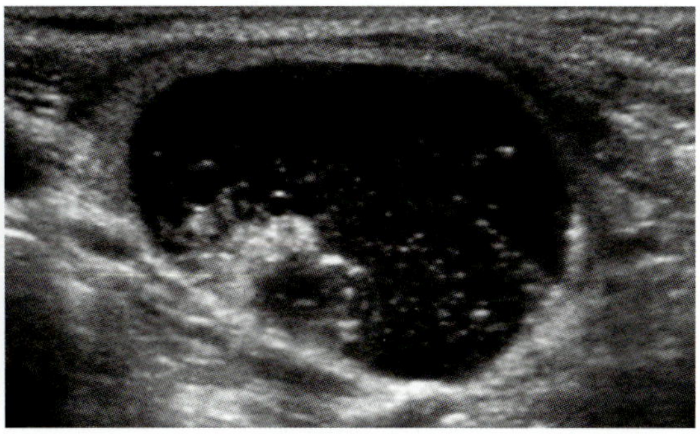

图 1-2-19　混合回声——以囊性为主，实性部分<50%，囊性部分内透声差，可见弱回声堆积

FNAC：结甲出血囊性变

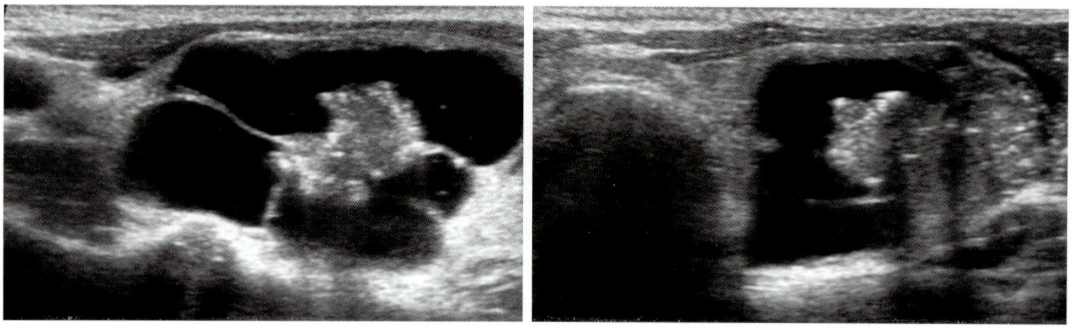

图 1-2-20　混合回声(囊实性结节)——内以实性为主,实性部分形态不规则,并内可见点状强回声
病理:甲状腺乳头状癌

19. 何为甲状腺结节的纵横比?

纵横比(A/T)≥1 是提示甲状腺恶性结节的主要征象之一,推荐在横切面测量。也有研究表明,无论在纵切面还是横切面测量对甲状腺结节良恶性的诊断并没有明显差异(图 1-2-21、图 1-2-22)。

结节的纵径即前后径,纵径(A)是指与皮肤垂直的结节最大前后径,结节的横径即上下径或左右径,横径(T)指与皮肤平行的结节最大径,A/T≥1 也即前后径≥上下径或左右径。纵切面上,A/T≥1 即前后径≥上下径;横切面上,A/T≥1 即前后径≥左右径。A/T≥1 是甲状腺结节的恶性指征之一。

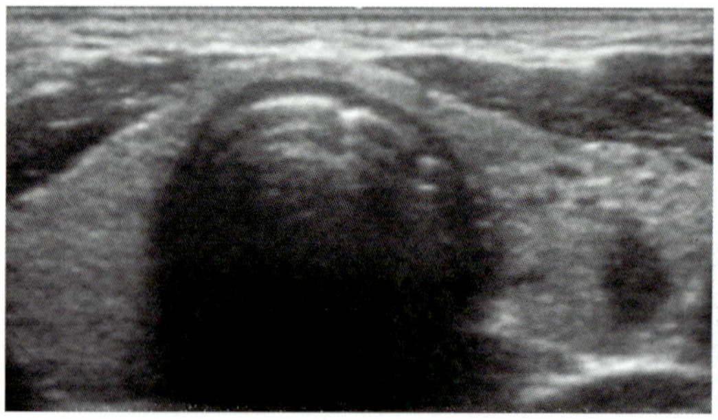

图 1-2-21　横切面 A/T>1

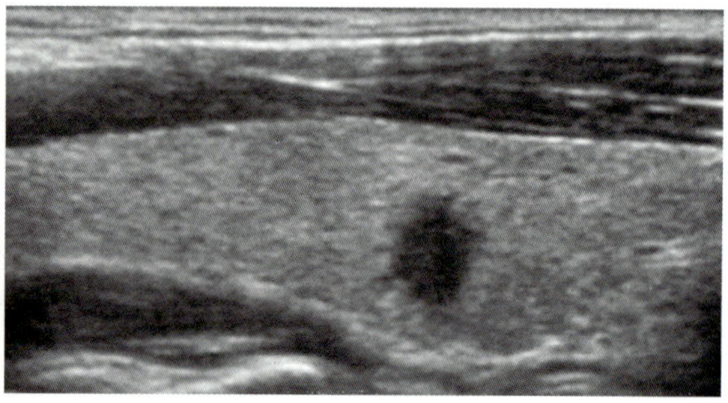

图 1-2-22　纵切面 A/T>1

A/T≥1 不代表一定是恶性结节,比如木乃伊样结节,也可出现 A/T>1(图 1-2-23)。甲状腺良性结节随着时间推移会出现继发性结节坏死、出血继而吸收,随后萎缩等形态学上的改变,这种结节称之为木乃伊化甲状腺结节。出现 A/T>1 可能是由于横向萎缩所致的不对称的纤维愈合,后方的声影也可能会造成高于宽度的外观。

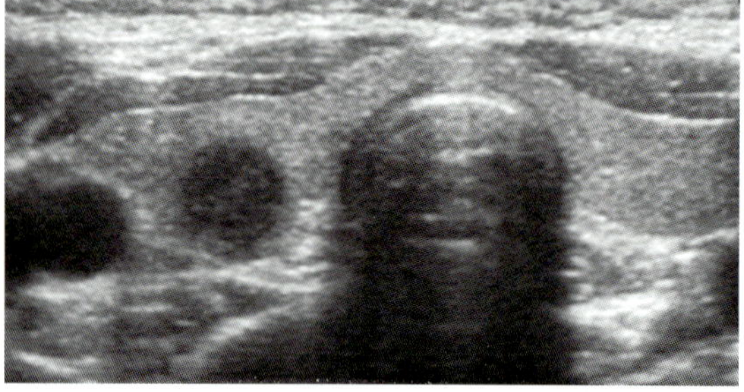

图 1-2-23　木乃伊样结节(A/T>1)

20. 如何评定甲状腺结节的边缘?

以往有学者用边界和边缘两个指标描述结节与邻近甲状腺组织关系。边界指结节与周边甲状腺组织的连接面。分为边界清、边界不清,边界清定义为结节与周围甲状腺组织分界明确;边界不清定位为结节与周围甲状腺组织分界不明确。边缘是指近边界的结节区域、结节与相邻甲状腺组织的边界或界面,常用光整和不光整来描述。边缘不光整包括边缘模糊、边缘细小分叶、边缘不规则(边缘成角、边缘毛刺、边缘锯齿)。那么一个结节可表现边界清且边缘光整、边界不清但边缘光整、边界清但边缘不光整、边界不清且边缘不光整四种模式。因此后有学者指出用仅边缘作为评价结节的指标,边缘光整即结节与周围甲状腺组织交界面光滑,形成鲜明的差别;边缘模糊即结节与周围组织之间没有明确的边界;边缘细小分叶即结节边缘形成齿轮样的起伏;边缘成角即结节边缘部分或全部形成锋利的角度,通常形成锐角;边缘毛刺即从结节的边缘伸出锐利的细线。(图 1-2-24 ~ 图 1-2-31)

良性结节多表现为边缘光整,偶见边缘模糊,比如木乃伊样结节。恶性结节多表现为边缘模糊、边缘细小分叶、边缘不规则(毛刺、成角等)、甲状腺包膜外扩散(紧邻包膜、凸向包膜、包膜中断)。

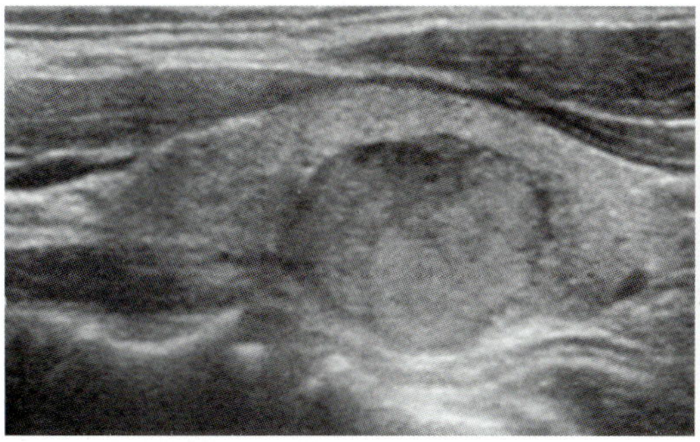
图 1-2-24　边缘光整

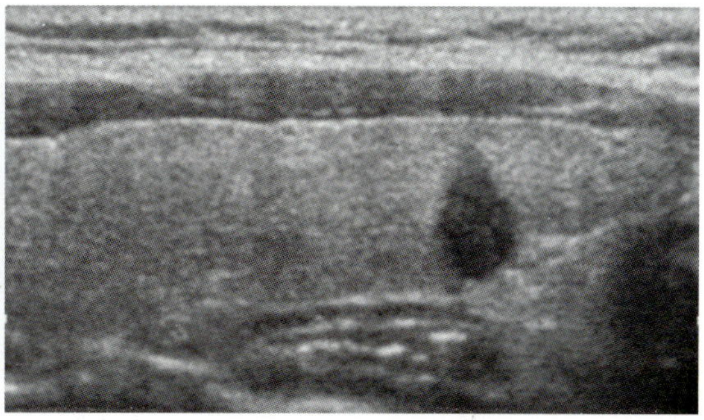
图 1-2-25　边缘模糊

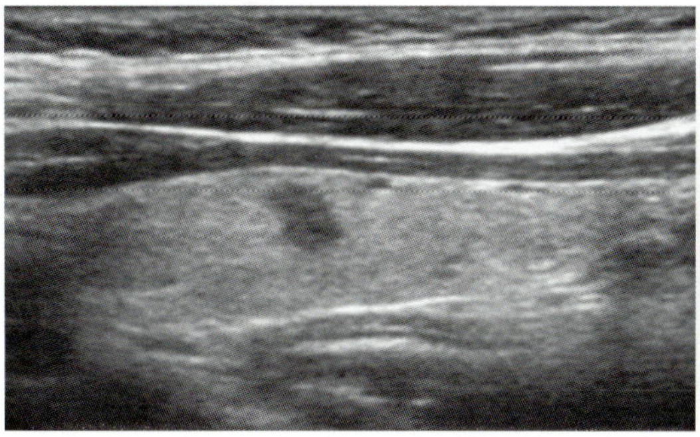
图 1-2-26　边缘不规则(毛刺)

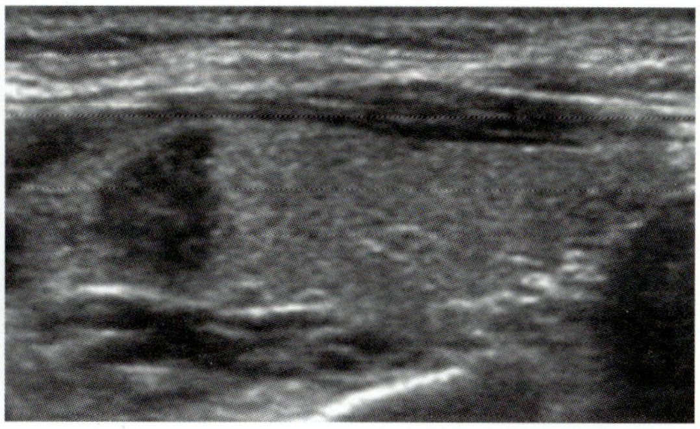
图 1-2-27　甲状腺包膜外扩散(紧邻包膜)

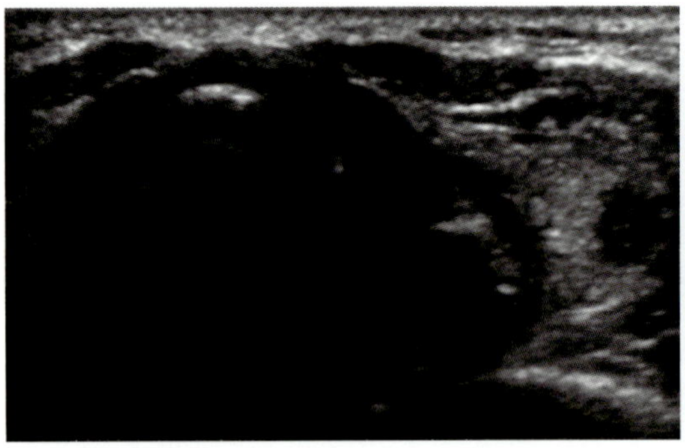

图 1-2-28 边缘不规则(成角)

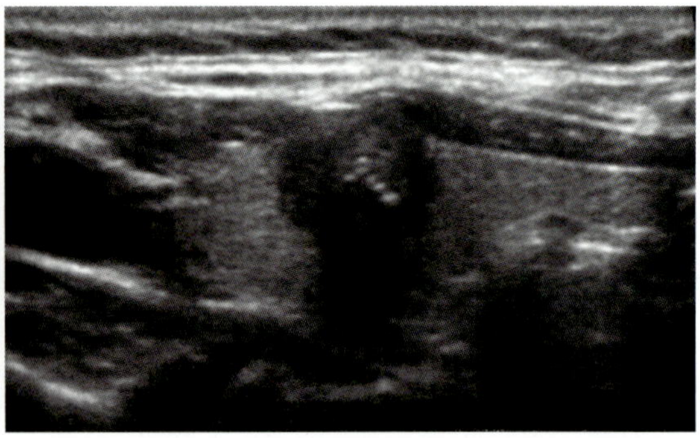

图 1-2-29 甲状腺包膜外扩散(包膜中断)

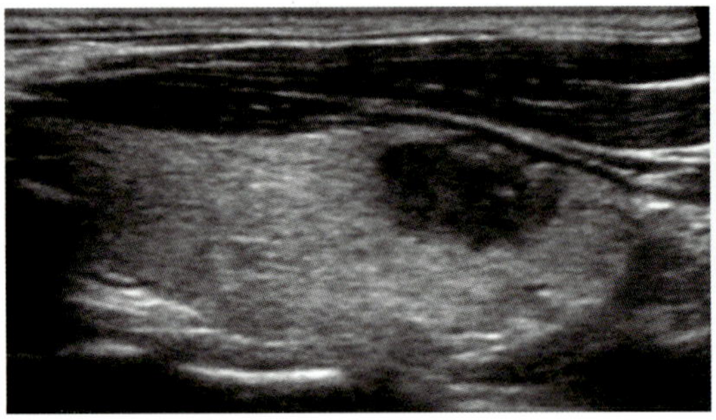

图 1-2-30 边缘细小分叶

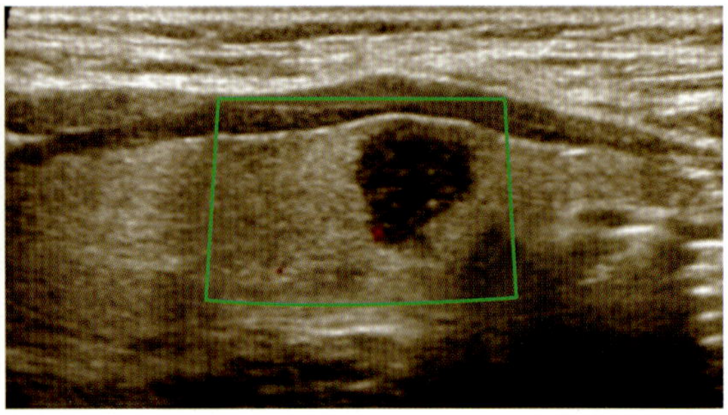

图 1-2-31 甲状腺包膜外扩散(凸向包膜)

21. 强回声灶都有哪些?

强回声灶即结节内回声显著增高的区域,包括点状强回声、粗大钙化、边缘钙化、彗星尾征(图 1-2-32 ~ 图 1-2-40)。可根据后方有无声影,区分点状强回声和粗大钙化,粗大钙化后方伴声影,而点状强回声后方不伴声影,也有学者以 1 mm 为界区分,<1 mm 为点状强回声,>1 mm 为粗大钙化。点状强回声根据分布特征又分为簇状钙化、点状钙化。点状强回声是甲状腺恶性结节的一个重要指征之一,而粗大钙化的恶性相关性不明确,粗大钙化可见于良性结节,也可见于恶性结节。边缘钙化为位于结节边缘,可不完全连续,但通常占据大部分边缘,常伴有后方声影掩盖结节内部结构,常见有蛋壳样钙化、环形钙化、弧形钙化,多提示良性结节;不规则边缘钙化多提示恶性结节。"彗星尾"征即局部回声显著增高区域后伴倒三角形的强回声伪像,常为胶质沉淀,多出现在囊性成分内,与良性结节显著相关;"彗星尾"征出现在实性成分内,除考虑胶质沉淀外,也不排除是恶性结节,恶性结节内的"彗星尾"征显示倒三角形伪像短。

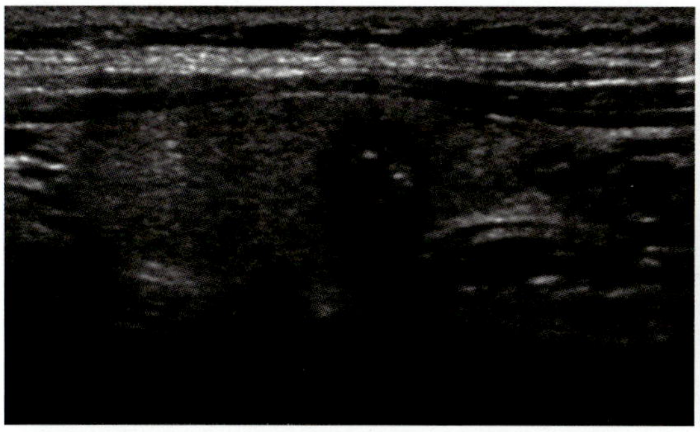

图 1-2-32　点状强回声——点状钙化

病理：甲状腺乳头状癌

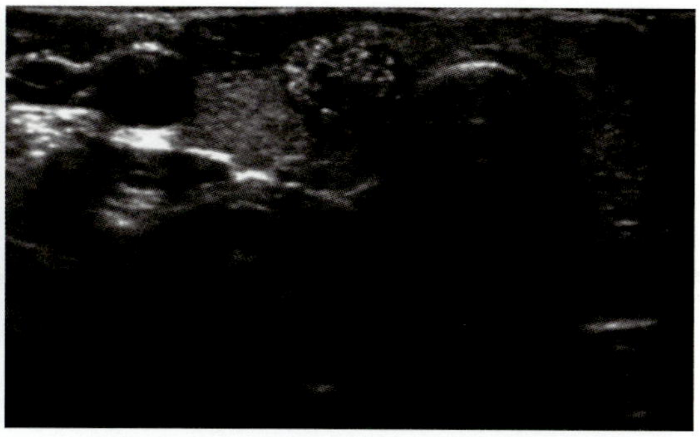

图 1-2-33　点状强回声——簇状钙化

病理：甲状腺乳头状癌

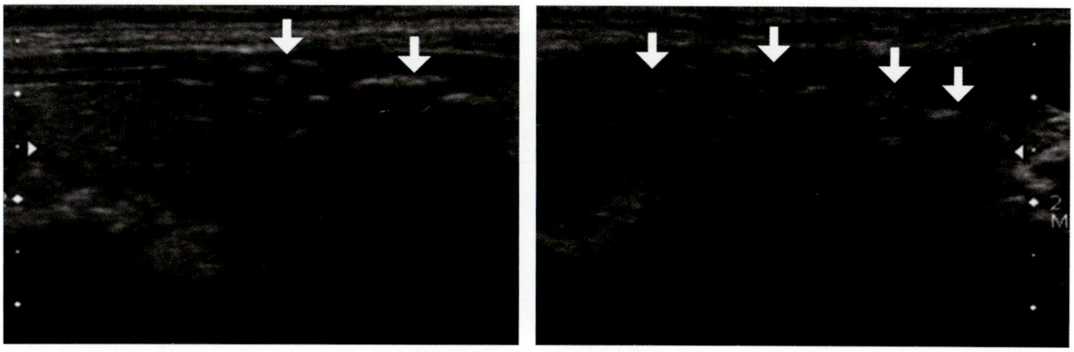

图 1-2-34　粗大钙化

病理：甲状腺乳头状癌

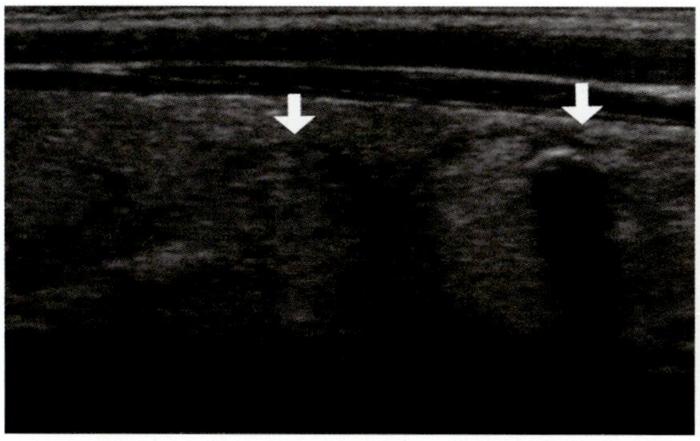

图 1-2-35　粗大钙化——提示良性

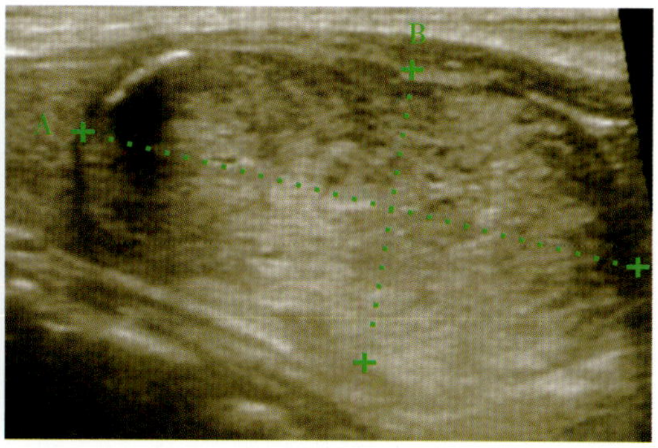

图 1-2-36　边缘钙化（弧形钙化）——提示良性

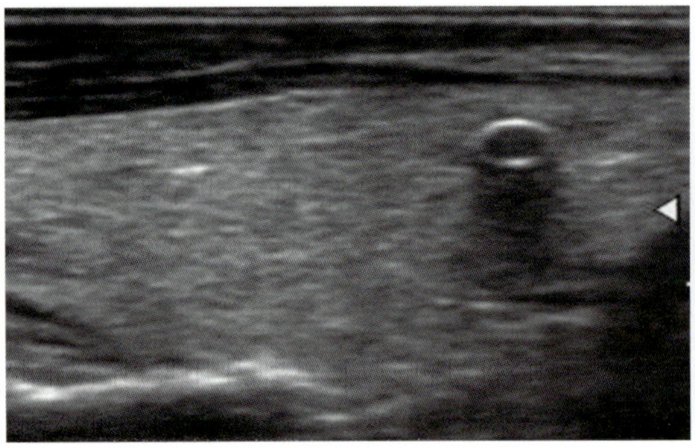

图 1-2-37 蛋壳样钙化(环形连续钙化)——提示良性

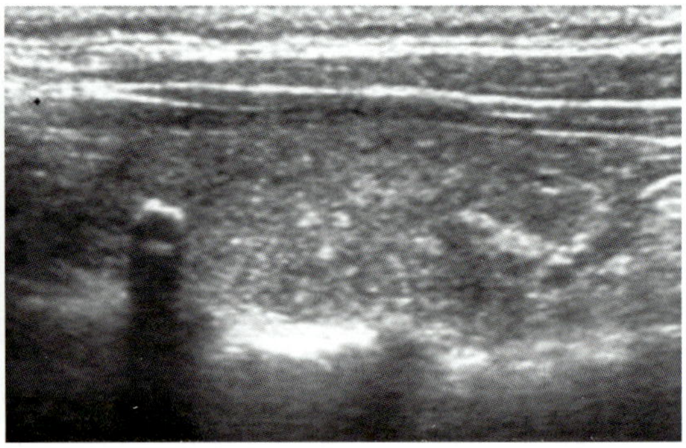

图 1-2-38 环形不连续钙化——提示良性

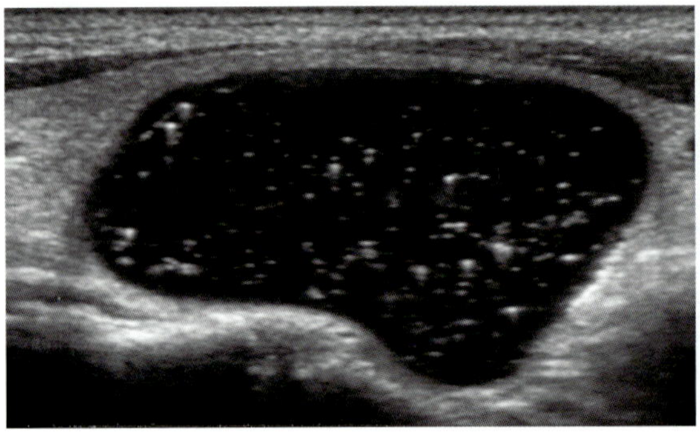

图 1-2-39 彗星尾征——出现在囊性成分内,提示良性

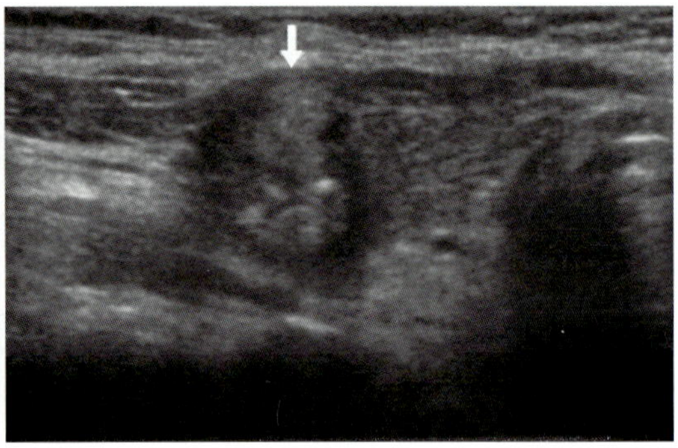

图 1-2-40 彗星尾征——出现在实性成分内,提示恶性

22. 超声造影在甲状腺结节评估中的作用?

超声造影是通过静脉注射造影剂来增强血液的背向散射,清楚显示组织内的血流情况,实时动态观察正常组织和病变组织的微血管的灌注情况,以提高病变的检出率,并对病变的良恶性进行鉴别诊断,是一种无创、无辐射的新技术。

超声造影评价甲状腺良恶性结节的指标包括:①与周围组织比较,造影剂进入结节的时间,也即始增时间。包括早增、同步增、晚增,早增是指造影剂先于周围甲状腺组织进入结节,同步增是指造影剂同步进入结节及周围甲状腺组织,晚增是指造影剂晚于周围甲状腺组织,进入结节。②进入结节的方式包括向心性、混合性。③达峰时增强程度,包括无增强、等增强、高增强、环状增强、低增强。无增强又叫充盈缺损,是指造影剂未能进入病灶,形成病灶未显像的现象;高增强是指病灶的超声造影显示强度高于周围组织的显示强度;低增强是指病灶的超声造影显示强度低于周围组织的显示强度;等增强是指病灶的超声造影显示强度等于周围组织的显示强度。④造影剂的分布,包括均匀分布、不均匀分布。⑤结节内造影剂的消退速度,包括早期消退、晚期消退。

恶性结节的造影模式:多晚于周边甲状腺组织开始增强,表现为向心性、不均匀性增强,增强程度多为早期低增强,达峰时表现为不均匀等增强或高增强,也可表现为全程低增强。结节消退早于周围甲状腺组织。恶性结节的新生血管走形及分布造成甲状腺恶性结节的不同造影模式。恶性结节的新生血管多位于边缘，中央相对稀疏，边缘区域与中央区血管的分布差异造成恶性结节的造影模式是向心性增强；恶性结节对新生血管破坏，结节内部出现坏死等，造成恶性结节的造影模式多为不均匀增强。此外造影可观察甲状腺包膜是否出现中断现象。

良性结节的造影模式：多与周边甲状腺组织同步增强，偶见早期增强，达峰时增强模式表现为均匀性等增强或高增强；当结节内部出现囊性变，增强后结节内部可见无增强，实性部分还是表现为均匀增强，而整体表现为不均匀增强，周边环状增强是良性结节的特异性增强模式，结节消退同步或晚于周围甲状腺组织（图 1-2-41 ~ 图 1-2-46）。

超声造影可以显示微小血管和新生血管，高频超声联合超声造影有助于甲状腺结节良恶性鉴别诊断。

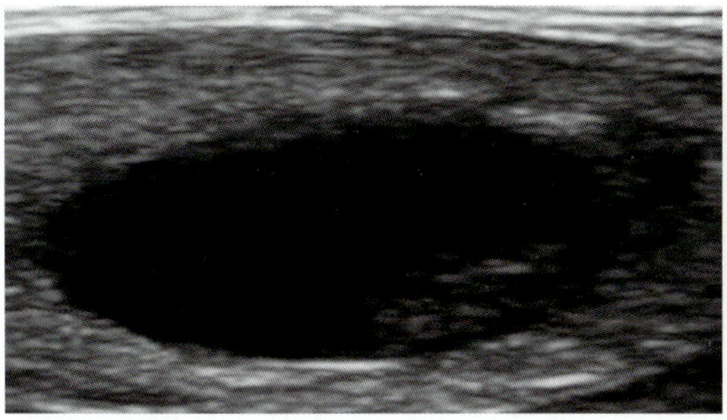

图 1-2-41　囊实性结节——边界清，内以囊性为主

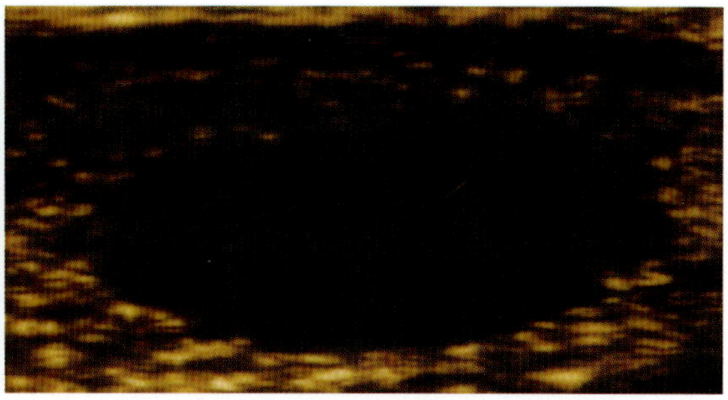

图 1-2-42　造影：无增强，考虑良性

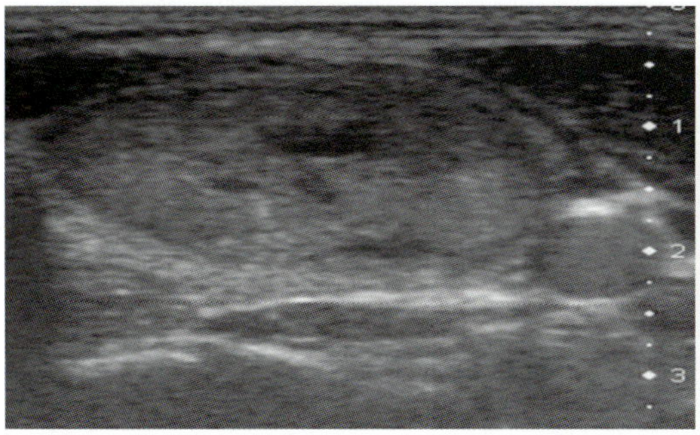

图 1-2-43　囊实性结节——边缘光整，内以实性为主，周边可见纤细低回声晕

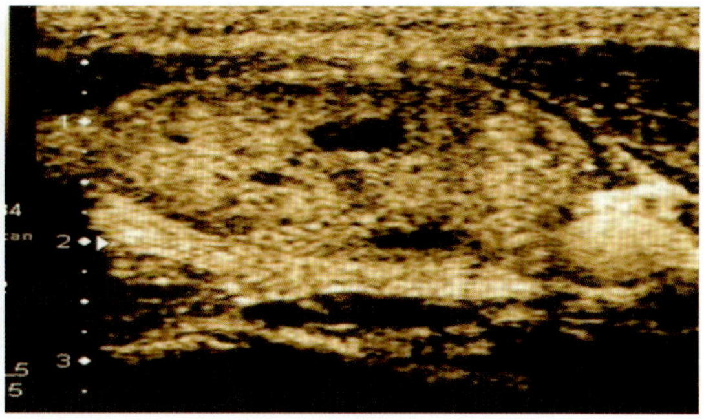

图 1-2-44　造影：环状增强，均匀等增强，考虑良性

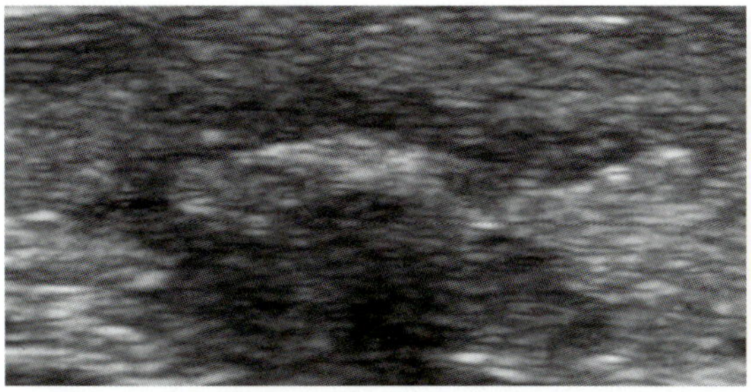

图 1-2-45　实性结节——边缘模糊，内可见点状强回声

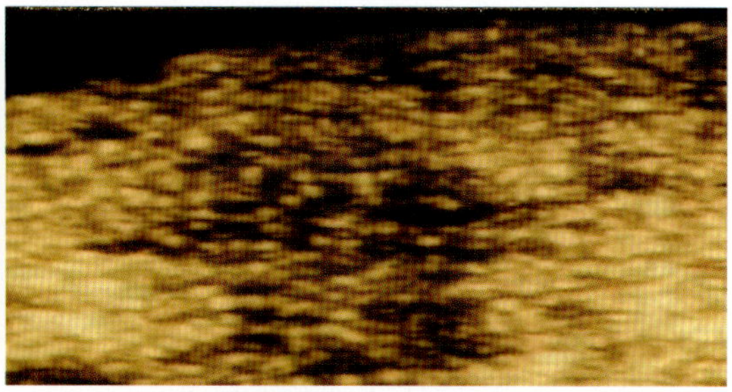

图 1-2-46　造影：不均匀低增强，考虑恶性

第三节 甲状腺癌转移性淋巴结的超声评估

23. 如何用超声评估甲状腺癌转移淋巴结?

甲状腺癌淋巴结转移早期即可出现,最常见于中央区淋巴结,其次是颈侧区淋巴结,发生率可达 64.2%。颈侧区淋巴结转移是甲状腺癌患者复发率增高和存活率降低的危险因素,其超声检出对临床手术方式的选择至关重要。

超声判断淋巴结的指标包括大小、边界、形态、淋巴门、内部回声、血流情况。

大小:淋巴结的大小与淋巴结的良恶性不存在相关性,动态连续观察淋巴结呈持续性增大时,提示为转移性淋巴结可能。

边界:大部分转移性淋巴结边界清,但也可出现包膜不清晰,部分相互融合现象(图 1-3-1、1-3-2)。

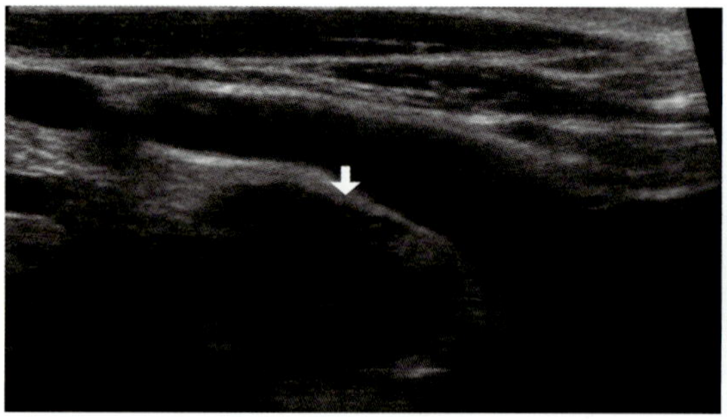

图 1-3-1 甲状腺乳头状癌转移性淋巴结——边界清

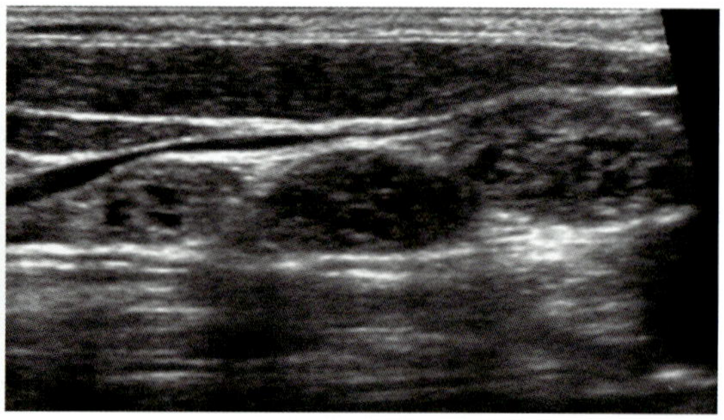

图 1-3-2 甲状腺乳头状癌转移性淋巴结——边界不清,相互融合

形态:呈椭圆形、圆形、类圆形、不规则形,不作为评价淋巴结良恶性的指标。

淋巴门:淋巴门是大多数正常颈部淋巴结和反应性淋巴结的声像学特征,超声图像中,髓质由淋巴门与相邻软组织相延续构成,表现为高回声;皮质表现为低回声。转移性淋巴结大部分淋巴门结构消失,但早期转移淋巴结也可见出现门样结构。因为转移性淋巴结中的癌细胞由皮质侵入淋巴结髓质,当癌细胞位于皮质区时,也可观察到淋巴门样结构(图 1-3-3、图 1-3-4)。

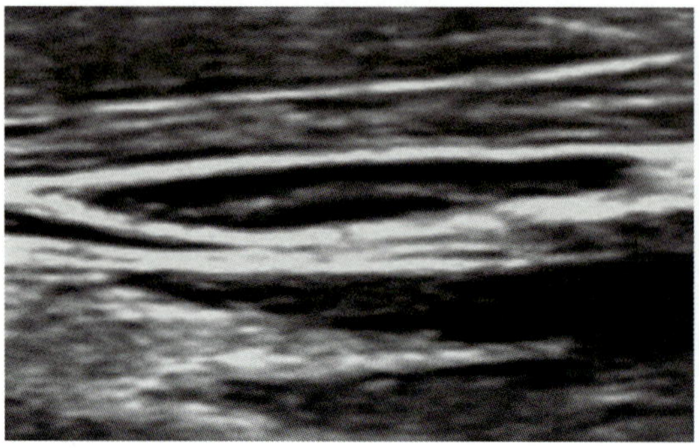

图 1-3-3 正常淋巴结——淋巴门样结构存在

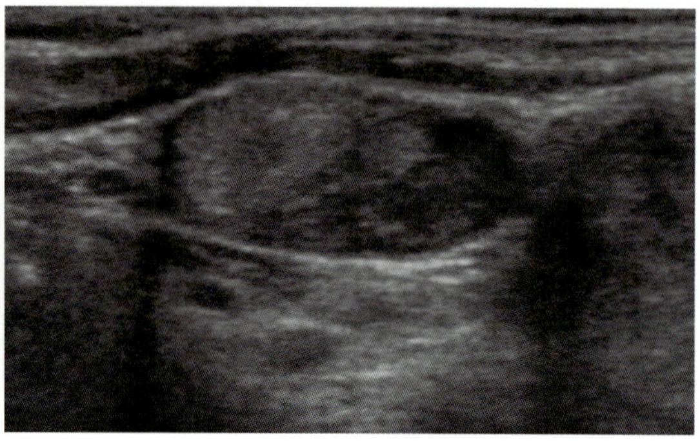

图 1-3-4 转移性淋巴结——淋巴门样结构消失

内部回声：内结构紊乱，可表现为不均匀低回声或团块样高回声，淋巴结内部回声与原发灶回声多类似，部分内可见钙化或坏死。淋巴结内钙化一般很少见，大部分来源于甲状腺乳头状癌的淋巴结转移，超声表现为淋巴结内点状强回声，后方不伴声影。某些髓样癌转移性淋巴结内可见粗大钙化后方伴声影。淋巴结内出现坏死被认为是病理性的，超声表现为淋巴结内出现无回声区，囊性坏死常见于甲状腺乳头状癌转移淋巴结。（图 1-3-5 ~ 图 1-3-8）

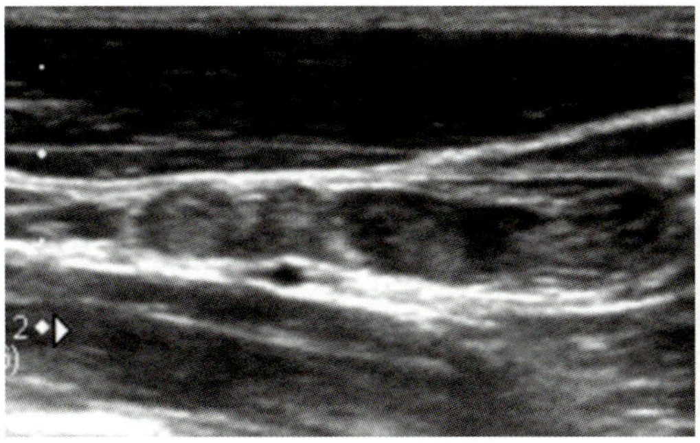

图 1-3-5　淋巴结内呈团块样高回声

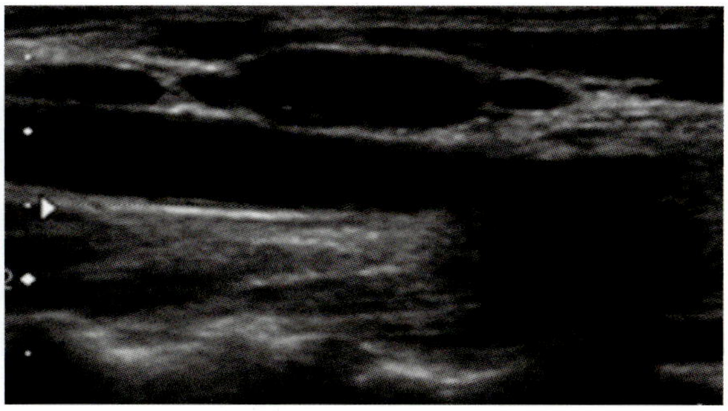

图 1-3-6　淋巴结内呈不均匀低回声

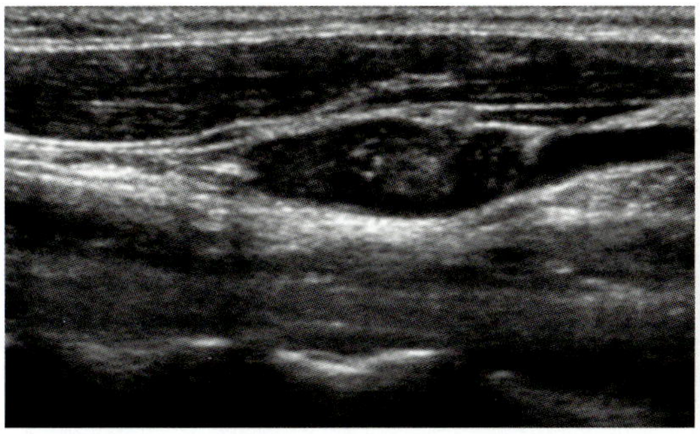

图 1-3-7　转移性淋巴结内出现点状强回声

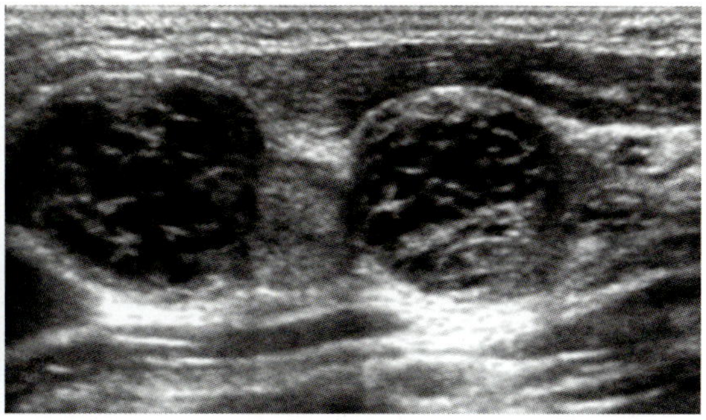

图 1-3-8　转移性淋巴结内出现囊性变

CDFI：转移性淋巴结的血流多表现为边缘型或混合型，因为转移性淋巴结中的癌细胞由皮质侵入淋巴结髓质，可破坏淋巴门血管，形成走行不规则、管径粗细不均的新生血管，并向淋巴结内走形，故血流分布于淋巴结周边，内部分支走行杂乱，不显示门型血流（图 1-3-9、图 1-3-10）。

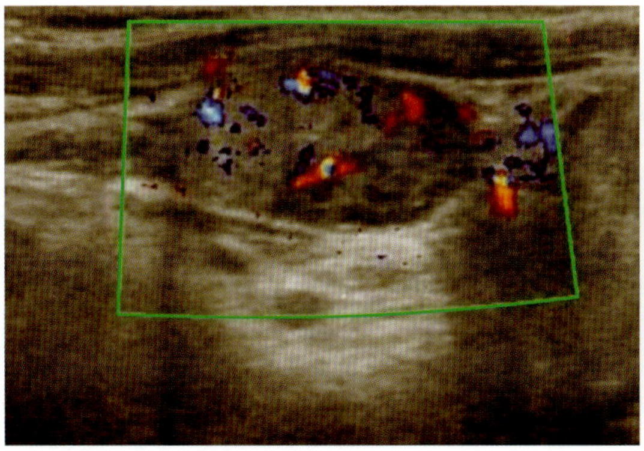

图 1-3-9　转移性淋巴结——混合型血流

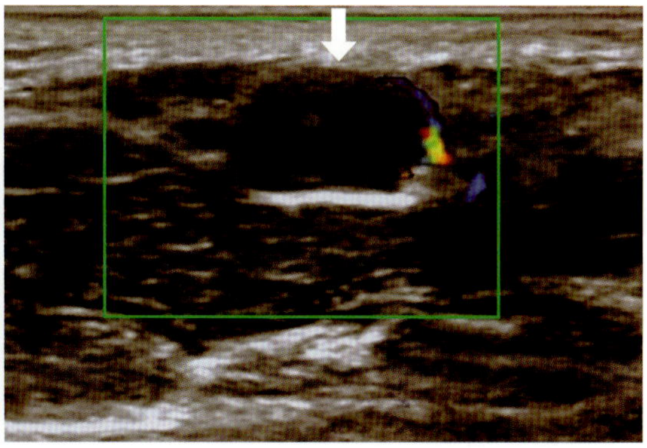

图 1-3-10　转移性淋巴结——边缘型血流

颈部淋巴管瘤是儿童最常见的先天性脉管畸形，可能是由于先天性淋巴管畸形导致局部淋巴流阻塞造成淋巴管扩张的结果，该病是一种罕见的良性肿瘤，但不会自然消退，且随着颈部淋巴管瘤的生长，患儿往往会出现邻近组织压迫症状，如气道梗阻，呼吸及吞咽困难等。淋巴管瘤质软，超声表现为多房性囊肿，囊壁薄，囊腔较大，内含淋巴液；淋巴管瘤合并囊内出血表现为囊腔内密集弱回声；CDFI：无血流或分隔上可见血流信号（图 1-4-4）。

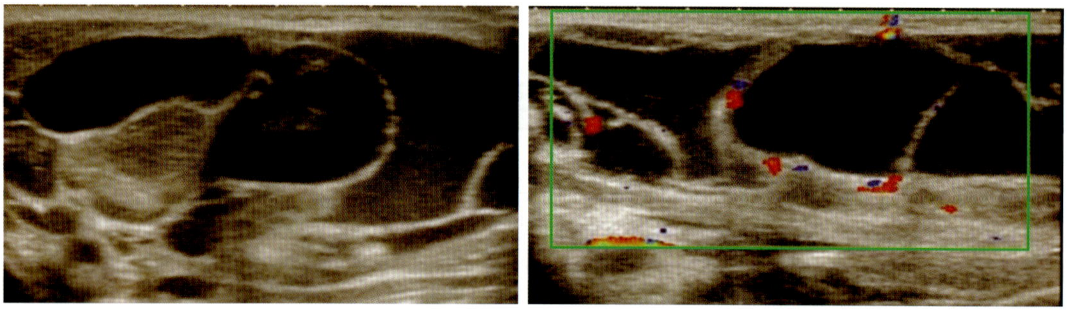

图 1-4-4　淋巴管瘤

神经鞘瘤是一种常见的神经源性肿瘤，多位于颈侧区，具有特征性的超声表现，包括鼠尾征、完整包膜、伴或不伴囊性变；CDFI：无血流或可见点状血流（图 1-4-5）。

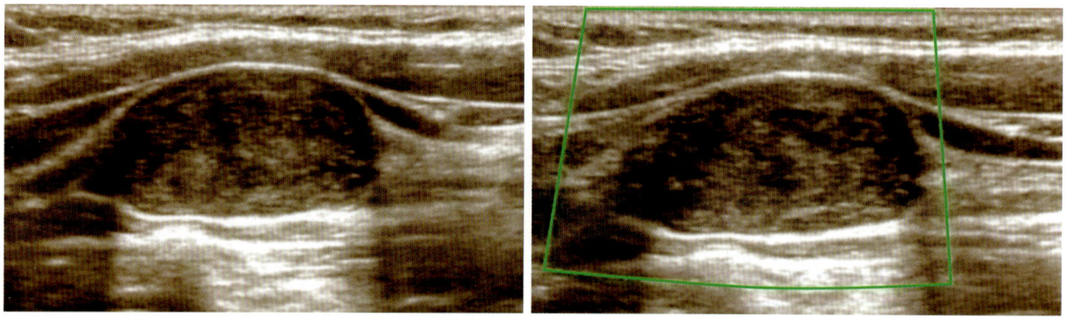

图 1-4-5　神经鞘瘤

第五节　超声征象不典型的甲状腺恶性肿瘤

25. 如何甄别超声不典型的甲状腺恶性肿瘤?

甲状腺乳头状癌是比较常见的甲状腺恶性肿瘤，但也需要留意超声征象不典型的甲状腺乳头状癌。除此之外甲状腺恶性肿瘤还包括甲状腺滤泡性肿瘤、髓样癌、未分化甲状腺癌、弥漫硬化型甲状腺乳头状癌、甲状腺内淋巴瘤等等。

病例 4：

患者张某某，住院号 383XXXX，女，41 岁，颈部超声示：甲状腺双侧叶多发实性及囊实性结节（TI-RADS 分级　3 级）（图 1-5-1），遂于我科行 FNAB，病理提示：甲状腺乳头状癌可能（图 1-5-2）。后手术证实为甲状腺乳头状癌（图 1-5-3、图 1-5-4）。

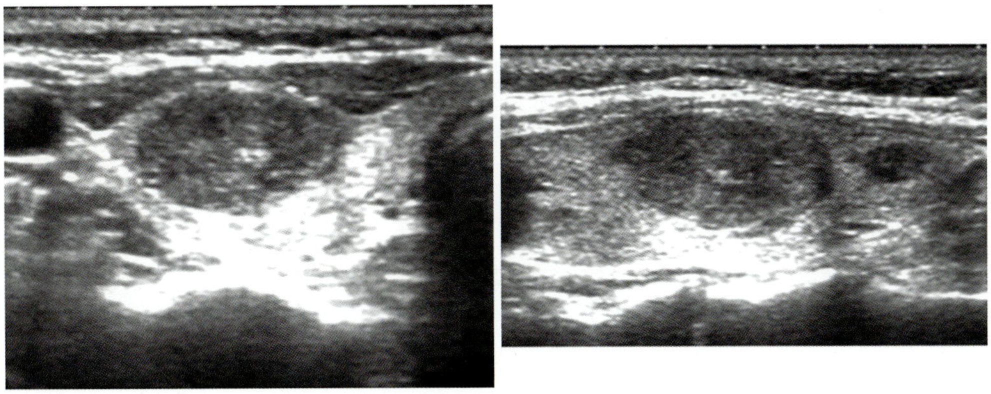

图 1-5-1　甲状腺彩超

超声所见：

甲状腺大小形态正常。

于右侧叶探及数个实性及囊实性结节，较大者位于中部，为囊实性，大小约 22.0 mm×17.5 mm×12.5 mm（上下径×左右径×前后径），边缘光整，内以实性为主，呈蜂窝状，囊性部分内可见点状强回声，后伴彗尾；CDFI：内可见Ⅲ级血流信号。

于左侧叶内探及数个囊实性结节，较大者位于下极，大小约 3.5 mm×3.0 mm×2.0 mm，边缘光整，内以实性为主，囊性部分内可见点状强回声，后伴彗屋；CDFI：内可见Ⅰ级血流信号。

峡部未见具体结节。

双侧甲状旁腺区可显示区域未见异常肿块回声。

双侧颈部未见明显异常肿大淋巴结回声。

超声提示：

甲状腺双侧叶多发实性及囊实性结节(TI-RADS 分级　3 级)。

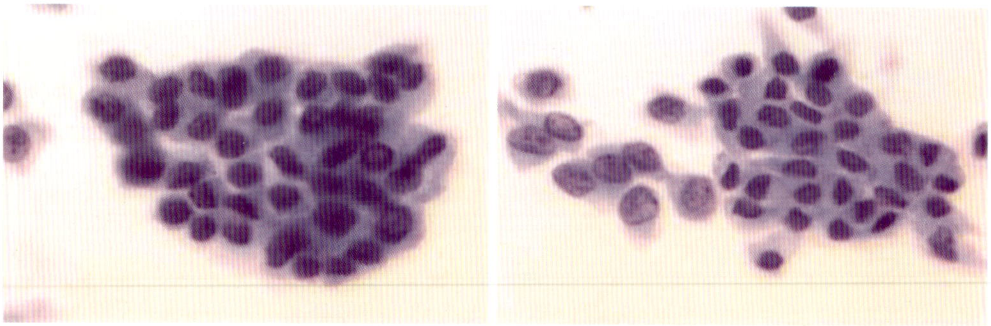

图 1-5-2　TCT 甲状腺细胞学病理检查

镜下所见：

(甲状腺右侧叶中部囊实性结节穿刺 TCT)镜下见较多滤泡上皮细胞，部分细胞核形不规则，可见核沟，偶见核内包涵体。

病理诊断：

甲状腺乳头状癌可能，建议术中冰冻进一步明确诊断。

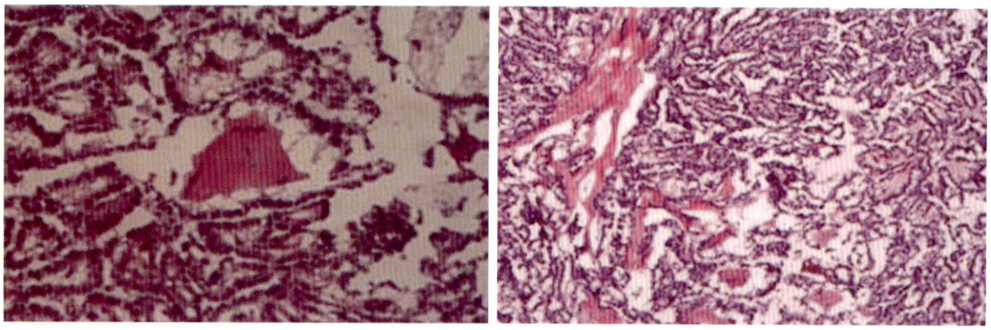

图 1-5-3　右侧甲状腺术后组织病理学检查

肉眼所见(1)：

(右甲)灰红组织一块，大小约 5.0 cm×3.0 cm×2.5 cm，切开切面见一直径约 1.2 cm 的灰红结节，切面灰红质软到中界不清，紧邻被膜。余组织切面灰红质软。

病理诊断(1)：

冰余组织：
(右侧)甲状腺乳头状癌。

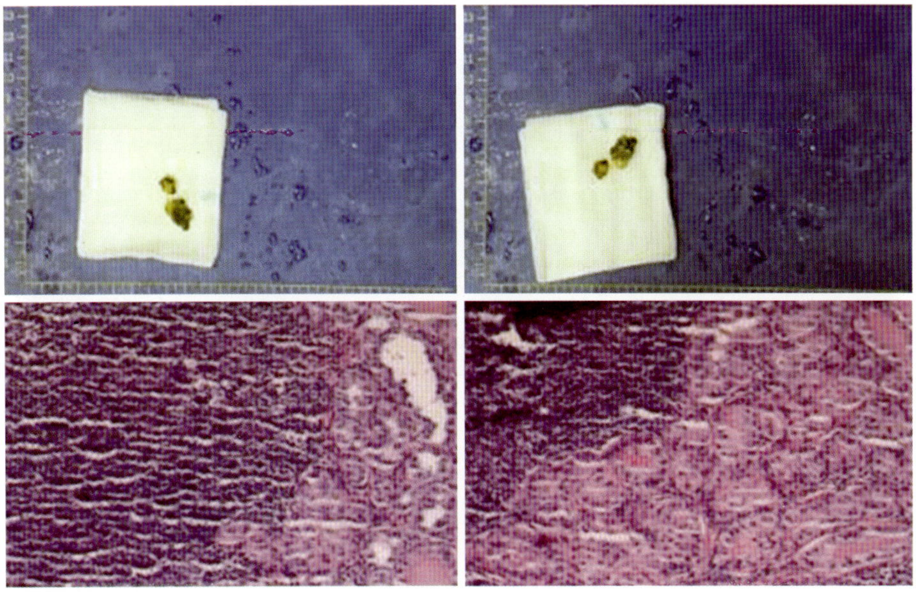

图 1-5-4　中央区淋巴结术后组织病理学检查

肉眼所见(2)：

灰黄脂肪样组织一堆，大小共约 2.0 cm×1.5 cm×0.8 cm，内检出淋巴结样物数枚，直径为 0.3～0.8 cm。

病理诊断(2)：

(中央区)淋巴结可见转移癌(5/5)。

病例 5：

患者张某某，住院号 343XXXX，男，40 岁，患者以"发现甲状腺结节 8 月余"为主诉入院，8 月余前体检发现甲状腺结节。后于我院复查彩超示：甲状腺左侧叶上极囊实性结节(TI-RADS 分级 4a 级，建议 FNAC)(图 1-5-5)。FNAC 示：甲状腺乳头状癌(图 1-5-6)。遂行"左侧甲状腺腺叶切除+左侧喉返神经探查+左侧颈部Ⅵ区淋巴结清扫术"，术后常规病理示(图 1-5-7)：①(左侧)甲状腺乳头状癌，直径约 2 mm。②(左Ⅵ区)淋巴结可见转移癌(1/3)。

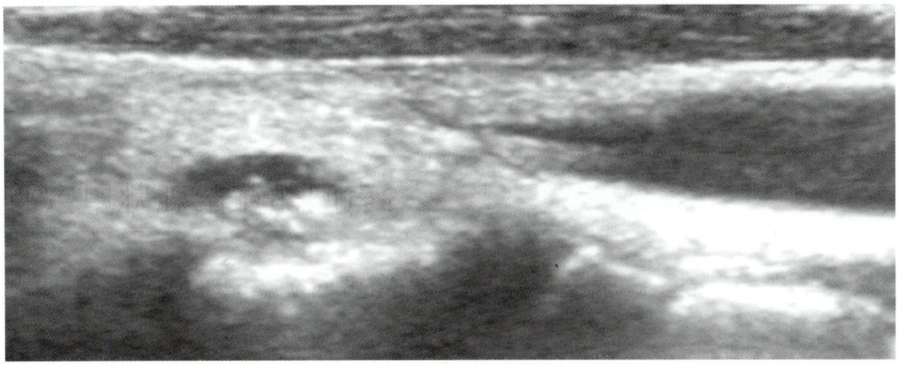

图 1-5-5　甲状腺彩超

超声所见：

甲状腺大小形态正常。

于左侧叶上极可探及一囊实性结节，大小约10.0 mm×7.0 mm×5.0 mm（上下径×左右径×前后径），边缘清晰，内以实性为主，并可见多发点状强回声，部分后伴彗尾；CDFI：内可见Ⅰ级、边缘型血流信号。

右侧叶及峡部未见具体结节。

双侧颈部未见明显异常肿大淋巴结回声。

双侧甲状旁腺区可显示区域未见异常肿块回声。

超声提示：

甲状腺左侧叶上极囊实性结节。

（TI-RADS分级 4a级，建议FNAC）。

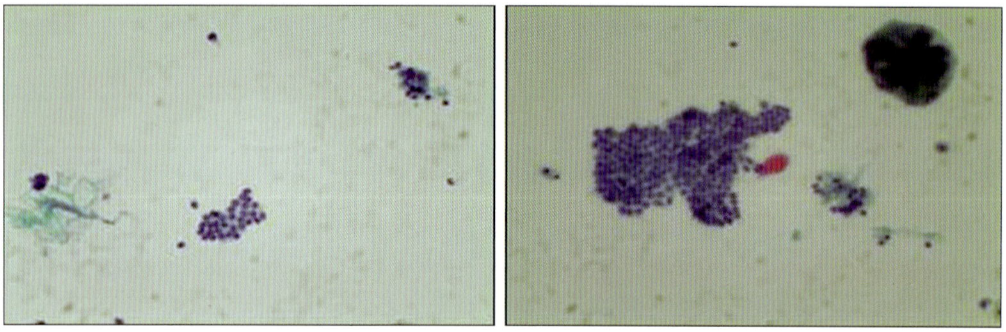

图1-5-6　TCT甲状腺细胞病理学检查

镜下所见：

（甲状腺左侧叶上极实性结节穿刺TCT）镜下见较多滤泡上皮细胞，可见核沟、钙化样物。

病理诊断：

甲状腺乳头状癌。

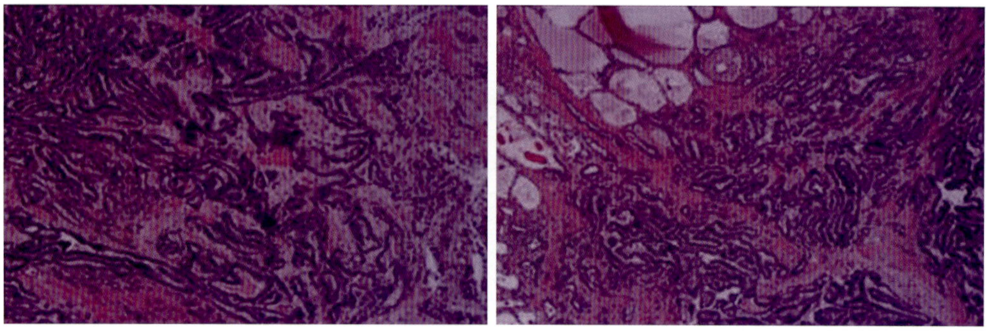

图1-5-7　左侧甲状腺、左Ⅵ区淋巴结组织病理学检查

肉眼所见：

（左甲及左六区淋巴结）灰红组织一块，大小约 5.0 cm×2.5 cm×1.0 cm，书页状切开，切面可见一直径约 0.2 cm 灰白结节，切面灰白，质中，界不清。余组织均灰红，质软。另见灰黄脂肪样组织2 块，大小共约 1.5 cm×1.3 cm×0.5 cm，内检出淋巴结样物数枚，直径为 0.1～0.2 cm。

病理诊断：

冰余组织：

1.（左侧）甲状腺乳头状癌，直径约 2.0 mm。

2.（左Ⅵ区）淋巴结可见转移癌(1/3)。

思考：

囊实性结节不一定都是良性，应警惕不典型的恶性结节，必要时建议穿刺活检。如何评估囊实性结节的大小也是我们需要考虑的。

病例 6：

患者何某某，住院号 393XXXX，女，64 岁，于我院体检行颈部超声示（图 1-5-8）：①甲状腺左侧叶实性结节伴弧形钙化（TI-RADS 分级　4a 级）。②甲状腺双侧叶囊性结节（TI-RADS 分级　2 级）。③甲状腺双侧叶低回声结节（TI-RADS 分级　3 级）。④甲状腺双侧叶囊实性结节（TI-RADS 分级　3 级）。遂行 FNAB，病理提示：甲状腺乳头状癌（图 1-5-9）。

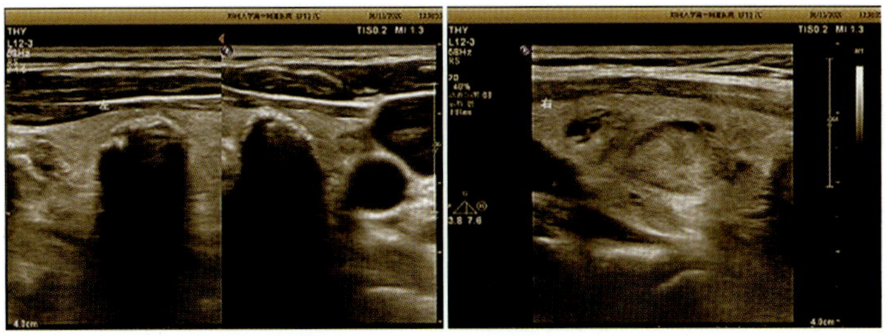

图 1-5-8　甲状腺彩超

超声所见：

甲状腺双侧叶大小形态正常。

左侧叶可见一大小约 15.0 mm×10.0 mm×9.5 mm 实性低回声结节，边界清，形态规则，浅方伴弧形强回声，内部结构受声影遮挡显示不清；CDFI：内未见明显血流信号。

双侧叶可见数个实性低回声结节，较大者位于右侧叶，大小约 15.5 mm×14.0 mm×10.0 mm，边界清，形态规则；CDFI：内可见Ⅱ级血流信号。

双侧叶可见数个囊性结节，较大者位于右侧叶，大小约 3.0 mm×2.1 mm，边界尚清，内透声可。

双侧叶可见数个囊实性回声结节，以实性为主，较大者位于右侧叶，大小约 9.8 mm×7.1 mm，边界清，形态规则；CDFI：内可见Ⅰ级血流信号。

余实质回声均匀；CDFI：内未见明显异常血流信号。

双侧颈部未见明显肿大淋巴结。

双侧甲状旁腺区未见明显异常。

超声提示：

甲状腺左侧叶实性结节伴弧形钙化（TI-RADS 分级　4a 级）。
甲状腺双侧叶囊性结节（TI-RADS　2 级）。
甲状腺双侧叶低回声结节（TI-RADS　3 级）。
甲状腺双侧叶囊实性结节（TI-RADS　3 级）。

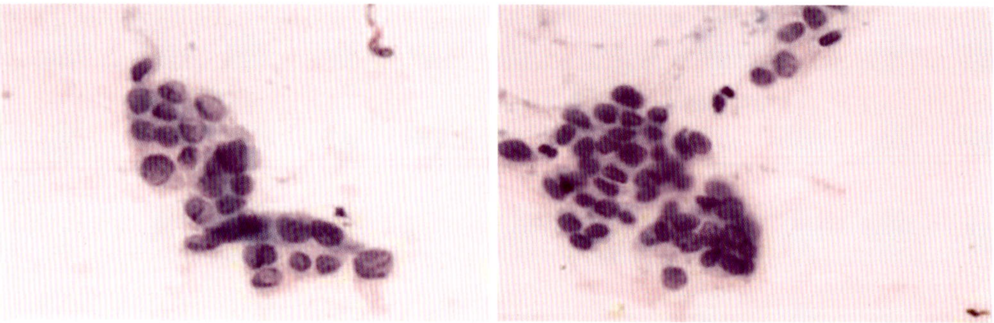

图 1-5-9　TCT 甲状腺细胞病理学检查

镜下所见：

（甲状腺左侧叶中下部实性结节穿刺 TCT）镜下见少量滤泡上皮细胞，部分细胞核形不规则，可见核沟，核内包涵体。

病理诊断：

甲状腺乳头状癌。

思考：

粗大钙化不一定都是良性病变，应结合其他超声征象，综合判断。弧形钙化往往后方因声影遮挡显示不清，细针穿刺是必要的。

甲状腺髓样癌起源于分泌降钙素的甲状腺滤泡旁细胞（C 细胞），C 细胞是神经内分泌细胞，和甲状腺滤泡细胞无关。对 ^{131}I 及放、化疗均不敏感，手术治疗是其唯一的推荐治疗方案。MTC 的恶性程度较高，具有发病群体年轻化、复发转移几率高、预后差等特点，因此早期诊断 MTC 具有重要意义。甲状腺髓样癌的超声表现多为腺体中上极、单发、实性、低回声类圆形大结节，伴粗大钙化及丰富血流，周围或可探及彗尾征，易发生淋巴结转移。髓样癌大部分边界清，1/5 左右的病灶内可出现小片状无回声区，纵横比>1 对于髓样癌并不适用。由于恶性程度高，髓样癌病灶一般比乳头状癌大得多，平均 2 cm 左右。50% 左右的髓样癌会出现钙化，钙化的表现形式多样（粗大钙化和微钙化均可出现），钙化一般更密集粗糙。CDFI：血流丰富且不规则，与滤泡性肿瘤环状血流不同（周边环绕且血管走形规则，），髓样癌一般内部血流丰富且不规则，周边环绕血流不会超过肿块的一半（图 1-5-10、图 1-5-11）。髓样癌转移淋巴结内的钙化以粗大钙化为主，与 PTC 淋巴结转移的微小钙化不同；髓样癌转移淋巴结的回声一般低于 PTC 的淋巴结转移，很少出现囊性变。需要结合降钙素的测定（降钙素存在于 95% 的 MTC 细胞中），有助于发现小的早期 MTC。

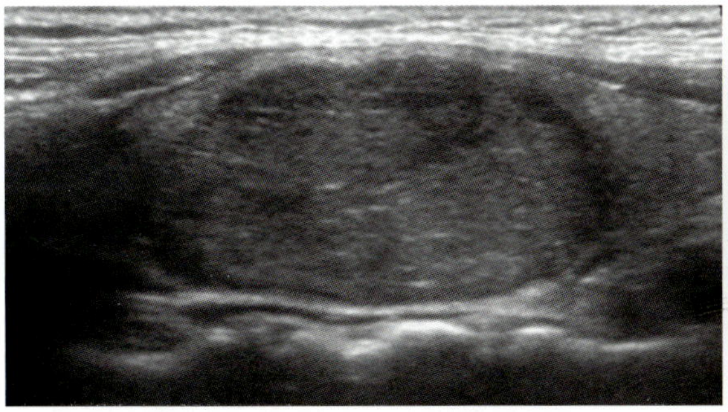

图 1-5-10　甲状腺髓样癌彩超

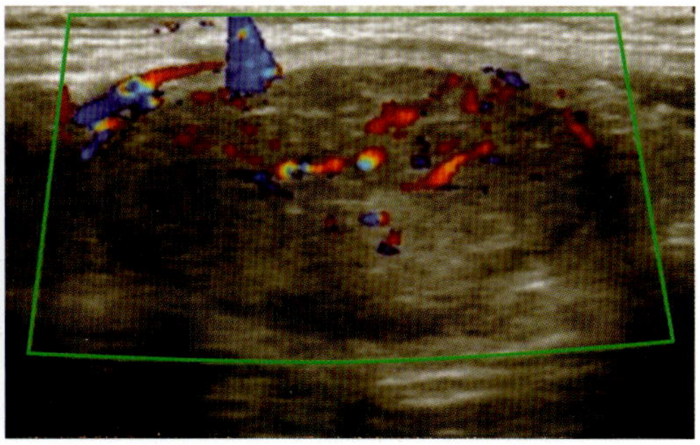

图 1-5-11　甲状腺髓样癌彩超

病例 7：

患者马某某，住院号 394XXXX，女，38 岁，以“体检发现甲状腺结节 6 d”为主诉入院，彩超示：甲状腺右侧叶实性结节（TI-RADS 分级　3 级）（图 1-5-12）。于我科行甲状腺穿刺活检示：甲状腺恶性肿瘤，考虑髓样癌（图 1-15-13）。后手术常规病理证实：（右侧）甲状腺髓样癌（图 1-5-14）。

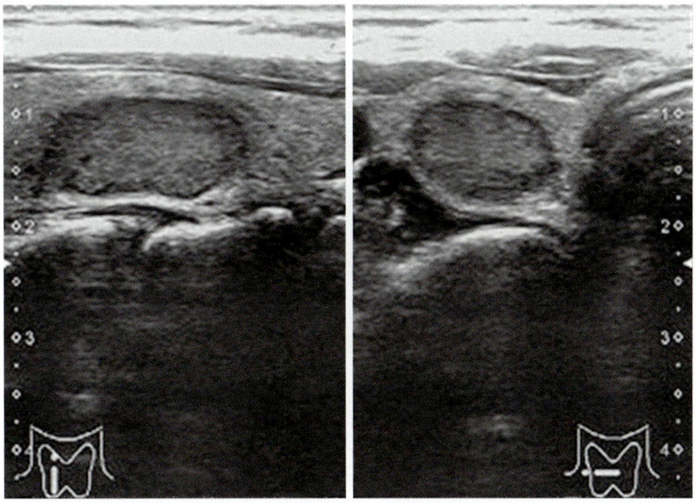

图 1-5-12　甲状腺彩超

超声所见：

甲状腺大小形态正常。

于右侧叶中部可探及一实性结节，大小约 20.0 mm×15.0 mm×9.5 mm，边缘光整，内回声欠均匀，可及低回声晕环；CDFI：内可探及Ⅱ级血流信号。

左侧叶及峡部未见具体结节。

双侧颈部未见明显异常肿大淋巴结回声。

双侧甲状旁腺区未探及明显异常回声。

超声提示：

甲状腺右侧叶中部实性结节（TI-RADS 分级　3 级）。

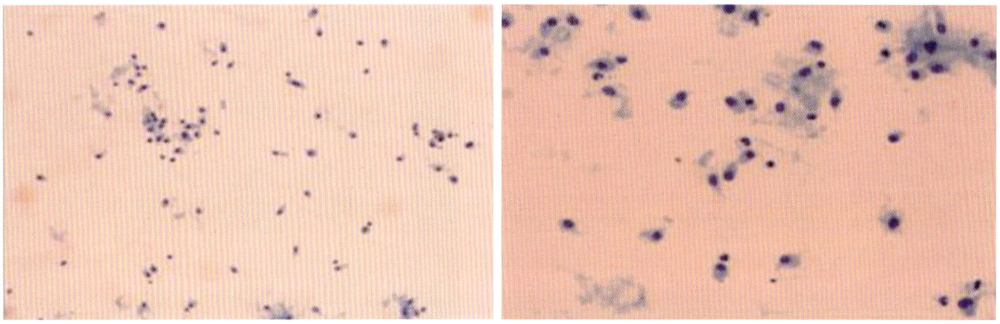

图 1-5-13　TCT 甲状腺细胞病理学检查

镜下所见：

（甲状腺右侧叶中部实性结节穿刺 TCT）镜下见较多散在分布的梭形细胞，细胞形态单一。

病理诊断：

提示：甲状腺恶性肿瘤，考虑髓样癌，建议术中冰冻进一步明确诊断。

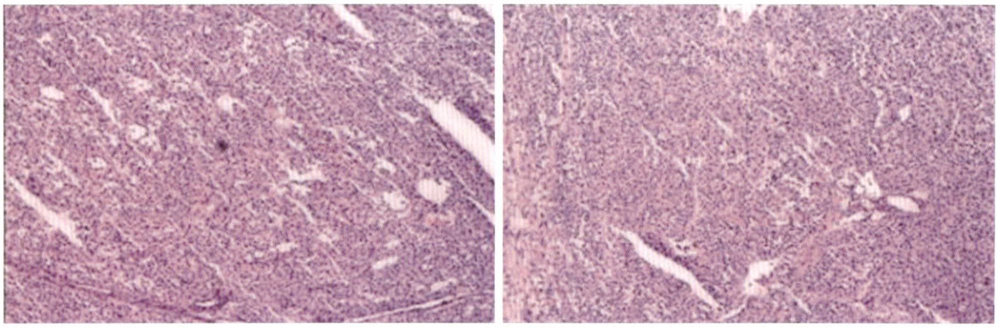

图 1-5-14　右侧甲状腺组织病理学检查

肉眼所见：

（右侧甲状腺）红灰组织一块，大小约 4.5 cm×2.5 cm×1.7 cm，多切面切开，紧邻被膜可见一大小约 1.5 cm×1.0 cm×1.0 cm 的灰黄肿物，切面灰黄质软-中，界尚清，余组织灰红质软。

病理诊断：

第一次报告（冰余组织）：

右侧甲状腺切除标本。

（右侧）考虑髓样癌，正在行免疫组化协助进一步明确。

第二次报告：（右侧）髓样癌。

免疫组化：AE1/AE3（+），PAX-8（-），TTF-1（-），TG（-），CT（弱+），Syn（+），CD56（+），CgA（+），CEA（+），Ki-67（5%+）。

思考：

有些超声征象不典型的结节，需要排除髓样癌可能。

甲状腺滤泡性肿瘤包括滤泡性腺瘤、滤泡癌，其中滤泡癌属于分化型甲状腺癌，滤泡性肿瘤超声不易鉴别，大部分超声表现为紧邻或突破甲状腺包膜，边界清、形态规则、内部呈现低回声，周边可见纤细低回声晕，血流丰富（图 1-5-15、图 1-5-16）。紧邻或突破甲状腺包膜是滤泡性肿瘤的典型超声特征。

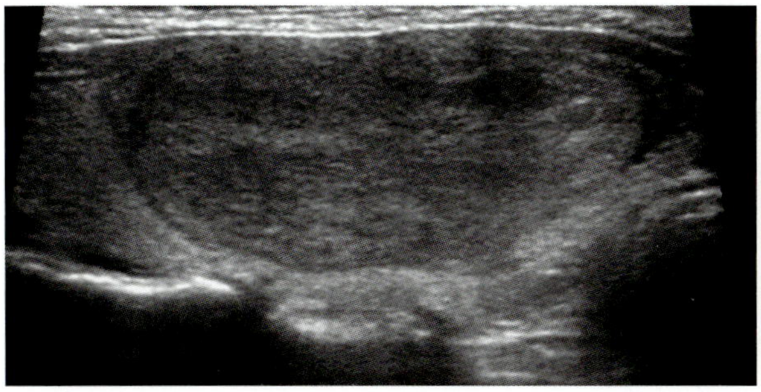

图 1-5-15　滤泡癌——周边可见纤细低回声晕

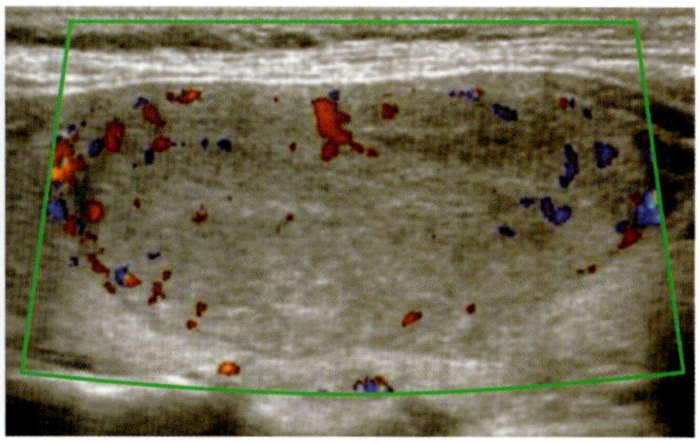

图 1-5-16　滤泡癌——血流丰富

病例 8：

患者肖某某，住院号 331XXXX，女，34 岁，以“体检发现甲状腺结节 1 年”为主诉入院，1 年前体检发现甲状腺结节，彩超示（图 1-5-17）：甲状腺右侧叶囊实性结节（TI-RADS 分级　3 级）；甲状腺右侧叶低至无回声结节（TI-RADS 分级　2 级）。于我院复查彩超考虑滤泡性肿瘤，遂行“右侧甲状腺腺叶切除术+右侧喉返神经探查术”治疗，术后常规病理示：符合滤泡癌（图 1-5-18、图 1-5-19）。

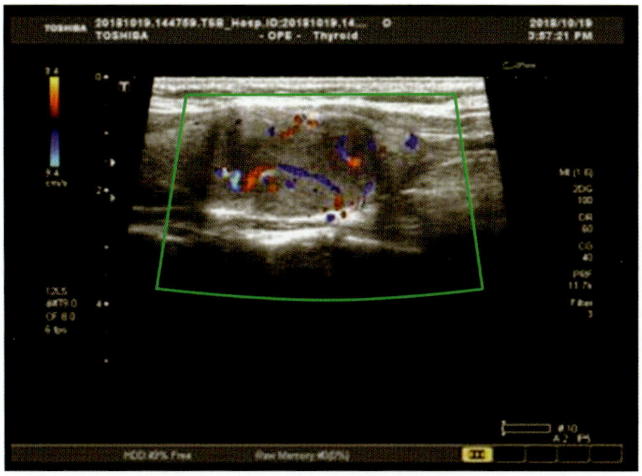

图 1-5-17　甲状腺术前彩超

超声所见:

甲状腺右侧叶体积增大,内可探及一实性结节,大小约 32.0 mm×23.0 mm×15.0 mm(上下径×左右径×前后径),略凸包膜,内可见强回声光斑,后伴声影;CDFI:内可见Ⅲ级血流信号。

甲状腺左侧叶体积正常,内可探及多个囊性结节,壁清,内可见点状强回声,后伴"彗尾"。直径为 1 ~2 mm。

峡部未见具体结节。

双侧颈部未见明显异常肿大淋巴结回声。

双侧甲状旁腺区可显示区域未见异常肿块回声。

超声提示:

甲状腺右侧叶实性结节并钙化(TI-RADS 分级 4a 级,需排除滤泡性肿瘤)。

甲状腺左侧叶多发微小囊性结节(TI-RADS 分级 2 级)。

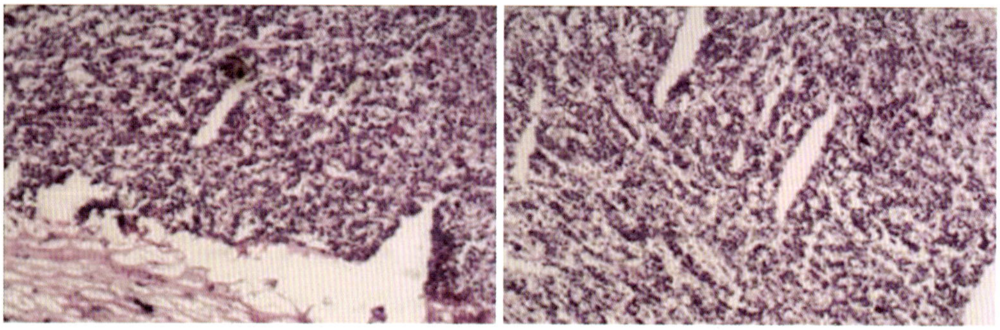

图 1-5-18 右侧甲状腺快速冰冻病理学检查

病理诊断(冰冻):

(右侧)甲状腺滤泡性肿瘤,呈多结节生长,细胞生长活跃,可见厚包膜,恶性不除外,待常规结节全部取材后再报。

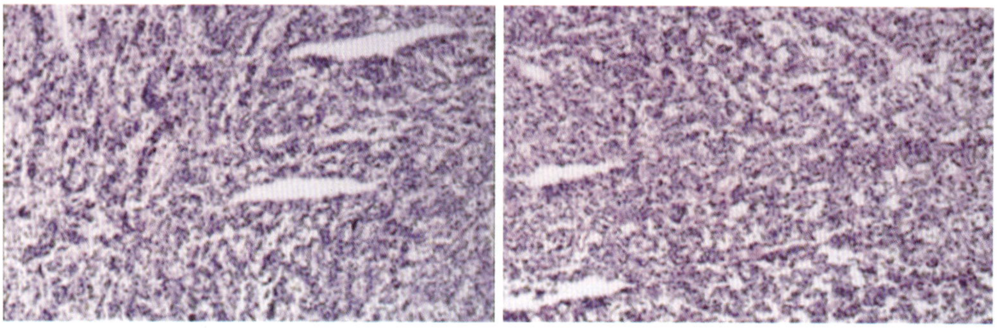

图 1-5-19 右侧甲状腺组织病理学检查

肉眼所见：

（右甲状腺）灰红组织一块，大小 4.5 cm×3.0 cm×2.0 cm，多切面切开，切面灰红，质软，可见一大小 3.0 cm×2.0 cm×2.0 cm 的肿物，切面灰红灰黄，质软，界清，似有包膜，包膜尚完整。

病理诊断：

冰余及冰冻常规切片诊断：
（右侧）甲状腺滤泡性肿瘤，见血管及包膜侵犯，符合滤泡癌。
免疫组化：CD34（血管+），ERG（血管+），TTF-1（+）。

病例 9：

患者王某某，住院号 365XXXX，女，51 岁，以“发现颈部包块 7 d”为主诉入院，7 d 前无意中发现颈部包块。于我院行颈部超声（图 1-5-20）示：①甲状腺右侧叶中下部实性结节并钙化（TI-RADS 分级　4a 级）。②甲状腺右侧叶下极囊实性结节（TI-RADS 分级　3 级）。后行“右侧甲状腺腺叶切除+右侧喉返神经探查术”，病理示：（右侧甲状腺）滤泡癌，可见包膜及血管侵犯及包膜外结节（图 1-5-21、图 1-5-22）。

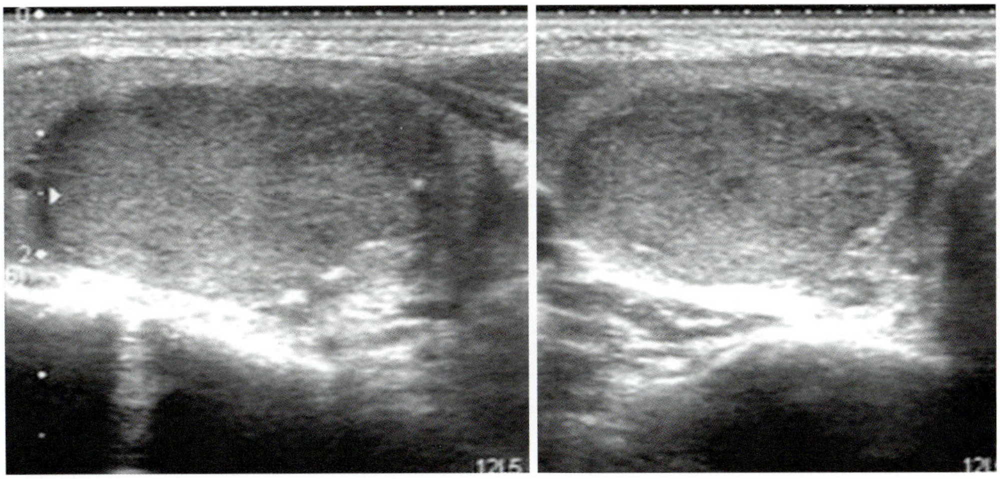

图 1-5-20　甲状腺彩超

超声所见：

甲状腺右侧叶体积增大，中下部探及一实性结节，大小约 24.0 mm×31.0 mm×20.0 mm（上下径×左右径×前后径），边缘尚光整，内可及点状强回声；CDFI：内可见 I 级血流信号。

另于右侧叶下极探及一囊实性结节，大小约 4.5 mm×4.0 mm×2.5 mm，边缘光整，内以实性为主，囊性部分内可见点状强回声，后伴彗尾；CDFI：内未见明显血流信号。

甲状腺左侧叶及峡部大小形态正常，实质回声均匀，未见具体结节回声；CDFI：内未见明显异常血流信号。

双侧颈部未见明显异常肿大淋巴结回声。

双侧甲状旁腺区可显示区域未见异常肿块回声。

超声提示：

甲状腺右侧叶中下部实性结节并钙化(TI-RADS 分级　4a 级)。
甲状腺右侧叶下极囊实性结节(TI-RADS 分级　3 级)。

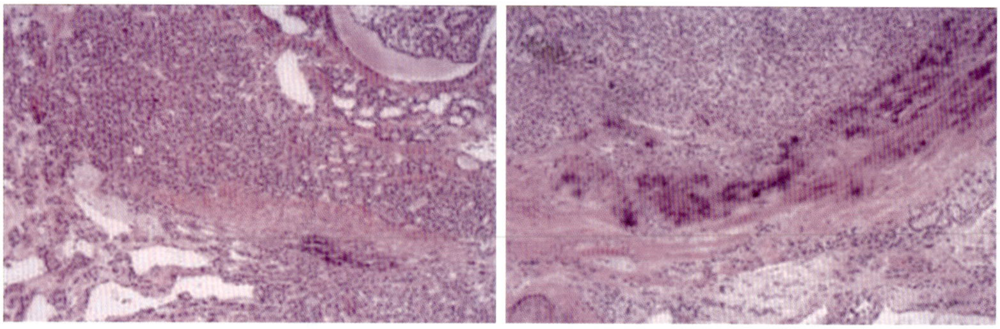

图 1-5-21　右侧甲状腺快速冰冻病理学检查

病理诊断(冰冻)：

(右侧)甲状腺滤泡性肿瘤,局部包膜厚伴纤维化及钙化,局灶包膜不完整,需常规多取材后进一步明确。

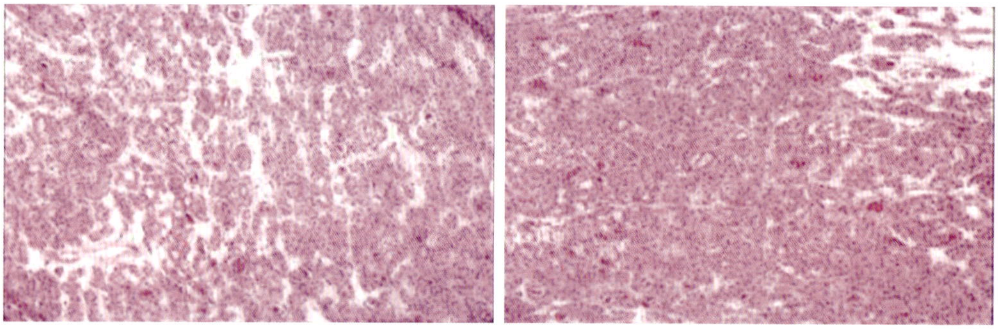

图 1-5-22　右侧甲状腺组织病理学检查

肉眼所见：

(右甲)灰红组织一块,大小 4.5 cm×3.7 cm×2.5 cm,多切面切开,紧邻被膜,可见一直径 2.5 cm的结节,结节切面灰黄质软,界清,余组织切面灰黄质软。

病理诊断：

冰余组织：
(右侧甲状腺)滤泡癌,可见包膜及血管侵犯及包膜外结节。
免疫组化：
3 号:CK19(+),HBME-1(-),Galectin-3(+),CD56(+),Cyclin D1(+),Ki-67(3%+);(4+5)号:CD34(+)。

思考：

彩超应考虑到滤泡性肿瘤的可能，细针穿刺、基因检测及术中冰冻不能明确诊断甲状腺滤泡癌。滤泡癌应首先考虑手术，诊断有赖于术后常规病理的完整取材。

甲状腺未分化癌、甲状腺梭形细胞癌、甲状腺内淋巴瘤等不典型甲状腺占位性病变，超声不易鉴别病理分型，但可提示恶性风险可能。超声表现多为结节体积大，凸包膜，实性低回声或极低回声，边界不清，内部回声不均匀，无明显钙化及液化，部分可挤压或包绕周围血管（图 1-5-23～图 1-5-25）。

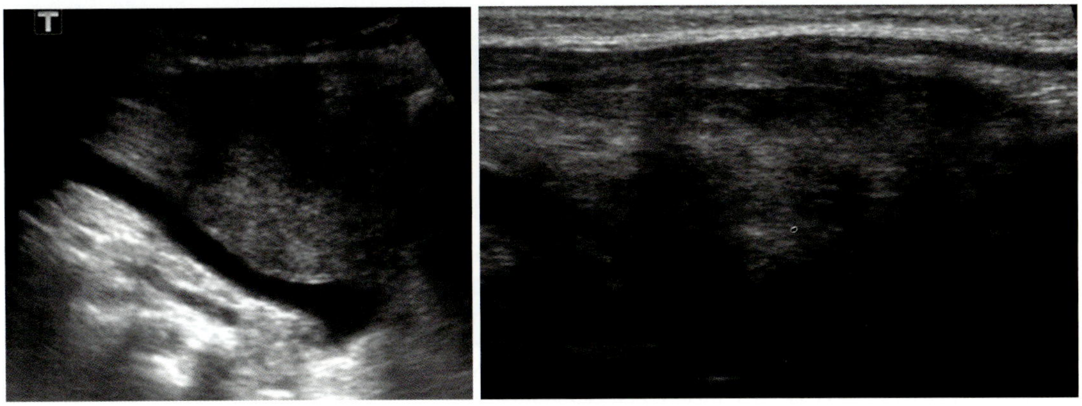

图 1-5-23　甲状腺未分化癌

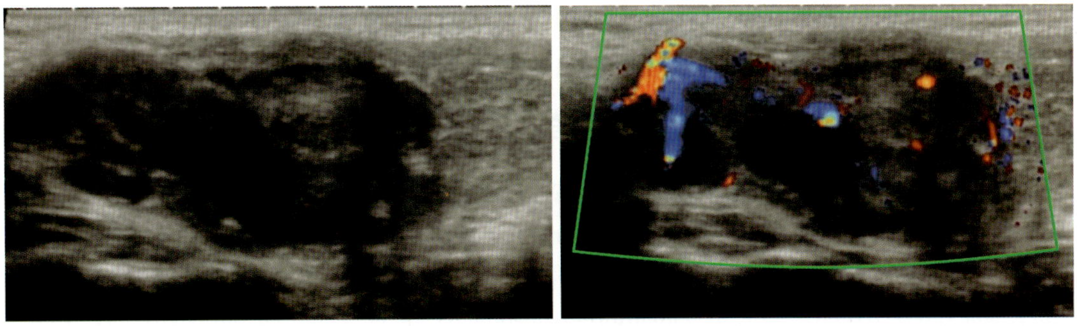

图 1-5-24　甲状腺梭形细胞癌

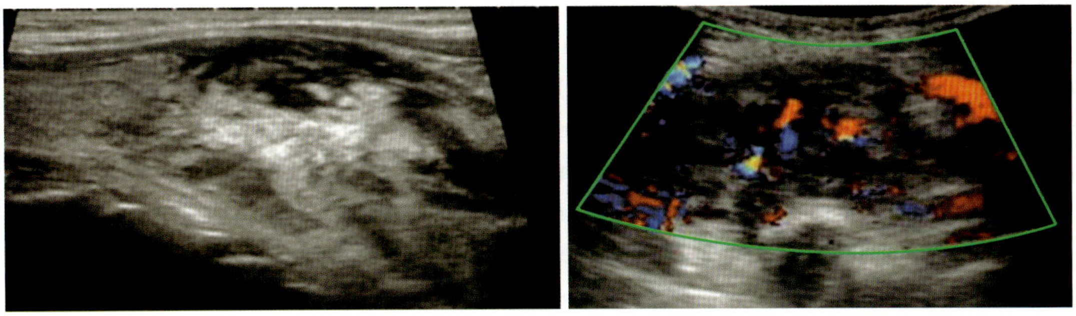

图 1-5-25　甲状腺内淋巴瘤

[26] ZAYADEEN AR, ABU-YOUSEF M, BERBAUMK. Retrospective evaluation of ultrasound features of thyroid nodules to assess malignancy risk: a step toward TIRADS[J]. AJR Am J Roentgenol, 2016, 207(3):460.

[27] PENG Q, NIU C, ZHANG Q, et al. Mummified thyroid nodules: conventional and contrast-enhanced ultrasound features[J]. J Ultrasound Med, 2019, 38(2):441.

[28] LACOUT A, CHEVENET C, MARCY PY. Mummified thyroid syndrome[J]. AJR Am J Roentgenol, 2016, 206(4):837.

[29] BONAVITA JA, MAYO J, BABB J, et al. Pattern recognition of benign nodules at ultrasound of the thyroid: which nodules can be left alone? [J]. Am J Roentgenol, 2009, 193(1):207.

[30] YOON JH, LEE HS, KIM EK, et al. Pattern-based *vs*. score-based guidelines using ultrasound features have different strengths in risk stratification of thyroid nodules[J]. Eur Radiol, 2020, 30(7):3793.

[31] CASTELLANA M, CASTELLANA C, TREGLIA G, et al. Performance of five ultrasound risk stratification systems in selecting thyroid nodules for FNA[J]. J Clin Endocrinol Metab, 2020, 105(5):dgz170.

[32] GRANI G, LAMARTINA L, ASCOLI V, et al. Reducing the number of unnecessary thyroid biopsies while improving diagnostic accuracy: toward the "right" TIRADS[J]. J Clin Endocrinol Metab, 2019, 104(1):95.

[33] KIM BK, CHOI YS, KWON HJ, et al. Relationship between patterns of calcification in thyroid nodules and histopathologic findings[J]. Endocr J, 2013, 60(2):155.

[34] IANNUCCILLI JD, CRONAN JJ, MONCHIK JM. Risk for malignancy of thyroid nodules as assessed by sonographic criteria: the need for biopsy[J]. J Ultrasound Med, 2004, 23(11):1455.

[35] YOON JH, KIM EK, HONG SW, et al. Sonographic features of the follicular variant of papillary thyroid carcinoma[J]. J Ultrasound Med, 2008, 27(10):1431.

[36] JZ Z, HU B. Sonographic features of thyroid follicular carcinoma in comparison with thyroid follicular adenoma[J]. J Ultrasound Med, 2014, 33(2):221.

[37] BONAVITA JA. Sonographic patterns of benign thyroid nodules[J]. AJR Am J Roentgenol, 2012, 198(1):W102.

[38] CIBAS ES, ALI SZ. The 2017 bethesda system for reporting thyroid cytopathology[J]. J Am Soc Cytopathol, 2017, 6(6):217.

[39] DURANTE C, GRANI G, LAMARTINA L, et al. The diagnosis and management of thyroid nodules a review[J]. JAMA, 2018, 319(9):914.

[40] LA VECCHIA C, MALVEZZI M, BOSETTI C, et al. Thyroid cancer mortality and incidence: a global overview[J]. Int J Cancer, 2015, 136(9):2187.

[41] ZHANG F, OLUWO O, CASTILLO FB, et al. Thyroid nodule location on ultrasonography as a predictor of malignancy[J]. Endocr Pract, 2019, 25(2):131.

[42] GWON HY, NA DG, NOH BJ, et al. Thyroid nodules with isolated macrocalcifications: malignancy risk of isolated macrocalcifications and postoperative risk stratification of malignant tumors manifesting as isolated macrocalcifications[J]. Korean J Radiol, 2020, 21(5):605.

[43] ANIL G, HEGDE A, CHONG FH. Thyroid nodules: risk stratification for malignancy with ultrasound and guided biopsy[J]. Cancer Imaging, 2011, 11(1):209.

[44] ITO Y, AMINO N, MIYAUCHI A. Thyroid ultrasonography[J]. World J Surg, 2010, 34(6):1171.

[45]PENG Y,ZHOU W,ZHAN WW,et al. Ultrasonographic assessment of differential diagnosis between degenerating cystic thyroid nodules and papillary thyroid microcarcinomas[J]. World J Surg,2017,41(10):2538.
[46]KOIKE E,NOGUCHI S,YAMASHITA H,et al. Ultrasonographic characteristics of thyroid nodules: prediction of malignancy[J]. Arch Surg,2001,136(3):334.
[47]MOON WJ,BAEK JH,JUNG SL,et al. Ultrasonography and the ultrasound-based management of thyroid nodules:consensus statement and recommendations[J]. Korean J Radiol,2011,12(1):1.
[48]SEO H,NA DG,KIM JH,et al. Ultrasound-based risk stratification for malignancy in thyroid nodules:a four-tier categorization system[J]. Eur Radiol,2015,25(7):2153.
[49]张丽丽,谭小蕖,刘玉江,等. 超声引导细针抽吸活检对甲状腺微小结节的诊断价值[J]. 临床和实验医学杂志,2015,14(24):2094.
[50]蔡晓频,徐建红,靳霞,等. 超声引导下甲状腺结节粗针穿刺活检临床应用价值[J]. 中华医学超声杂志:电子版,2012,9(7):641.
[51]田文,孙辉,贺青卿. 超声引导下甲状腺结节细针穿刺活检专家共识及操作指南(2018 版)[J]. 中国实用外科杂志,2018,38(3):241.
[52]黄品同. 超声引导下甲状腺细针穿刺规范:2012 中国[C]. 北京:北京超声医学学术大会,2012.
[53]王文涵,詹维伟,周伟,等. 超声引导下细针抽吸活检对甲状腺小结节的诊断价值[J]. 中华医学超声杂志:电子版,2014,11(8):12.
[54]窦桂芝,杜碧玉,孙秀媛. 粗针穿刺活检诊断甲状腺疾病的观察[J]. 山西医药杂志,1993(4):197.
[55]马云海,程若川. 甲状腺癌的超声管理——外科医生的基本功[J]. 中国普通外科杂志,2017,26(5):551.
[56]吕珂,姜玉新,张缙熙,等. 甲状腺结节的超声诊断研究[J]. 中华超声影像学杂志,2003(5):28.
[57]蒋宁一. 甲状腺结节和分化型甲状腺癌的核素诊断和治疗--解读《中国甲状腺结节和分化型甲状腺癌诊治指南》核医学部分[C]. 广州:中华医学会第十一次全国内分泌学学术会议,2012.
[58]滕卫平. 四雄合作,共享硕果——写在《甲状腺结节和分化型甲状腺癌诊治指南》出版之际[J]. 中华内分泌代谢杂志,2012,28(10):779.
[59]黄韬. 甲状腺结节手术适应证、术式选择及评价[J]. 中国实用外科杂志,2010,30(10):844.
[60]韩志江,吴颖为. 甲状腺结节影像检查流程专家共识[J]. 中华放射学杂志,2016,50(12):911.
[61]黄海燕,李浩,林少建,等. 甲状腺术中应用抽吸组织测定甲状旁腺激素的临床意义[J]. 中华耳鼻咽喉头颈外科杂志,2013,48(11):934.
[62]欧阳向柳,王艳滨,王庆文,等. 甲状腺髓样癌的超声表现分析[J]. 中华超声影像学杂志,2015,24(1):82.
[63]朱精强,雷建勇. 甲状腺微小乳头状癌过度治疗与不足[J]. 中国实用外科杂志,2016,36(5):520.
[64]高明,葛明华,嵇庆海,等. 甲状腺微小乳头状癌诊断与治疗中国专家共识(2016 版)[J]. 中国肿瘤临床,2016,43(10):405.
[65]张求,李丽丽,李荔. 甲状腺未分化癌的超声表现分析[J]. 中国超声医学杂志,2020,36(8):752.
[66]施秉银. 甲状腺细针穿刺活检及细胞学检查[J]. 国外医学:内分泌学分册,2003,23(6):383.
[67]蔡晓频. 甲状腺细针穿刺诊断的临床研究[D]. 北京:清华大学医学部·北京协和医学院·中国医学科学院,2011.

[68]燕山,詹维伟,周建桥.甲状腺与甲状旁腺超声影像学[M].北京:科学技术文献出版社,2009.
[69]孟召伟,谭建.解读美国甲状腺协会2009年甲状腺结节和分化型甲状腺癌诊治指南[J].国际内分泌代谢杂志,2010,30(5):349.
[70]连小兰.美国《甲状腺结节和分化型甲状腺癌诊治指南(2006)》解读[J].中国实用外科杂志,2007,27(12):933.
[71]张浩.全甲状腺切除在甲状腺良性结节治疗中应用及评价[J].中国实用外科杂志,2015,35(6):646.
[72]孙辉,周乐.实用甲状腺结节细针穿刺活检技术[M].长春:吉林科学技术出版社,2018.
[73]贾振庚,曾宪九.细针穿刺吸引甲状腺结节细胞学检查[J].铁道医学,1985(6):330.
[74]王鹏远,段学宁,刘玉村,等.胸骨后甲状腺肿的诊断与手术治疗[J].中华普通外科杂志,2008,23(3):209.
[75]中国医师协会超声医师分会.中国介入超声临床应用指南[M].北京:人民卫生出版社,2017.
[76]田文,罗晋.中国与美国甲状腺结节与分化型甲状腺癌诊治指南比较[J].中国实用外科杂志,2013,33(6):475.
[77]田文,姚京.重视甲状腺结节规范化诊治[J].中国实用外科杂志,2015,35(6):579.

第二章

甲状腺结节的细针穿刺活检

工欲善其事，必先利其器。成功地完成超声引导下甲状腺结节细针穿刺细胞学活检，必然要有完善的硬件设施。而知己知彼才能百战不殆，穿刺前我们应知道什么样的结节细针穿刺细胞学能诊断，什么样的结节目前细胞学不能诊断。

第一节　甲状腺结节细针穿刺技术概述

27. 什么是 FNAB?

经皮穿刺甲状腺活检包括甲状腺细针穿刺(FNA)和空芯针穿刺活检(CNB)。FNA 的文献记载最初见于 Martrin 和 Bllis 写于 1934 年的论文,甲状腺结节细针穿刺活检(fine-needle aspiration biopsy,FNAB)又称甲状腺结节细针穿刺细胞学检查(fine-needle aspiration cytology,FNAC),是一种利用细针抽吸获得细胞组织标本的诊断技术。FNAB 利用细针(22~27 G)对甲状腺结节进行穿刺,从中获取细胞成分,通过细胞学诊断来实现对目标病灶性质的判断。另一种细针非抽吸活检技术(FNNA),仍可从甲状腺肿块得到供细胞检查的标本。与经皮细针穿刺活检不同,CNB 是获取组织样本且需要组织固定,而 FNA 所提供的是供细胞学检查的样本,其较传统粗针穿刺更具有微创、经济、安全、报告迅速等特点,是一种灵敏可靠、准确、性价比高的评价甲状腺结节的检查方法。目前郑州大学第一附属医院 FNA 应用自动薄层液基细胞制片(thinprep cytologic test,TCT)系统,增加了重复性,可全自动、大批量制作出高质量、低背景的细胞学图片。

表 2-1-1　传统涂片与液基制片对比表

	传统涂片	液基制片
数量(张)	3	1
背景	血液、炎症等	干净
细胞	干片、退变	好
切片	无法制作蜡块	剩余标本包埋
优点	价格低廉;结构保存较完好;背景辨识度高	红细胞干扰少;细胞形态保存较好;可进一步进行其他检查;减轻工作量
缺点	血液多、细胞结构辨识不清;若固定不及时,细胞容易退变;阅片工作量大	价格较高;细胞分散,结构保存不好;炎细胞较多。

甲状腺结节 FNAB 检查的目的及需要鉴别诊断的问题主要有以下 4 个方面:

(1)非肿瘤性疾病与肿瘤性疾病。

(2)良性肿瘤与恶性肿瘤。

(3)恶性肿瘤的组织学类型。

(4)原发性恶性肿瘤与转移性恶性肿瘤。

随着检查技术的成熟和经验的积累,尤其是新技术、新方法的应用及从业人员素质的提高,FNAB 的特异性和敏感性也越来越高,但必须看到的是也有部分病例由于以下原因而导致诊断困难:

(1)因结节性质等原因造成穿刺样本细胞数量少,制片不满意。

(2)肿瘤性疾病与非肿瘤性疾病之间细胞病理学特点有重叠。
(3)良恶性肿瘤及各类型肿瘤间的细胞病理学特点有重叠。
(4)同时存在肿瘤与非肿瘤或多发性肿瘤。
(5)囊性、坏死性、血管性、有钙化被膜或硬化性病变或肿瘤。

病例 10:

患者张某,住院号 385XXXX,女,55 岁,郑州大学第一附属医院颈部超声(图 2-1-1)示:①甲状腺体积增大伴弥漫性回声改变伴血流增多(请结合实验室检查);②甲状腺右侧叶实性占位(淋巴瘤?);③甲状腺左侧叶中部深方实性结节(TI-RADS 分级　3 级);④右侧颈部多发异常淋巴结;⑤左侧颈部Ⅵ区淋巴结肿大(考虑反应性)。FNAC(图 2-1-2、图 2-1-3)示:(甲状腺右侧叶实性结节)甲状腺淋巴组织增生性病变,细胞生长活跃,请结合临床及实验室检查。CNB(图 2-1-4)示:(甲状腺右侧叶穿刺活检)高侵袭性 B 细胞性非霍奇金淋巴瘤,符合弥漫大 B 细胞淋巴瘤。

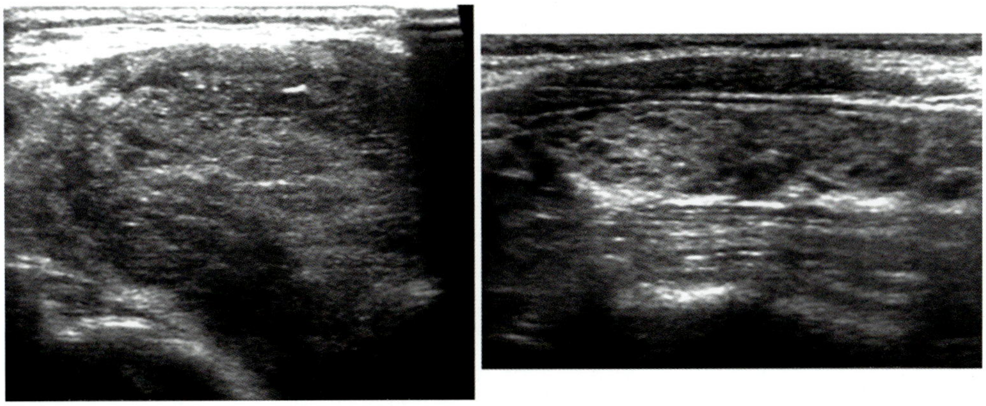

图 2-1-1　甲状腺彩超

超声所见:

甲状腺双侧叶体积增大,形态失常,实质回声增粗、减低,分布不均匀;CDFI:腺体内部血流增多。

于右侧叶探及一实性结节,大小约 66.0 mm×53.0 mm×39.0 mm(上下径×左右径×前后径),边缘模糊,凸向包膜,内部回声不均匀,呈网格样,并似可见点状强回声;CDFI:内可见Ⅰ级、边缘型血流信号。

于左侧叶中部深方探及一实性结节,大小约 7.0 mm×7.0 mm×4.0 mm,边缘光整,内部回声不均匀;CDFI:内可见Ⅰ级血流信号。

右侧颈部Ⅲ、Ⅳ、Ⅵ区探及多个肿大淋巴结回声,淋巴门偏心,并可及线样分隔;CDFI:可见Ⅰ级血流信号。较大者大小约 30.0 mm×10.0 mm(Ⅲ区)。

左侧颈部Ⅵ区探及数个淋巴结回声,较大者大小约 6.0 mm×3.0 mm,淋巴门消失;CDFI:内未见明显血流信号。

双侧甲状旁腺区可显示区域未见异常肿块回声。

超声提示：

甲状腺体积增大并弥漫性回声改变伴血流增多(请结合实验室检查)。
甲状腺右侧叶实性占位(淋巴瘤?)。
甲状腺左侧叶中部深方实性结节(TI-RADS 分级　3 级)。
右侧颈部多发异常肿大淋巴结。
左侧颈部Ⅵ区淋巴结肿大(考虑反应性)。

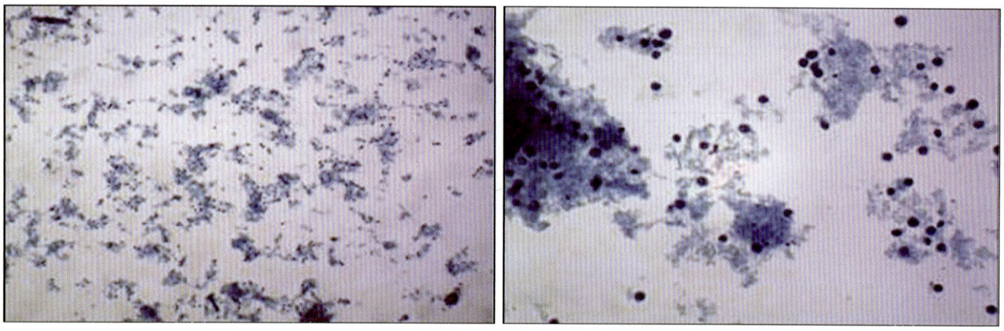

图 2-1-2　TCT 甲状腺细胞病理学检查

镜下所见(1)：

(甲状腺右侧叶实性结节穿刺 TCT)镜下见中等量到中等偏小的淋巴细胞样细胞，未见明确滤泡上皮细胞。

病理诊断(1)：

甲状腺淋巴组织增生性病变，细胞生长活跃，请结合临床及实验室检查。

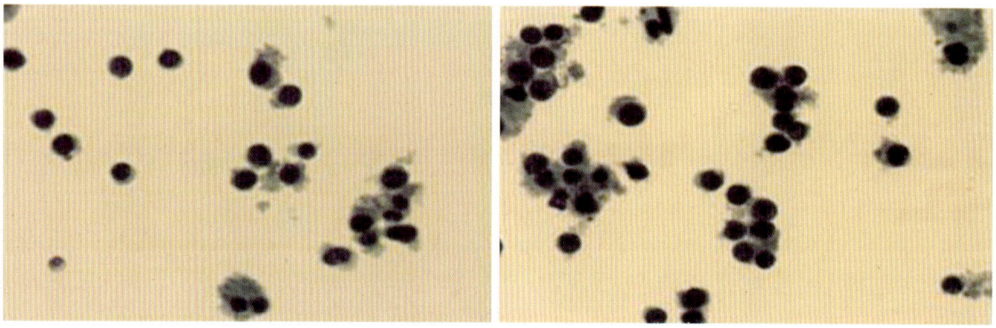

图 2-1-3　TCT 淋巴结细胞病理学检查

镜下所见(2)：

(右颈Ⅲ区肿大淋巴结穿刺 TCT)镜下见中等量小到中等大小的淋巴样细胞，细胞成分单一。

病理诊断(2)：

淋巴组织增生性病变，倾向恶性，建议活检进一步明确诊断。

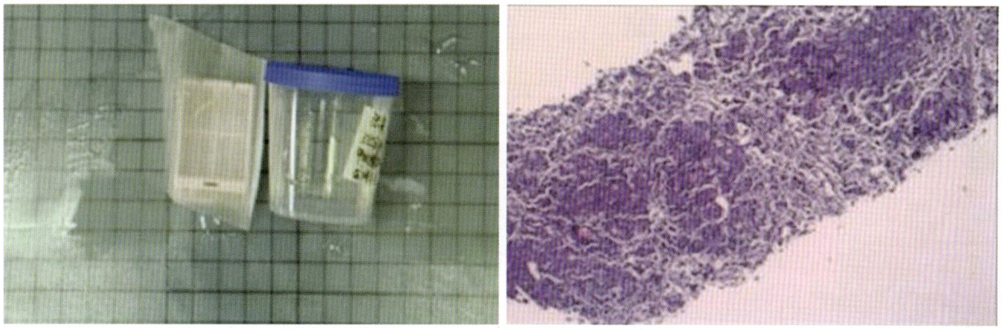

图 2-1-4　右侧甲状腺粗针穿刺组织病理学检查

肉眼所见：

灰黄条状组织 3 条，长 1.0～2.0 cm，直径均约 0.1 cm。

病理诊断：

第一次报告：

（甲状腺右侧叶穿刺活检）恶性肿瘤，类型需免疫组化协诊。

第二次报告：

（甲状腺右侧叶穿刺活检）高侵袭性 B 细胞性非霍奇金淋巴瘤，符合弥漫大 B 细胞淋巴瘤，免疫学标记提示生发中心细胞起源，建议行 C-myc、Bcl-2 及 Bcl-6 基因检测除外双打击/三打击淋巴瘤。

免疫组化：AE1/AE3（-），Syn（-），S-100（-），CD20（+），CD3（-），CD79a（+），CD21（-），CD10（+），Bcl-6（+），MUM-1（-），Bcl-2（40%+），C-myc（90%+），Ki-67（90%+）。

原位杂交：EBER（-）。

思考：

对于比较少见的甲状腺肿瘤，例如甲状腺淋巴瘤，诊断需要依靠大块组织病理，观察整体结构。细针穿刺样本联合基因重排和流式细胞检测后也可以明确部分淋巴瘤的诊断，但并未得到广泛开展。

28. 超声引导下甲状腺结节细针穿刺活检技术分为几种？

根据穿刺过程中是否采取负压抽吸，甲状腺结节细针穿刺活检技术可分为两种：第一种是指穿刺过程中采用负压抽吸，称之为瑞典式细针穿刺（Swedish technique）；第二种是指穿刺过程中采用无负压抽吸，称之为法国式细针穿刺（French technique），该技术是通过毛细管作用得到细胞，应称之为 FNCS（fine-needle capillary sampling，FNCS）。无负压细针穿刺即细针非抽吸活检技术（FNNA），便于操作，并发症的发生率较低，其是借助针腔内负压吸引力而完成的，标本均是在负压作用下被吸入针腔，细针刺入目标病灶拔除针芯后，细针针腔内压力低于外界大气压，处于自然负压状态，针腔产生毛细现象，提针时针腔内负压更加明显，负压将标本吸进针腔内（图 2-1-5）；而有负压细针穿刺技术难度较无负压细针穿刺技术更高，需经过训练才能做到，但可以获得较多的细胞样本,便于用于更多的检查(图 2-1-6、图 2-1-7)。

中国医师协会外科医师分会甲状腺外科医师委员会等多个组织联合制定了《超声引导下甲状腺结节细针穿刺活检专家共识及操作指南(2018 版)》。共识中指出,FNAB 分为细针抽吸活检和无负压细针活检,两种方式获取细胞成分无差异,目前情况下,两种方法均推荐超声引导下穿刺(ultrasound-guided fine needle aspiration biopsy,US-FNAB),使穿刺目标更为准确,提高取材成功率,同时有利于穿刺过程中对重要组织结构的保护和穿刺后判断有无血肿。文献研究证实二者在获取细胞成分上差异无统计学意义,且后者标本中血液成分更少,更有利于细胞学诊断。临床上可根据条件、实际情况酌情选择此两种方法或联合使用。例如遇结节质地较致密,或伴有钙化时,针腔内自然负压不足以吸入足量的标本,需要在穿刺针针座连接上可造成更大负压的抽吸装置,如常用的注射器。在人工回抽注射器持续提升针腔负压过程中,提插穿刺针可吸取较多标本。当穿刺目标结节为液化淋巴结时,可采用细针负压抽吸活检。采取何种取材方法,需综合分析结节的血供丰富程度、质地硬度、是否合并钙化、有无囊性成分等超声影像特征,并结合穿刺者的经验与习惯。

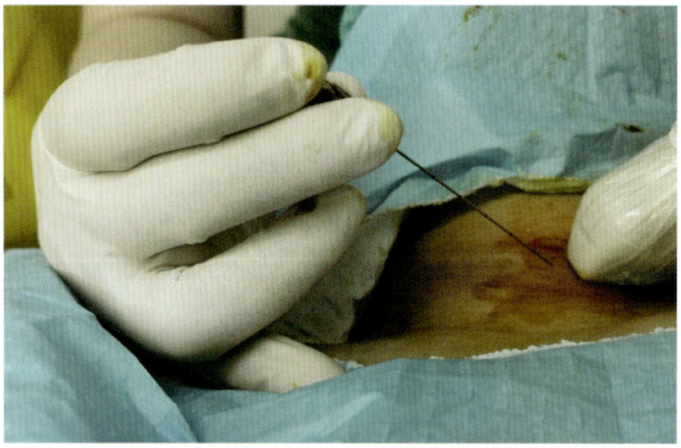

图 2-1-5　无负压细针穿刺

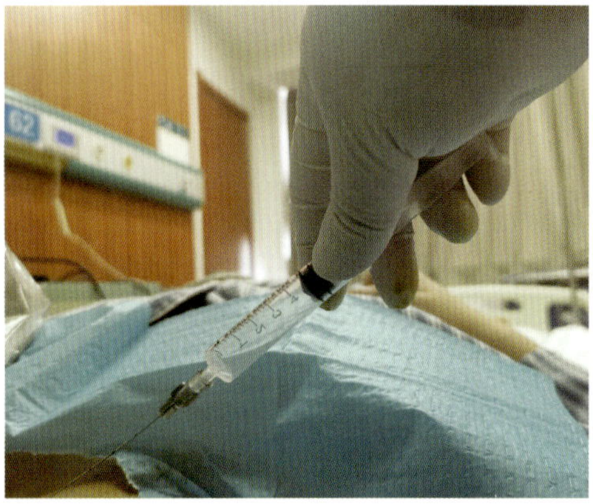

图 2-1-6　单人操作负压细针穿刺活检

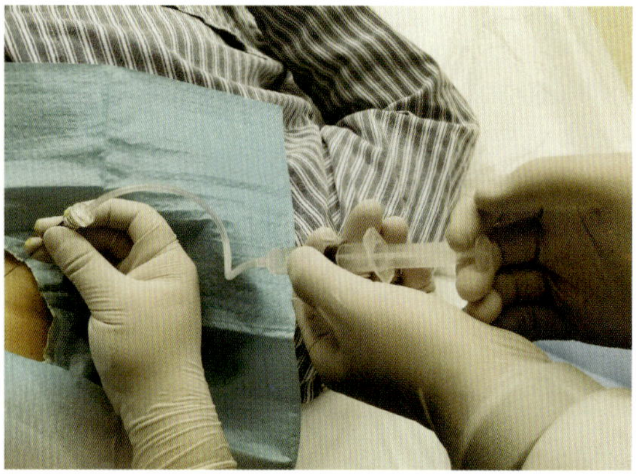

图 2-1-7　双人操作负压细针穿刺活检

29. 甲状腺结节细针穿刺活检是如何发展成熟的?

甲状腺结节细针穿刺活检最早开展于 1933 年,美国学者 Stewart 总结报道了 45 例甲状腺结节的细针穿刺结果,但早期并没有得到大范围推广,直到 20 世纪 50 年代才逐渐被众人所知。20 世纪 70 年代 Miller,Kini 及 Hanburger 等人通过五千余例甲状腺结节穿刺结果的判读、研究和总结,规范了甲状腺细胞病理学诊断标准,为 FNA 技术的普及打下良好基础。Goldberg 于 1972 年提出可在超声引导下进行细针穿刺,可以显著减少穿刺并发症的发生,进而提高了该项技术的精准化和安全性。1992 年 Pacini 等人提出可将穿刺洗脱液送检甲状腺球蛋白协助诊断,该方法灵敏度高且不依赖细胞组织标本量的多少,能有效早期诊断 PTC 早期的淋巴结转移。2007 年美国国立癌症研究所(National Cancer Institute,NCI)在甲状腺会议上提出了甲状腺细胞病理学 Bethesda 报告系统,规范了 FNA 结果的解读。

30. 甲状腺结节细针穿刺活检有何意义?

甲状腺结节细针穿刺活检的意义在于明确诊断(手术指征)及指导手术策略(手术范围)。甲状腺结节细针穿刺活检对甲状腺乳头状癌有高度敏感性及特异性。甲状腺乳头状癌在甲状腺癌中占比例最大,在美国的甲状腺癌患者中 86% 是甲状腺乳头状癌,而在日本则高达 93% 。甲状腺乳头状癌具有典型的核特征,包括:①细胞核增大;②细胞核丧失极性,排列紊乱重叠;③细胞核拉长呈卵圆形;④细胞核中染色质颜色改变,透明至玻璃样变;⑤细胞核核膜形状不规则,可见皱褶;⑥细胞核内至少 1/4 的体积被假包涵体占据,假包涵体内容物嗜酸性改变。而细针穿刺可以取得细胞进而进行细胞病理诊断判断是否为甲状腺乳头状癌,使 FNA 的临床诊断价值极高,成为术前评估甲状腺结节良恶性准确性很高的方法。

FNA 不仅逐渐成为甲状腺外科基础核心技术之一,还为消融、腔镜等新技术奠定基石,这两种新技术开展的前提是首先明确诊断,否则在不明确诊断的情况下,选择了不适当的治疗方案可能会延误病情或导致患者二次手术。

现代社会人们健康体检、癌症筛查的意识越来越强,甲状腺结节的诊出率越来越高,因此增大了很多人的心理负担,由于缺乏对甲状腺结节的认知,很多人恐癌心理明显,甚至在诊出甲状腺结节后第一反应就是要做手术切除甲状腺,手术引发的甲状腺功能减退甚至声音嘶哑、手足抽搐等并发症加重了患者及家庭不必要负担,造成医疗资源浪费。但通过术前细针穿刺,排除良性结节,可以大幅度减少不必要的诊断性手术,且明确的病理结果也会让患者信服,解除心理担忧。

甲状腺癌是内分泌系统最常见的恶性肿瘤,其颈淋巴结转移有发生早、早期诊断难但预后相对较好等特点。对于分化型甲状腺癌颈淋巴结清扫策略已有共识:cN1 患者须行颈淋巴结清扫术;不主张行预防性颈侧区淋巴结清扫术。临床决策中始终面临着减少不必要侧清和避免漏诊的矛盾,因此,提高术前淋巴结转移的诊断是关键所在。美国甲状腺协会(ATA)指南将 FNA-Tg 作为甲状腺癌术前术后淋巴结评估的新技术加以推荐,为侧清策略的制定提供新的依据。应仔细超声筛查,不要遗漏病变及病变的细节,做到对侧颈各区的扫查,包括 V 区、健侧淋巴结,分析所有可疑征象,并在术前做好标记。在颈侧区淋巴结的评估中超声、FNAC、FNA-Tg 联合应用可以规避单个技术的弱点,提高诊断的敏感度和准确率,可在侧清决策时综合应用。通过影像学检查或综合分析疾病危险因素来筛查目标淋巴结,通过 FNA-Tg 获取确切证据后决定是否侧清。鉴于 FNA-Tg 的诊断效能,在影像学检查只有可疑征象时，通常行 FNA-Tg 进一步确认。

病例 11：

患者高某某，住院号 341XXXX，女，58 岁，以"甲状腺术后半年"为主诉入院，半年前于当地医院行甲状腺部分切除术，术后病理良性（未见单），术后至我院复查。

彩超（图 2-1-8）提示：甲状腺右侧叶下极实性结节（TI-RADS 分级 5 级）。

遂行 FNAB（图 2-1-9）示：（甲状腺右侧叶下极实性结节），提示：甲状腺乳头状癌可能。后行"双侧残余甲状腺腺叶切除+双侧喉返神经探查+右侧中央区淋巴结清扫术+颈部皮下肿物切除术"。

常规病理（图 2-1-10）示：①（左侧）桥本氏甲状腺炎；②（右侧）甲状腺乳头状癌。

右中央区淋巴结术后组织病理学检查（图 2-1-11）示：①［脂肪瘤（颈部）］脂肪瘤；②（右中央区）淋巴结见转移癌（2/10）。

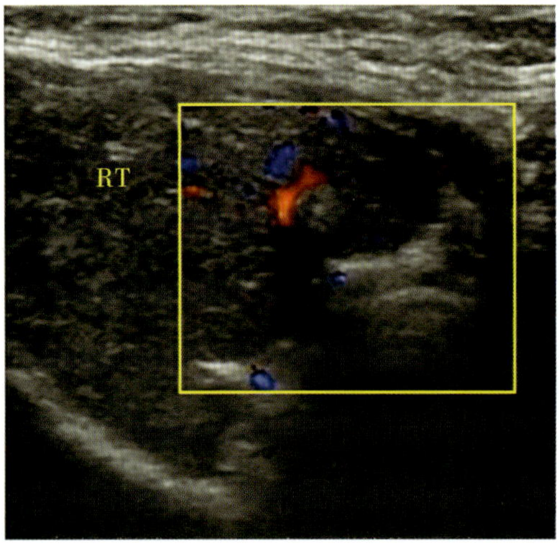

图 2-1-8　甲状腺彩超

超声所见：

自述甲状腺术后：

甲状腺体积稍大，左侧叶大小约 24.0 mm×26.0 mm（左右径×前后径），右侧叶大小约 28.0 mm×26.0 mm（左右径×前后径），峡部厚约 5.0 mm。

于右侧叶下极可及一实性低回声结节，大小约 5.3 mm×4.6 mm×4.4 mm（上下径×左右径×前后径），边缘模糊，内回声不均匀，内可及多个点状强回声；CDFI：边缘可及Ⅱ级血流信号。

于右侧叶中下极可及一实性稍高回声结节，大小约 10.7 mm×7.6 mm×7.3 mm（上下径×左右径×前后径），边缘光整，形态欠规则，内回声不均匀；CDFI：内可及Ⅰ级血流信号。

于左侧叶下极可及一实性稍高回声结节，大小约 3.5 mm×2.8 mm×2.6 mm，边界清，形态规则，内回声不均匀；CDFI：未见明显血流信号。

余实质回声增粗、减低，分布不均匀；CDFI：内可见丰富血流信号。

双侧颈部未见明显异常肿大淋巴结回声。

双侧甲状旁腺区未见明显占位性病变。

超声提示：

甲状腺体积大并弥漫性回声改变伴血流丰富（请结合实验室检查）。
甲状腺右侧叶实性结节伴钙化（TI-RADS 分级　5 级）。
甲状腺双侧叶实性结节（TI-RADS 分级　3 级）。

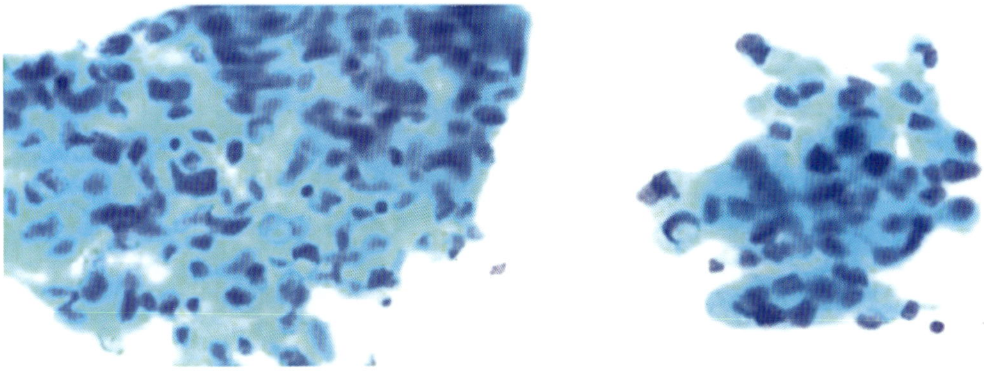

图 2-1-9　TCT 甲状腺细胞病理学检查

镜下所见：

（甲状腺右侧叶下极实性结节穿刺 TCT）镜下见少量滤泡上皮细胞，部分细胞核增大，核形不规则，可见核沟，偶见包涵体，并见中等量淋巴细胞和中性粒细胞。

病理诊断：

甲状腺乳头状癌可能，建议行 BRAF 基因突变检测协诊，如手术，建议术中冰冻切片进一步明确诊断。

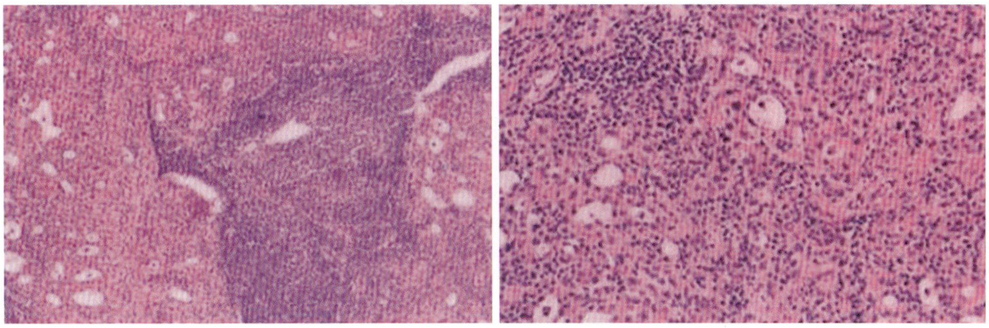

图 2-1-10　双侧甲状腺术后组织病理学检查

肉眼所见：

标一：（左甲）灰红系线组织一块，大小约 7.5 cm×5.0 cm×3.0 cm，多切面切开，切面灰红质中。

标二：（右甲）灰红组织一块，大小约 7.0 cm×4.5 cm×2.2 cm，多切面切开可见一直径约 0.2 cm的灰白结节，结节切面灰白质中界不清，余组织切面均灰红质中。

病理诊断：

第一次报告：

冰余组织：

1.（左侧）桥本氏甲状腺炎。

2.（右侧）桥本氏甲状腺炎，局灶滤泡上皮增生活跃，需免疫组化协诊（已做）。

第二次报告：

（右侧）甲状腺乳头状癌。

免疫组化：CD56（-），CK19（+），HBME-1（+），Galectin-3（+），Ki-67（5%+）。

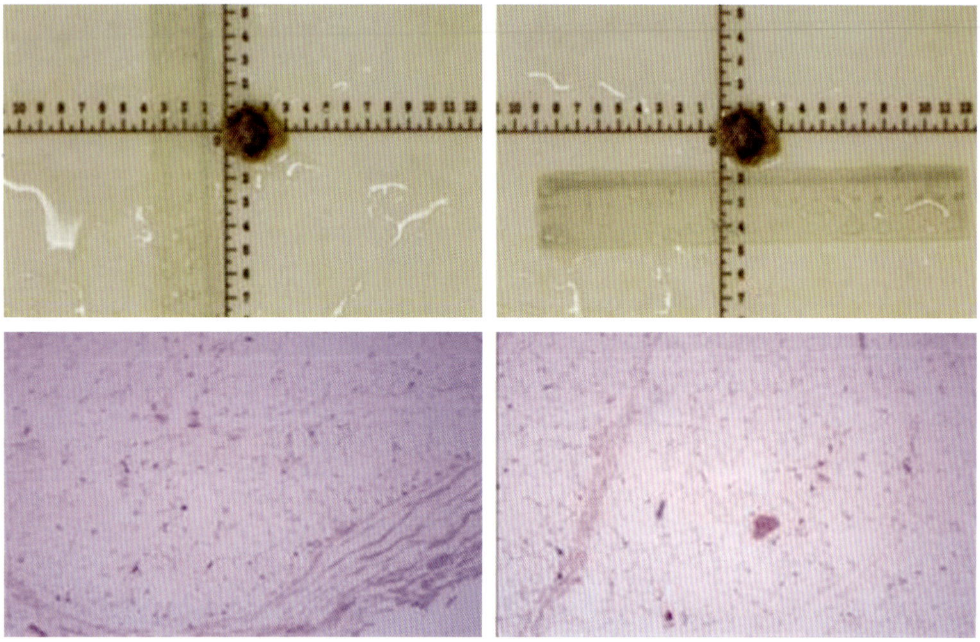

图 2-1-11　右中央区淋巴结术后组织病理学检查

肉眼所见：

标一：［脂肪瘤（颈部）］灰黄脂肪样组织 1 块，大小约 2.6 cm×2.0 cm×0.5 cm，带部分包膜，欠完整，切面灰黄质软。

标二：（右中央区淋巴结）送灰黄脂肪样组织一堆，大小共约 2.4 cm×2.2 cm×0.5 cm。内检出淋巴结数枚，直径 0.3 ~0.5 cm。

病理诊断：

第一次报告：

1.［脂肪瘤（颈部）］脂肪瘤。

2.（右中央区）淋巴结 10 枚，有无转移待免疫组化后再报。

第二次报告：

（右中央区）淋巴结见转移癌（2/10）。

免疫组化：AE1/AE3（+），TTF-1（+）。

病例 12：

患者闫某某，住院号 1727XXXX，女，26 岁。我院彩超（图 2-1-12）提示：①甲状腺体积增大并弥漫性回声改变伴血流增多（请结合实验室检查）；②甲状腺右侧叶上极实性结节并簇状钙化（TI-RADS 分级　5 级）；③甲状腺左侧叶中上部实性结节（TI-RADS 分级 3 级）；④右侧颈部（Ⅱ、Ⅲ、Ⅳ、Ⅴ）多发异常增大淋巴结（Met）；⑤左侧颈部Ⅵ区淋巴结肿大。FNAB 细胞病理（图 2-1-13）示：（右侧甲状腺中上部深方实性结节）甲状腺乳头状癌不除外。右颈Ⅴ区淋巴结穿刺洗脱液结果：Tg>50000 μg/L（参考值 3.5～77.0 μg/L），遂于我科行"双侧甲状腺全部切除术+双侧喉返神经探查术+右侧颈部Ⅱ、Ⅲ、Ⅳ、Ⅴ区淋巴结清扫术"。术后常规病理（图 2-1-14、图 2-1-15）示：①（左侧）淋巴细胞性甲状腺炎；②（右侧）甲状腺乳头状癌并淋巴细胞性甲状腺炎。淋巴结可见转移癌（右Ⅱ区 1/11，右Ⅲ区 0/15，右Ⅳ区 1/19，右Ⅴ区 1/10，右Ⅵ区 0/13，肌间 0/7）。

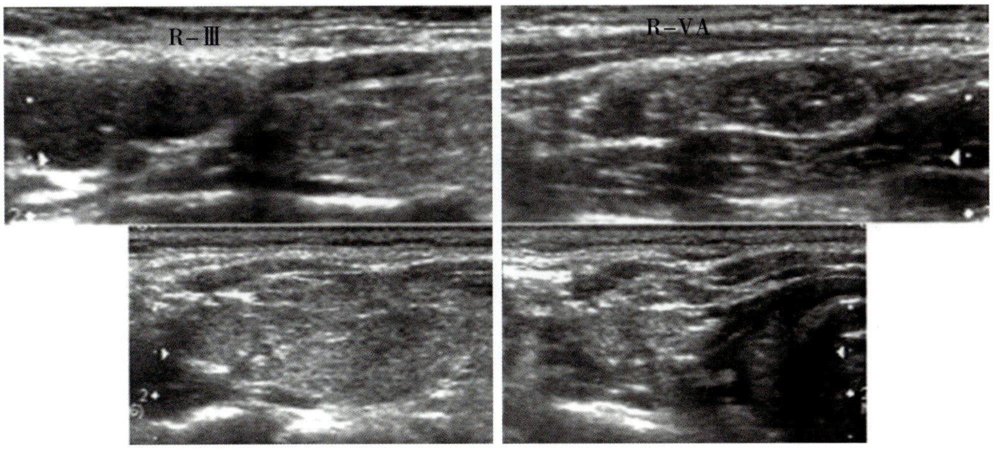

图 2-1-12　术前甲状腺彩超

超声所见：

甲状腺体积增大，左侧叶大小约 61.0 mm×21.0 mm×18.0 mm（上下径×左右径×前后径），右侧叶大小约 59.0 mm×22.0 mm×17.0 mm，峡部厚 3.0 mm，实质回声增粗、减低，分布不均匀；CDFI：腺体内部血流增多。

于右侧叶上极探及一实性结节，大小约 6.0 mm×6.0 mm×5.5 mm，边缘模糊，内可及点状强回声，呈簇状分布；CDFI：内可见Ⅰ级、边缘型血流信号。

于左侧叶中上部探及一实性结节，大小约 5.5 mm×5.0 mm×3.5 mm，边缘光整，内部回声不均匀，CDFI：内可见Ⅰ级血流信号。

右侧颈部Ⅲ、Ⅳ、Ⅴa、Ⅵ区探及多个肿大淋巴结回声，淋巴门消失，呈不均质低回声，并内可及点状强回声；CDFI：可见Ⅰ级血流信号。较大者大小约 27.0 mm×8.0 mm（Ⅴa 区）。

左侧颈部Ⅵ区探及数个淋巴结回声，较大者大小约 14.0 mm×5.5 mm，淋巴门消失；CDFI：内未见明显血流信号。

双侧甲状旁腺区可显示区域未见异常肿块回声。

第二节　甲状腺结节细针穿刺活检在国内的应用现状

31. 我国目前 FNAB 的应用现状有何特点

我国 FNA 首次报道于 1985 年，中日友好医院进行了 100 例甲状腺结节触诊下的细针穿刺抽吸活检并进行了报道。2000 年，何友钊教授开展了 54 例超声引导下甲状腺结节细针穿刺，证实超声引导下行 FNA 可有效提升诊断准确性，减少并发症的发生。2010 年张浩教授报道了 113 例颈部淋巴结细针穿刺洗脱液送检甲状腺球蛋白的病例，通过测定甲状腺球蛋白水平鉴别 PTC 颈部淋巴结性质，提高早期诊断淋巴结转移的概率。2012 年我国出台了《甲状腺结节和分化型甲状腺癌诊治指南》，证实 FNA 技术的临床价值，同时也规范了 FNA 的适应证和判读标准。2018 年中国医师协会制定了《超声引导下甲状腺结节细针穿刺活检专家共识及操作指南》、2019 年上海市医学会超声医学分会介入学组制定了《超声引导下甲状腺结节细针穿刺细胞学检查实践指南》以加大推广该项技术于临床中的应用。为了规范地开展甲状腺癌基因检测及其个体化管理，广东省医学教育协会甲状腺专业委员会和广东省基层医药学会细胞病理与分子诊断专业委员会组织广东省甲状腺肿瘤诊治多学科领域的知名专家，共同制定了《甲状腺癌基因检测与临床应用广东专家共识（2020 版）》。随着医疗工作者及患者对 FNA 认知的增多，越来越多的人认可 FNA 这项技术，我国甲状腺结节穿刺检查起步相对较晚，各地技术掌握水平参差不齐，目前虽尚欠成熟，仍需推广，但正在走向规范化、个体化的道路，严格把握穿刺指征、获取满意穿刺标本和准确判读穿刺结果有助于 FNA 质量控制措施的全面施行。

第三节　甲状腺结节细针穿刺活检的优势与不足

32. 甲状腺结节细针穿刺活检有哪些优势?

目前,超声仍作为甲状腺结节的常规筛查手段,具有快速、简便、经济等特点。但其敏感度较低,临床中易出现漏诊,尤其对于目前发病率较高的甲状腺微小癌。而 FNAB 在甲状腺结节诊断中优势显著,具有高敏感度和特异度。超声引导下 FNA 可提高取材成功率和诊断准确率,现逐渐成为术前常规诊断方法之一。我国 FNAB 技术从起步阶段步入发展阶段,技术逐渐趋于成熟,10 年中文文献荟萃显示,FNAB 在甲状腺癌评估中的敏感度和特异度分别为:88.0%±11.1%、88.6%±11.1%。FNAB 诊断敏感度($r=0.870$,$P<0.01$)和特异度($r=0.822$,$P<0.01$)均逐年呈上升趋势。我国 FNAB 诊断敏感度和特异度在起步阶段(2008—2010 年)均居于 70% 左右水平,在发展阶段(2011—2015 年)均位于 80% 左右水平。随着穿刺指征和穿刺质量的严格把控,以及细胞学病理学诊断水平的提高和相应诊断标准的出台,FNAB 诊断的敏感度和特异度逐年增高,连续两年(2016—2017 年)高于 90% 水平。随着技术及理念发展,手术创伤最小化是越来越多外科医师的追求,术前细针活检评估可避免不必要的甲状腺全切,使保留良性甲状腺结节所在腺体成为可能。同时可以通过穿刺颈部淋巴结选择手术方式决定手术清扫淋巴结的范围。与超声、CT、放射性核素等影像学检查手段不同,FNAB 通过细胞学检查直接明确结节性质,避免患者因长期随访所带来的精神负担,FNAB 检查是术前明确淋巴结性质最直接、敏感度和特异度最高的方法之一,对于手术范围和治疗策略的选择具有重要参考价值。ATA 指南推荐将 FNA-Tg 作为甲状腺癌淋巴结评估的新技术。

33. 甲状腺结节细针穿刺活检有哪些不足?

FNA 是一项有创检查,操作难度较一般超声诊断高,且对细胞病理诊断要求高。细胞学诊断具有本身的局限性,对于不具备典型核特征的恶性肿瘤类型无法明确诊断,比如滤泡癌、淋巴瘤等。制约 FNAB 技术普及和开展的主要因素包括:①标本取材质量不佳。②结果判读水平偏低。③穿刺并发症。④患者接受程度和随访依从性。取材质量不佳和结果判读水平直接影响 FNAB 准确率,归其原因主要有以下几个方面:①初期开展中心穿刺者和细胞病理学医生经验不足。②病灶性质和大小。③细胞学本身局限性。如滤泡状癌普遍缺乏细胞学恶性特征,通常需要通过组织切片确诊。FNAB 过程中偶有颈部血肿、疼痛、术后感染发生,但发生率较低,神经损伤、针道转移更为罕见。对于 FNAB 操作者,建议进行超声专科化培训,降低穿刺并发症发生率。此外,患者对 FNAB 有创检查的接受程度和随访依从性也一定程度上制约 FNAB 技术的普及和发展。

病例 14:

患者陆某,住院号 373XXXX,男,49 岁,以"体检发现甲状腺结节 1 年"为主诉入院。

1年前于当地医院体检发现甲状腺结节(未见单)。我院复查超声(图2-3-1)示:甲状腺左侧叶中上部囊实性结节(TI-RADS分级 3级);行FNAB,病理(图2-3-2)示:(甲状腺左侧叶中上部囊实性结节)考虑甲状腺肿瘤,倾向:①甲状腺乳头状癌;②滤泡性肿瘤,建议术中进一步明确诊断。遂行"左侧甲状腺腺叶切除+左侧喉返神经探查术"。术后病理示:第一次报告(图2-3-3)(冰余组织):(左侧)甲状腺滤泡性肿瘤,需免疫组化协诊(已行)。第二次报告(图2-3-4):(左侧)结合免疫组化考虑滤泡型乳头状癌。免疫组化:CK19(+),TTF-1(+)Galectin-3(-),HBME-1(弱+),CD56(+),Ki-67(约3%+)。

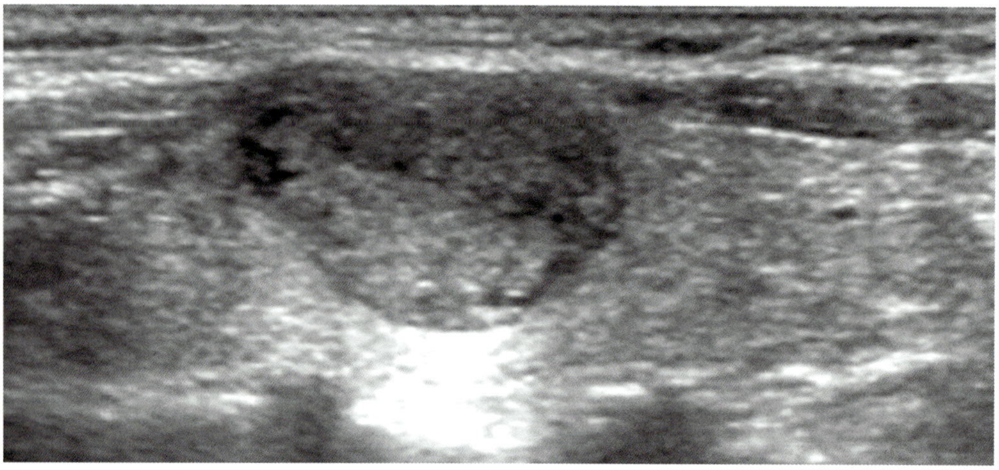

图2-3-1 术前甲状腺彩超

超声所见:

甲状腺大小形态正常。

于左侧叶中上部探及一囊实性结节,大小约21.5 mm×17.0 mm×14.0 mm(上下径×左右径×前后径),边缘光整,内以实性为主,囊性部分内可见点状强回声,后伴彗尾;CDFI:内可见Ⅲ级血流信号。

右侧叶及峡部未见具体结节。

双侧颈部未见明显异常肿大淋巴结回声。

双侧甲状旁腺区可显示区域未见异常肿块回声。

超声提示:

甲状腺左侧叶中上部囊实性结节(TI-RADS分级 3级)。

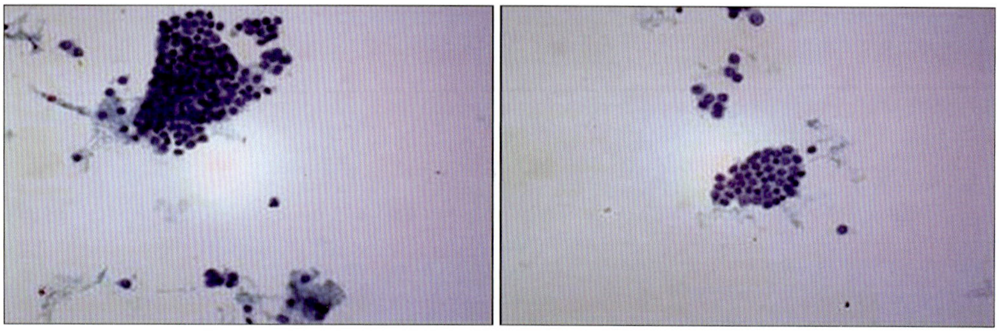

图2-3-2 TCT 甲状腺细胞病理学检查

镜下所见：

（甲状腺左侧叶中上部囊实性结节穿刺 TCT）镜下见中等量滤泡上皮细胞，多呈小片状分布，形态较单一，部分细胞排列较拥挤且核形稍不规则，并见少量吞噬细胞及胶质。

病理诊断：

考虑甲状腺肿瘤，倾向：1. 甲状腺乳头状癌；2 滤泡性肿瘤。建议术中冰冻进一步明确诊断。

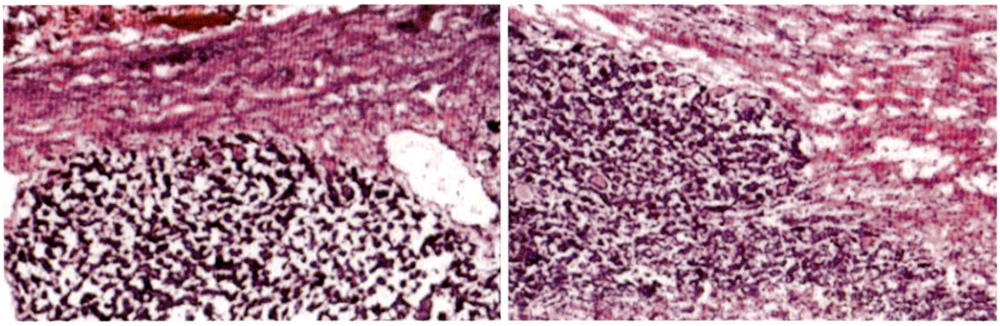

图 2-3-3 左侧甲状腺快速冰冻病理学检查

病理诊断（冰冻）：

（左侧）甲状腺滤泡性肿瘤，待常规充分取材后再报。

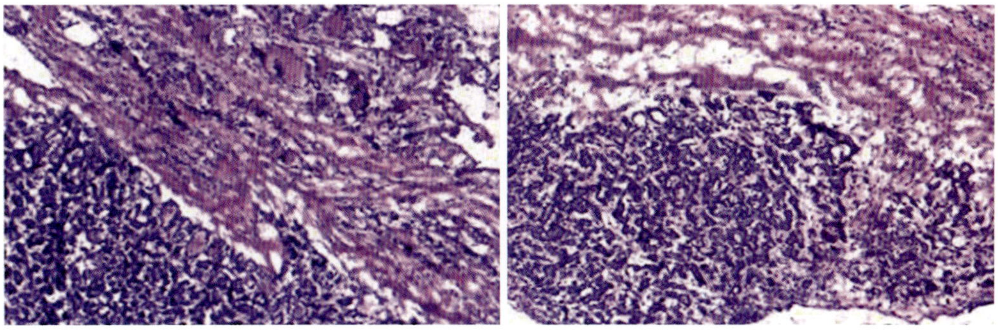

图 2-3-4 左侧甲状腺常规组织病理学检查

肉眼所见：

（左侧）灰红组织一块，大小约 5.0 cm×3.0 cm×1.5 cm，多切面切开，紧邻被膜，可见一直径约 1.8 cm的灰红结节，结节切面灰红，质软，界清。余组织均灰红，质软。

病理诊断：

第一次报告（冰余组织）：

（左侧）甲状腺滤泡性肿瘤，需免疫组化协诊（已行）。

第二次报告：

（左侧）滤泡性肿瘤，结合免疫组化考虑滤泡型乳头状癌，建议参加省病理会诊。

免疫组化：CK19（+），TTF-1（+），Galectin-3（-），HBME-1（弱+），CD56（+），Ki-67（约 3%+）。

基因检测结果：

未发现 BRAF 基因 V600E 突变。

思考：

甲状腺滤泡性腺瘤、甲状腺滤泡癌、甲状腺腺瘤样结甲、滤泡型甲状腺乳头状癌的鉴别困难。

病例 15：

患者李某，住院号 328XXXX，女，45 岁，以“体检发现甲状腺结节 19 d”为主诉入院。19 d前至我院行颈部彩超发现甲状腺结节（图 2-3-5）。行 FNA，病理（图 2-3-6、图 2-3-7）示：①（甲状腺右侧叶中上部实性结节）考虑结节性甲状腺肿，上皮细胞生长稍活跃；②（甲状腺右侧叶下极实性结节）镜下见少数滤泡上皮细胞，核浆比增大，并见少量淋巴细胞，上皮细胞生长活跃；③（甲状腺左侧叶中上部实性结节）滤泡上皮细胞增生性病变，滤泡性肿瘤不能除外。遂行“双侧甲状腺腺叶切除+双侧喉返神经探查术”，术后常规病理（图 2-3-8、图 2-3-9）示：①（左侧）甲状腺滤泡性肿瘤，包膜厚，多结节生长，细胞生长活跃；②右侧甲状腺癌，部分为甲状腺乳头状癌，部分考虑为低分化癌。

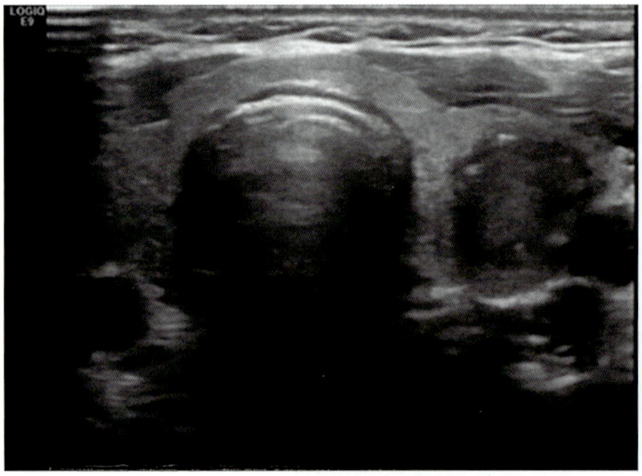

彩超图片（横切）

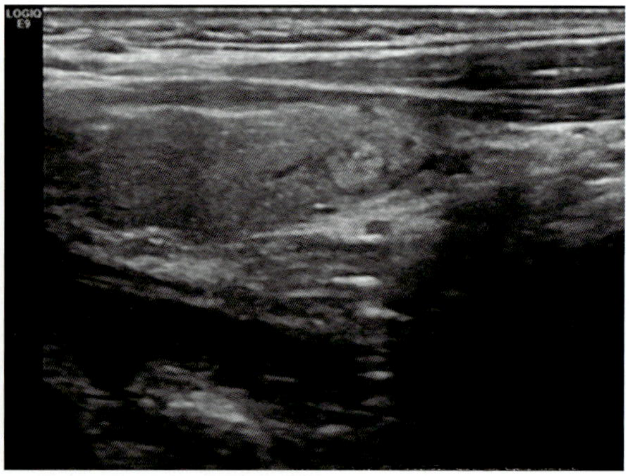

彩超图片（右）

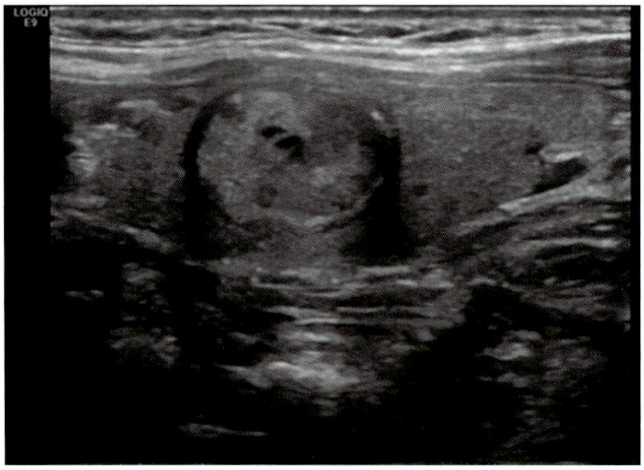

彩超图片（左）

图 2-3-5　甲状腺彩超

超声所见：

甲状腺大小形态正常，包膜光滑。

甲状腺左侧叶中上部可及一大小约 19.0 mm×14.0 mm×125 mm 实性结节，边界尚清，内回声欠均匀，可及数个点状强回声；CDFI：内可及点状血流信号。

甲状腺右侧叶上极可及一大小约 4.0 mm×3.5 mm×2.9 mm 实性低回声结节，边界清，内回声尚均匀；CDFI：未见明显血流信号。

甲状腺右侧叶下极可及一大小约 4.2 mm×4.0 mm×3.8 mm 实性结节，边界欠清，内回声欠均匀；CDFI：未见明显血流信号。

余实质回声均匀；CDFI：内未见明显异常血流信号。

甲状旁腺区未见明显异常包块回声。

双侧颈部未见明显肿大淋巴结。

超声提示：

甲状腺左侧叶实性结节（TI-RADS 分级　4a 级）。

甲状腺右侧叶实性结节（TI-RADS 分级　3 级）。

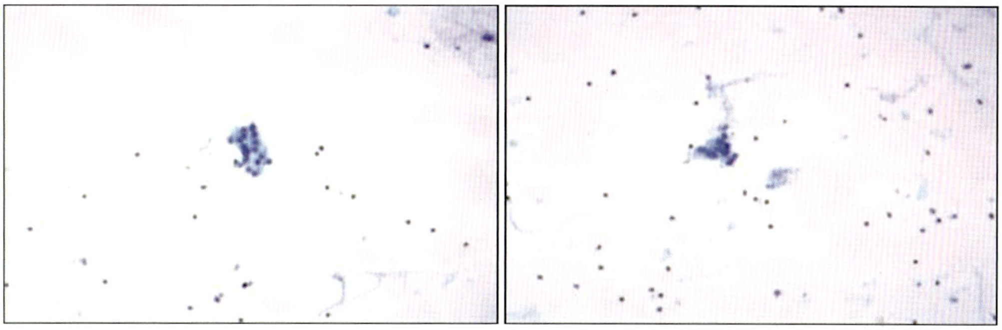

图 2-3-6　TCT 甲状腺右侧细胞病理学检查

镜下所见和病理诊断（1）：

（甲状腺右侧叶下极实性结节穿刺 TCT）镜下见少数滤泡上皮细胞，核浆比增大，并见少量淋巴细胞、中性粒细胞。上皮细胞生长活跃，请结合临床及影像学资料综合诊断。

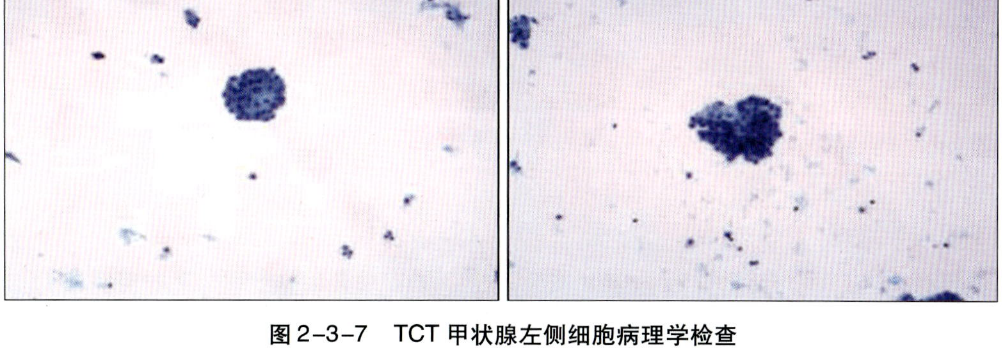

图 2-3-7　TCT 甲状腺左侧细胞病理学检查

镜下所见(2)：

（甲状腺左侧叶中上部实性结节穿刺 TCT）镜下见中等量滤泡上皮细胞，核浆比增大，核大小较一致，可见滤泡样排列；并见少量淋巴细胞。

病理诊断(2)：

滤泡上皮细胞增生性病变，滤泡性肿瘤不能除外，请结合临床及影像学资料综合诊断。建议术中快速冰冻进一步明确诊断。

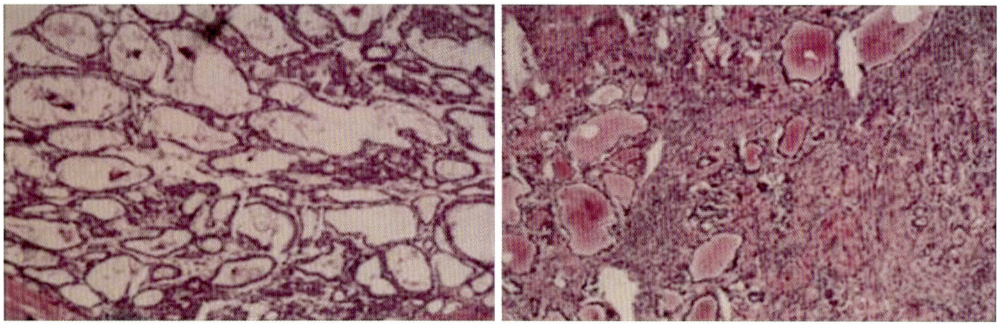

图 2-3-8　甲状腺快速冰冻病理学检查

病理诊断（冰冻）：

1.（左侧）甲状腺滤泡性肿瘤，包膜完整，考虑甲状腺腺瘤，待常规多取材后再报。
2.（右侧）局部甲状腺滤泡上皮生长活跃，不能除外癌，待常规。

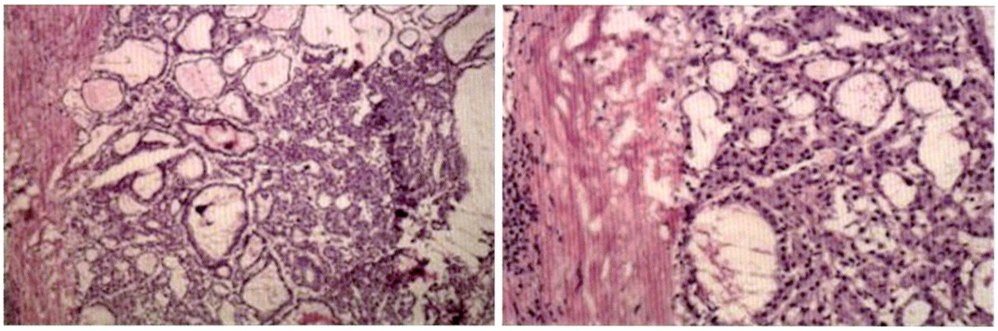

图 2-3-9　甲状腺常规组织病理学检查

肉眼所见：

标一：（左甲状腺）灰红组织一块，大小 4.0×3.0×2.0 cm，多切面切开，可见一直径 1.7 cm 结节，切面灰红质软界清，包膜完整，余组织灰红质软。

标二：（右甲状腺）灰红系线组织一块，大小 3.5 cm×2.5 cm×1.0 cm，系线处切开可见一直径 0.3 cm 结节，切面灰白质中界尚清，余组织灰红质软，另见灰黄结节一枚，直径 0.6 cm，切面灰黄质软，界尚清。

病理诊断：

第一次报告：

1.（左侧）甲状腺滤泡性肿瘤，包膜厚，多结节生长，细胞生长活跃。

2.（右侧）局部甲状腺滤泡上皮细胞生长活跃，不能除外癌，正在免疫组化。

第二次报告：

（右侧）甲状腺癌，需进一步补做免疫组化分类（已做）。

免疫组化：CK19（+），HBIE-1（+），Galectin-3（+），CD56（弱+），Ki-67（约10%+）。

第三次报告：

（右侧）甲状腺癌，部分为甲状腺乳头状癌，部分考虑为低分化癌。

免疫组化：TG（-），CT（-），Syn（-），TTF-1（+）。

思考：

同时合并有多类型的肿瘤，细针穿刺细胞学能发现可疑细胞，但明确分类困难，需要术后常规病理诊断。临床中我们也不应该被乳头状癌束缚思路，应该考虑到有其他类型肿瘤的可能。

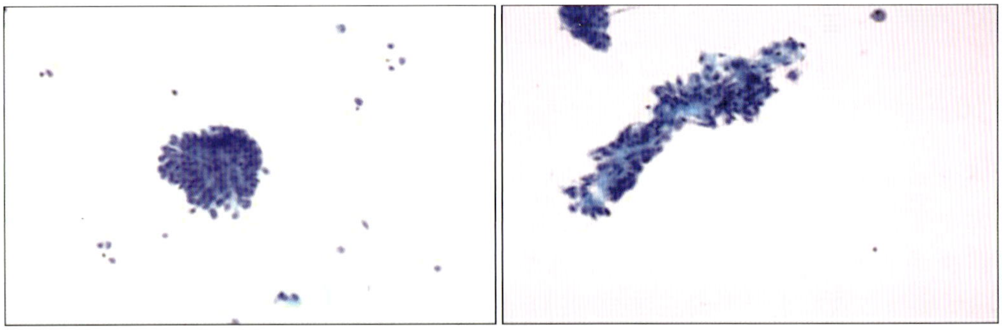

图 3-1-2　TCT 甲状腺细胞病理学检查

镜下所见:

(甲状腺右侧叶实性结节穿刺 TCT)镜下见较多排列拥挤或散在分布的滤泡上皮细胞,核淡染,核形不规则,可见核沟及包涵体。

病理诊断:

甲状腺肿瘤性病变,倾向甲状腺乳头状癌,建议行 BRAF 基因突变检测及术中快速冰冻。

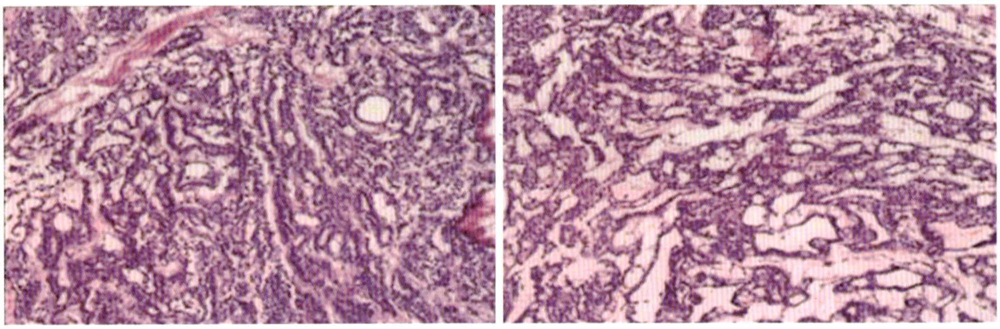

图 3-1-3　右侧甲状腺组织病理学检查

肉眼所见:

(右侧甲状腺)灰红组织一块,大小约 5.5 cm×4.5 cm×3.0 cm,切开切面紧邻被膜可见一大小约 3.5 cm×3.5 cm×2.6 cm 的结节,切面灰黄,质软,界清。余组织切面灰黄,质软。

病理诊断:

(右侧)甲状腺乳头状癌,癌组织累及被膜。

思考:

在筛选需要穿刺的结节时,应综合考虑,注意彩超征象不典型的结节。

病例 17：

患者孟某某，住院号 341XXXX，男，年龄 19 岁，患者以"发现甲状腺结节 2 年余"为主诉入院。当地彩超提示右侧甲状腺实性结节（TI-RADS 分级　3 级），拟行射频消融。为求进一步诊治至我院，复查超声示：甲状腺右侧叶中部实性结节（TI-RADS 分级　4a 级，结甲）。行 FNAB，病理（图 3-1-6）示：（甲状腺右侧叶中部实性结节）考虑结节性甲状腺肿，滤泡性肿瘤不能完全除外，遂未行射频消融。行"右侧甲状腺腺叶切除术+右侧喉返神经探查术"，常规病理（图 3-1-7、图 3-1-8）示：（右侧）滤泡性肿瘤，局部包膜内可见滤泡上皮细胞团，符合恶性潜能未定的滤泡性肿瘤。免疫组化：CK19（+），CD56（+），HBME-1（弱+），Galectin-3（+），PTH（-）。

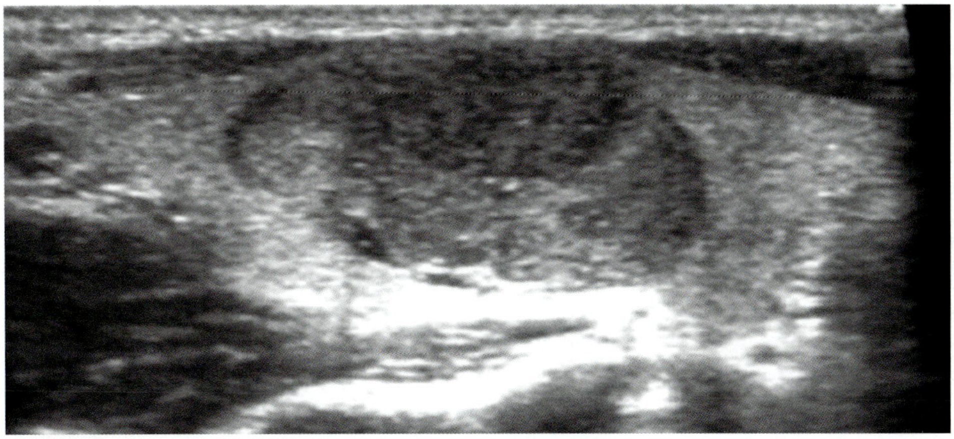

图 3-1-5　甲状腺彩超

超声所见：

甲状腺右侧叶体积增大，中部可探及一实性结节，大小约 30.0 mm×20.0 mm×16.0 mm（上下径×左右径 ×前后径），边缘光整，内部回声不均匀，周边可见纤细低回声晕；CDFI：内可见Ⅲ级血流信号。

甲状腺左侧叶及峡部大小形态正常，实质回声均匀，未见具体结节回声；CDFI：内未见明显异常血流信号。

双侧颈部未见明显肿大淋巴结回声。

双侧甲状旁腺区可显示区域未见异常肿块回声。

超声提示：

甲状腺右侧叶中部实性结节（TI-RADS 分级　4a 级，结甲）。

图 3-1-6　TCT 甲状腺细胞病理学检查

镜下所见：

（甲状腺右侧叶中部实性结节穿刺 TCT）镜下见中等量滤泡上皮细胞，形态稍显单一，偶见胶质。

病理诊断：

提示：考虑结节性甲状腺肿，滤泡性肿瘤不能完全除外，请结合临床及影像学。

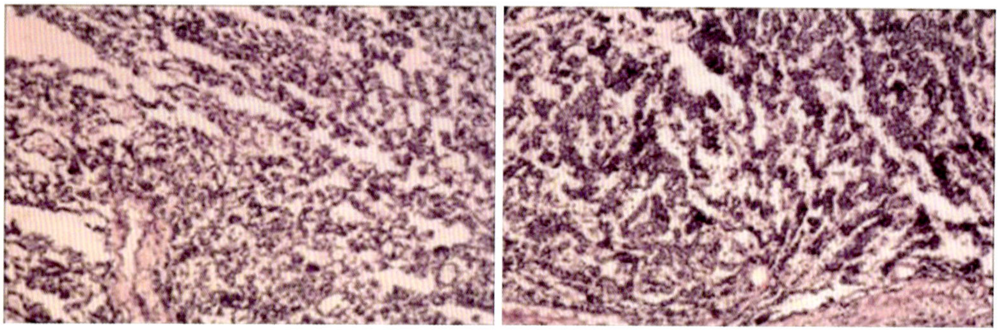

图 3-1-7　右甲状腺快速冰冻病理学检查

病理诊断（冰冻）：

（右侧）滤泡性病变/肿瘤，类型待常规多取材后再报。

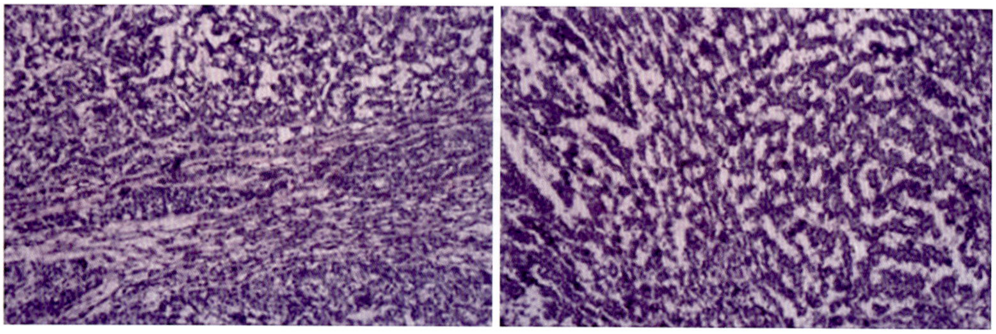

图 3-1-8　右甲状腺术后组织病理学检查

肉眼所见：

（右甲）灰红组织一块，大小 4.7 cm×2.5 cm×1.7 cm，多切面切开，可见一直径 2.0 cm 的结节，结节切面灰黄，质中，界清。余组织灰红，质软。

病理诊断：

第一次报告：
（右侧甲状腺）滤泡性肿瘤/病变，类型需免疫组化协诊（已做）。
第二次报告：
（右侧）滤泡性肿瘤，局部包膜内可见滤泡上皮细胞团，符合恶性潜能未定的滤泡性肿瘤。
免疫组化：CK19（+），CD56（+），HBME-1（弱+），Galectin-3（+），PTH（-）。

思考：

应严格把握甲状腺结节热消融的指征。

病例 18：

患者陈某某，住院号 315XXXX，女，38 岁，以“发现甲状腺结节 1 周”为主诉入院。1 周前体检发现甲状腺结节。我院复查超声（图 3-1-9）示：甲状腺左侧叶中部浅层实性结节并钙化（TI-RADS 分级　4a 级）（2.5 mm×3.0 mm）。行 FNAB，病理（图 3-1-10）示：（甲状腺左侧叶中部浅层实性结节）考虑结节性甲状腺肿，不除外合并甲状腺乳头状癌。遂于我科行“左侧甲状腺腺叶切除+左侧喉返神经探查术”。术后常规病理示：（左侧）考虑甲状腺乳头状癌（图 3-1-11、图 3-1-12）。

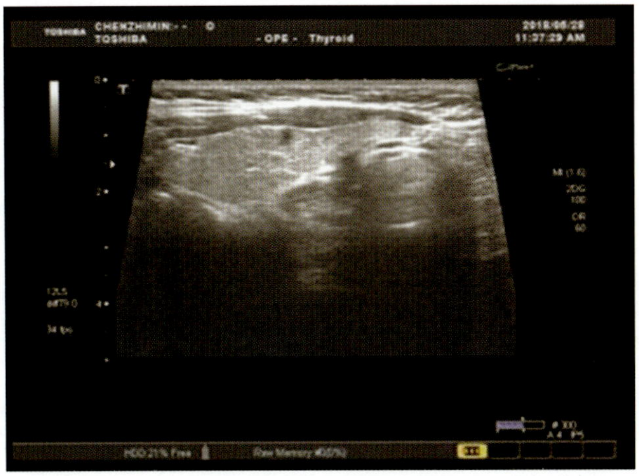

图 3-1-9　甲状腺彩超

超声所见：

甲状腺大小形态正常。

于左侧叶中部浅层可探及一实性结节，大小约2.5 mm×2.5 mm×3.0 mm（上下径×左右径×前后径），纵横比>1，形态不规则，紧邻包膜，边缘模糊，内可及点状强回声；CDFI：内可见Ⅰ级、边缘型血流信号。

右侧叶及峡部未见具体结节。

双侧颈部未见明显异常肿大淋巴结回声。

双侧甲状旁腺区可显示区域未见异常肿块回声。

超声提示：

甲状腺左侧叶中部浅层实性结节并钙化（TI-RADS 分级　4a 级）。

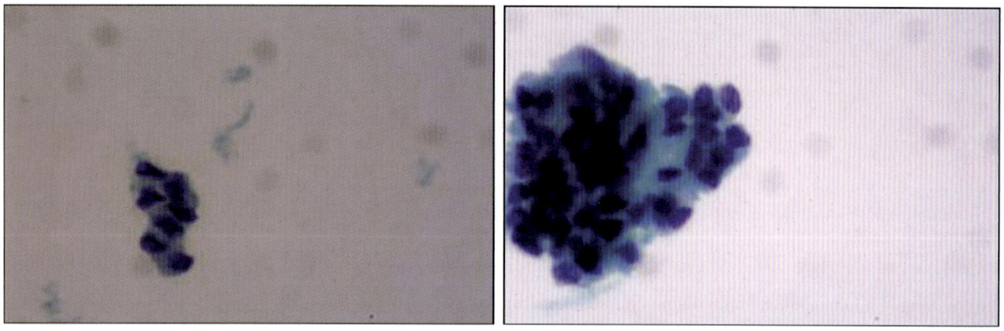

图 3-1-10　TCT 甲状腺细胞病理学检查

镜下所见：

（甲状腺左侧中部浅层实性结节穿刺 TCT）镜下见少量滤泡上皮细胞，少数细胞排列拥挤，核形稍不规则，并见中等量淋巴细胞和中性粒细胞，少数胶质成分。

病理诊断：

考虑结节性甲状腺肿，不除外合并甲状腺乳头状癌，建议行 BRAF 基因检测进一步明确诊断。

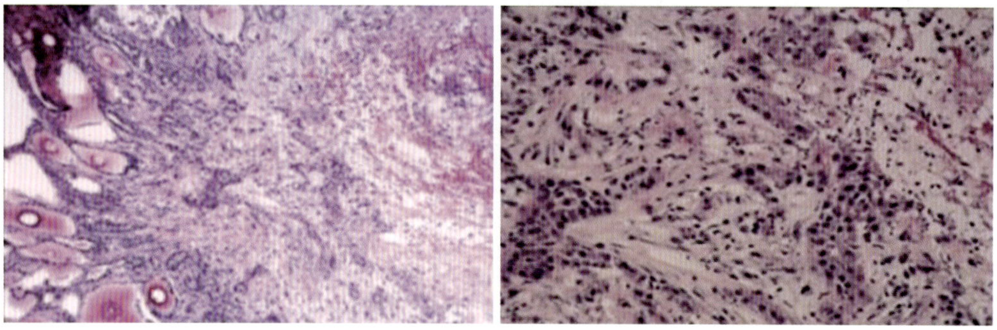

图 3-1-11　左侧甲状腺术中快速冰冻病理学检查

病理诊断(冰冻):

(左侧)甲状腺乳头状癌。

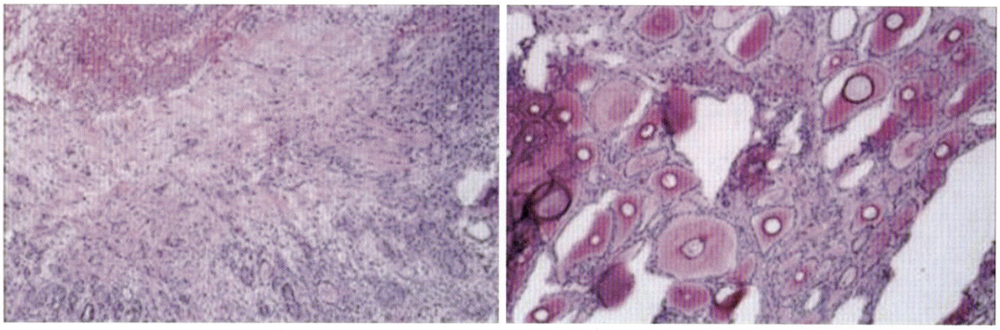

图 3-1-12 左侧甲状腺组织病理学检查

肉眼所见:

(左甲)灰红组织一块,大小 4.0 cm×2.5 cm×2.0 cm,多切面切开,切面可见一直径 0.2 cm 的灰白结节,结节切面灰白质硬界欠清,余组织切面灰红质软。

病理诊断:

(左侧)考虑甲状腺乳头状癌,需免疫组化证实。

病例 19:

患者某某,住院号 350XXXX,女,39 岁,以"体检发现甲状腺结节 2 月"为主诉入院。2 月前体检发现甲状腺结节,无声音嘶哑、饮水呛咳、局部压痛、吞咽困难等不适;我院复查超声(图 3-1-13)示:甲状腺右侧叶实性结节(TI-RADS 分级 4a 级)。行 FNAB,病理(图 3-1-14)示:(甲状腺右侧叶下极实性结节)甲状腺乳头状癌。遂行"右侧甲状腺腺叶切除+右侧喉返神经探查术",术后冰冻病理(图 3-1-15)标本较少,无法明确诊断;常规病理(图 3-1-16)示:(右侧)甲状腺乳头状癌(直径约 0.3 cm)。

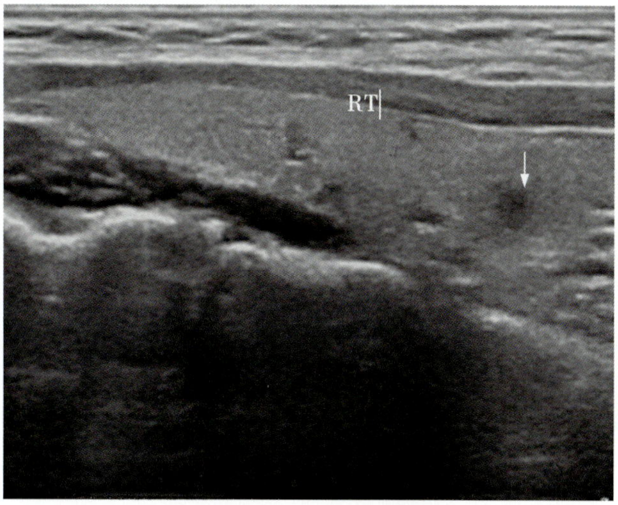

图 3-1-13 甲状腺彩超

超声所见：

甲状腺大小形态正常。

于右侧叶下极可探及一实性低回声结节，大小约 2.2 mm×2.4 mm×2.6 mm，纵横比>1，边界模糊，内回声均匀；CDFI：未见明显血流信号。

余实质回声均匀；CDFI：未见异常血流信号。

双侧颈部未及明显异常肿大淋巴结回声。

双侧甲状旁腺区未见明显异常回声。

超声提示：

甲状腺右侧叶实性结节(TI-RADS 分级　4a 级)。

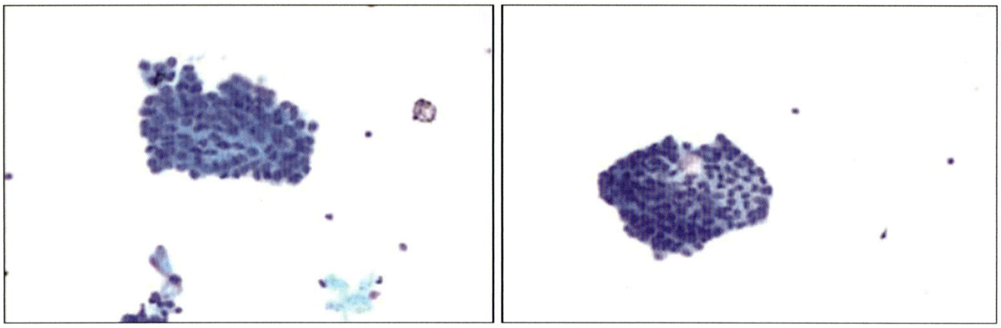

图 3-1-14　TCT 甲状腺细胞病理学检查

镜下所见：

(甲状腺右侧叶下极实性结节穿刺 TCT)镜下见中等量滤泡上皮细胞，核浆比大，核形不规则，可见核沟；并见少量炎细胞。

病理诊断：

甲状腺乳头状癌。建议行 BRAF 基因突变检测及术中快速冰冻。

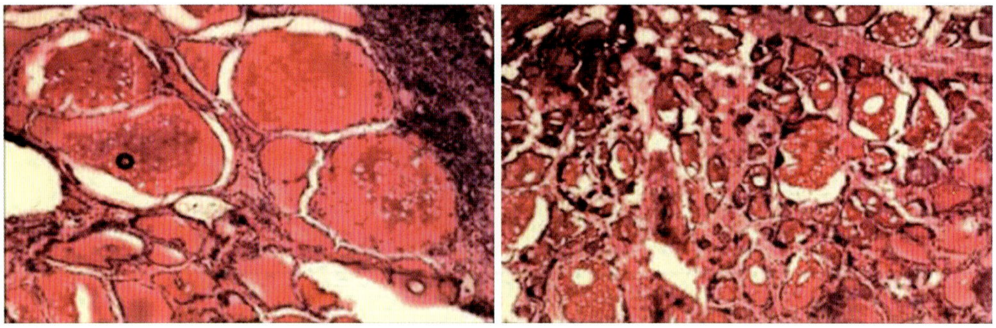

图 3-1-15　右侧甲状腺术中快速冰冻病理学检查

病理诊断(冰冻)：

(右侧)结节性甲状腺肿，组织边缘间质内淋巴组织增生，其内少量滤泡上皮生长稍活跃。待常规多取材后再报。

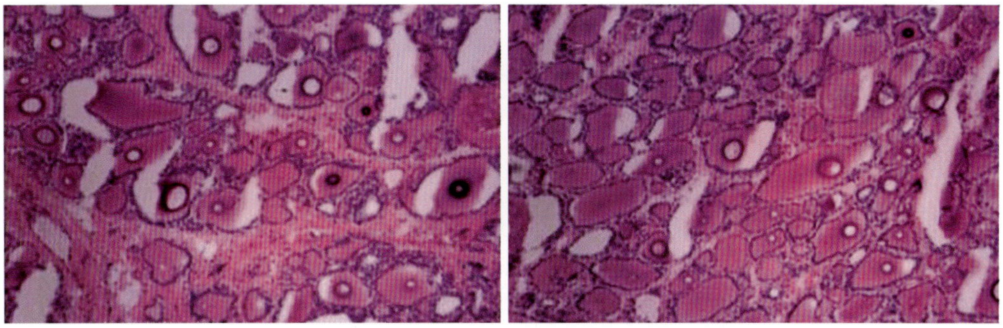

图 3-1-16　右侧甲状腺组织常规病理学检查

肉眼所见：

（右甲状腺）灰红组织一块，大小约 4.5 cm×2.5 cm×1.5 cm，多切面切开，切面均灰黄质软。

病理诊断：

冰余组织：
（右侧）甲状腺乳头状癌（直径约 0.3 cm）。

思考：

结节大小不应作为细针穿刺的禁忌证，有恶性征象的小结节应建议细针穿刺活检。

38. 如何把握甲状腺结节细针穿刺活检的排除指征?

超声提示为纯囊性结节或经甲状腺核素显像证实为有自主摄取功能的“热结节”是甲状腺结节细针穿刺活检的排除指征。其中超声提示为纯囊性的甲状腺结节基本考虑为良性，恶性概率极低。动态观察结节改变很重要，当囊性结节中囊液吸收后，超声常常表现出恶性征象，但该类情况可考虑继续保守治疗。甲状腺核素显像证实为有自主摄取功能的“热结节”的恶性概率较低，且基本是滤泡性肿瘤，细针穿刺并不能对其确诊，故不建议行 FNA。

39. 如何把握颈淋巴结细针穿刺活检的适应证?

（1）影像学提示颈部淋巴结有异常征象者。
（2）可疑或已穿刺证实甲状腺癌发现颈部淋巴结肿大者。
（3）甲状腺癌术中发现肿大淋巴结者。
（4）甲状腺癌术后颈部淋巴结肿大可疑复发与转移者。
（5）超声影像高度疑诊甲状腺相关的颈部恶性淋巴结或者不能排除恶性可能者。

40. 甲状腺结节及颈部淋巴结细针穿刺活检有何禁忌证?

(1)具有出血倾向,出、凝血时间显著延长,凝血酶原活动度明显降低。

(2)穿刺针途径可能损伤临近重要器官。

(3)长期服用抗凝药。

(4)不能抑制的咳嗽、吞咽,穿刺过程难以配合者。

(5)拒绝有创检查者。

(6)穿刺部位感染期者。

(7)女性经期者为相对禁忌证。

(8)患者存在不稳定型颈动脉斑块,斑块有脱落的风险者。需防范斑块脱落与 FNA 操作时机上存在巧合关联的潜在医疗风险。

41. 若考虑为多灶性癌,如何选择穿刺结节?

若考虑为多灶癌,如何选择穿刺结节是很重要的问题;在患者能够全程耐受的前提下,单侧多发可考虑选择 2 个或更多个伴有恶性征象结节同时穿刺;若左右多发,应保证左右各至少 1 个结节被穿刺成功,当然,超声征象相对典型的应放在前面穿刺,以保证率先穿刺的结果是有保证的,以防止穿刺可能造成的出血对后续穿刺造成影响;不建议对同患者穿刺过多结节(>4 个),随着穿刺结节数目增加,穿刺时长延长,患者不适感增加,并发症发生率随之提高。在同一患者穿刺多个结节时,结节穿刺的先后顺序同样重要,若同时存在较大结节和较小结节,建议先穿难度较大的小结节,避免穿刺第一个结节后造成甲状腺改变,进而影响小结节定位;若有结节临近血管出血风险较高,建议最后穿刺出血风险高的结节。

42. 若考虑癌且合并有淋巴结肿大,如何选择穿刺结节?

若考虑甲状腺癌且合并有淋巴结肿大,则应同时评估淋巴结情况,同时穿刺甲状腺和淋巴结,并对淋巴结进行洗脱液的甲状腺球蛋白和(或)降钙素测定,以获得直接和间接证据。

43. 若结节多发,如何选择穿刺结节?

若甲状腺多发结节,优先选择具有更多超声恶性征象的结节;多发结节位于单侧者且恶性征象均具备时,可选择难度小的结节且征象更典型的结节先穿,若条件允许,仍可对另外结节穿刺;双侧多发结节且恶性征象均具备时,应行双侧同时穿刺评估。若一侧具备恶性征象,一侧彩超提示良性可能性大,也应该双侧同时穿刺,对于指导手术范围有指导意义。注意有些超声不典型的恶性肿瘤可能。当增加穿刺结节数目增加穿刺风险但不能获得更多收益时,也应避免盲目增加穿刺活检的目标数量。美国放射学会发布的白皮书 ACS 甲状腺影像报告和数据系统中提到对 3 个或以上的结节分别进行活检,会增加穿刺的风险,患者的耐受性也较差。因此,委员会推荐,穿刺结节数目不应超过 2 个,选择满足标准的、TI-RADS 得分最高的结节进行穿刺。在决定对哪一个结节进行穿刺时,结节的大小并不是最主要的考虑因素。

病例 20：

患者刘某，住院号 378XXXX，女，34 岁，以“发现甲状腺结节 4 d”为主诉入院。4 d 前查颈部超声（图 3-1-17）示：甲状腺右侧叶实性结节伴钙化（TI-RADS 分级　4a 级，建议密切随访），甲状腺左侧叶实性及囊实性结节（TI-RADS 分级　3 级）。行双侧结节 FNAB，病理（图 3-1-18、图 3-1-19）示：①（甲状腺左侧叶中下部囊实性结节）甲状腺乳头状癌；②（甲状腺右侧叶下极实性结节）甲状腺乳头状癌。遂行“双侧甲状腺叶切除术+左侧颈部Ⅵ区淋巴结清扫术”，术后常规病理（图 3-1-20）示：（双侧）甲状腺乳头状癌；（左Ⅵ区）淋巴结未见转移癌（0/6）。

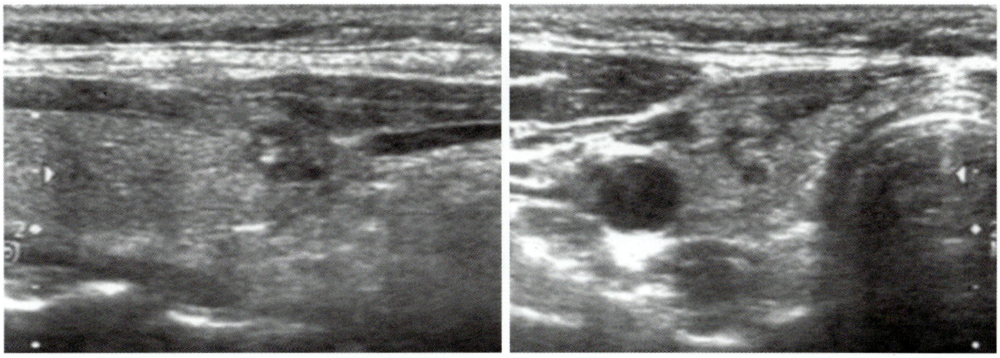

图 3-1-17　甲状腺彩超

超声所见：

甲状腺大小形态正常。

于右侧叶下极探及一实性结节，大小约 6.0 mm×5.5 mm×6.5 mm（上下径×左右径×前后径），纵横比>1，边缘模糊，内可及点状强回声，呈簇状分布；CDFI：内可见 I 级、边缘型血流信号。

于左侧叶中下部探及一囊实性结节，大小约 12.0 mm×12.0 mm×8.5 mm，边缘光整，内以囊性为主，囊性部分内可见点状强回声，后伴彗尾；CDFI：内未见明显血流信号。

峡部未见具体结节。

双侧颈部未见明显异常肿大淋巴结回声。

双侧甲状旁腺区可显示区域未见异常肿块回声。

超声提示：

甲状腺右侧叶下极实性结节并簇状钙化（TI-RADS 分级　5 级）。

甲状腺左侧叶中下部囊实性结节（TI-RADS 分级　3 级）。

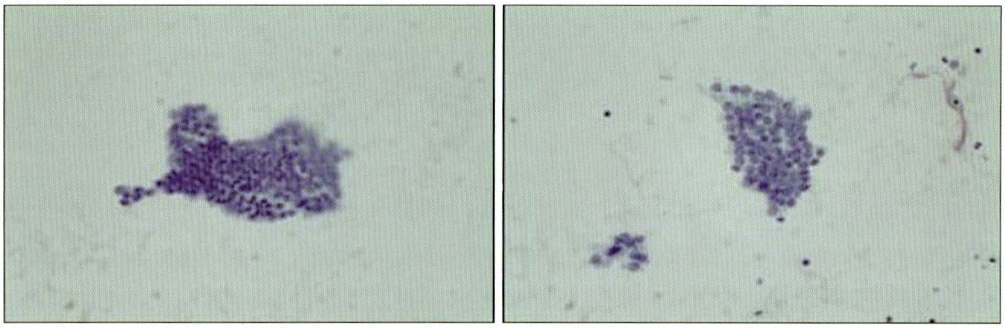

图 3-1-18　TCT 甲状腺右侧细胞病理学检查

镜下所见（1）：

（甲状腺右侧叶下极实性结节穿刺 TCT）镜下见少量滤泡上皮细胞，细胞核形不规则，可见核沟，并见少量淋巴细胞、中性粒细胞。

病理诊断（1）：

甲状腺乳头状癌。

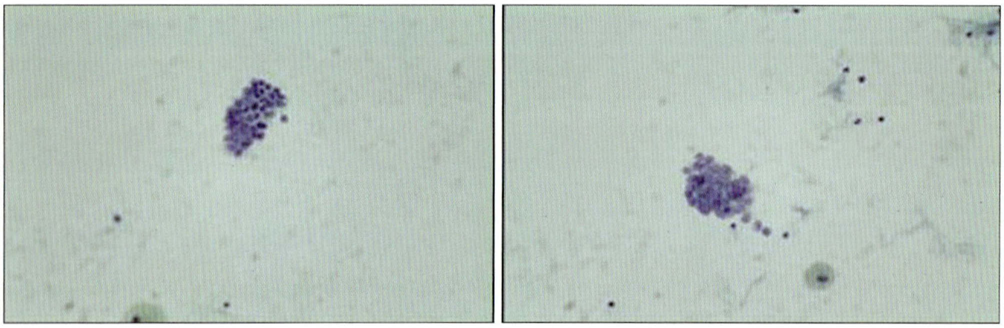

图 3-1-19　TCT 甲状腺左侧细胞病理学检查

镜下所见（2）：

（甲状腺左侧叶中下部囊实性结节穿刺 TCT）镜下见少量滤泡上皮细胞，细胞核淡染，核形不规则，偶见核沟，并见少量淋巴细胞、中性粒细胞及吞噬细胞。

病理诊断（2）：

甲状腺乳头状癌可能性大，建议术中冰冻进一步明确诊断。

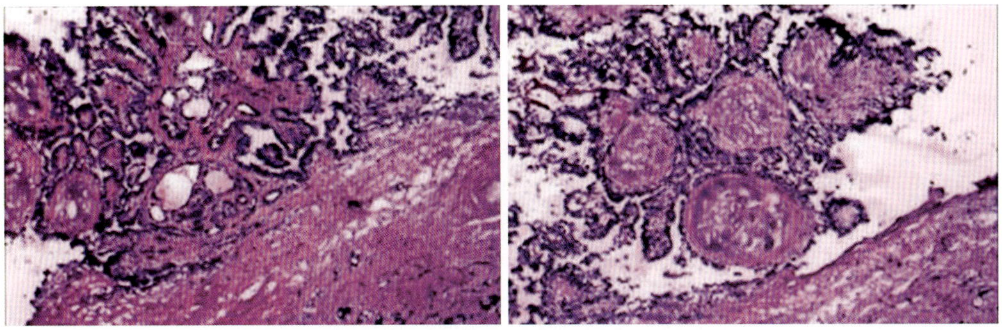

图 3-1-20 甲状腺组织病理学检查

肉眼所见：

标一：（左侧甲状腺）灰红系线组织一块，大小约 3.5 cm×2.0 cm×1.0 cm，多切面切开，紧邻被膜可见一直径约 1.0 cm 的囊性结节，囊壁厚约 0.1 cm，囊内壁粗糙，可见乳头状物，余组织均灰红质软。

标二：（右侧甲状腺）灰红组织一块，大小约 4.5 cm×2.5 cm×1.3 cm，多切面切开，紧邻被膜可见一直径约 0.4 cm 的灰白结节，结节切面灰白质硬，界不清，余组织切面均灰红质软。

病理诊断：

（双侧）甲状腺乳头状癌。

思考：

双侧多发结节且恶性征象均具备时，应行双侧同时穿刺评估，若一侧具备恶性征象，一侧彩超提示良性可能性大，也应该双侧同时穿刺，对于指导手术范围有指导意义。注意有些超声不典型的恶性肿瘤可能。

病例 21：

患者阮某某，住院号 395XXXX，女，46 岁，以“发现甲状腺结节 1 d”为主诉入院。1 d 前于我院体检发现甲状腺结节，彩超（图 3-1-21）示：甲状腺右侧叶实性结节伴钙化（TI-RADS 分级 5 级）；甲状腺峡部实性结节（TI-RADS 分级 4a 级，炎性?）；颈淋巴结肿大。行 FNAB，病理（图 3-1-22 ~ 图 3-1-24）示：①（甲状腺右侧叶中部浅层实性结节）甲状腺乳头状癌；②（甲状腺峡部结节）甲状腺炎性病变，亚急性甲状腺炎不除外；③（右颈Ⅳ区淋巴结）镜下见中等量淋巴细胞，少数组织细胞。遂于我科行“右侧甲状腺腺叶切除术+右侧喉返神经探查术+右Ⅵ区淋巴结清扫术”治疗，术后常规病理（图 3-1-25）示：（右侧）甲状腺乳头状癌。

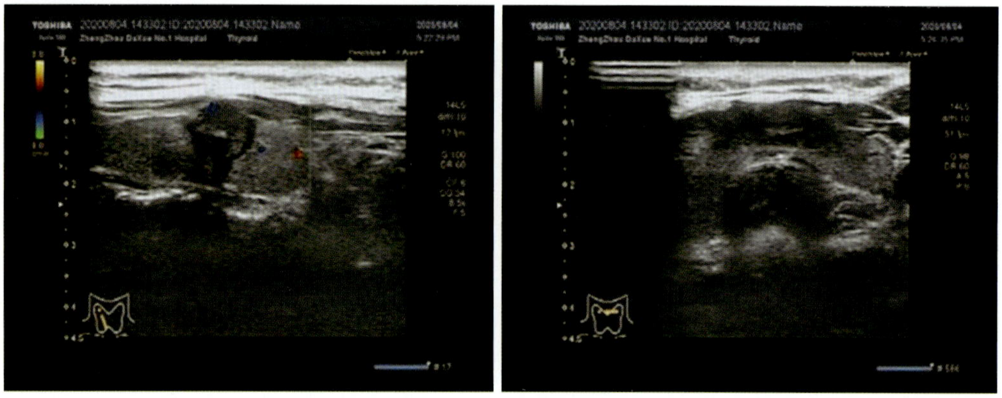

图 3-1-21　甲状腺彩超

超声所见：

甲状腺大小形态正常包膜光滑，实质回声均匀；CDFI：内未见异常血流信号。

右侧叶可及数个实性及囊实性结节，较大者位于中部浅层，为实性，大小约 12.0 mm×10.5 mm×10.5 mm（上下径×左右径×前后径），边缘模糊，形态不规则，凸向包膜外，纵横比=1，内回声不均匀，可及强回声光斑，后伴声影；CDFI：内可及Ⅱ级血流信号。

峡部可及一低回声结节，大小约 16.0 mm×16.0 mm×7.0 mm，边缘模糊，形态不规则，内回声不均匀；CDFI：未见明显血流信号。

颈前Ⅵ区及右侧颈部可及数个肿大淋巴结回声，较大者大小约 5.0 mm×2.5 mm，边界清，淋巴门结构消失；CDFI：可见Ⅰ级血流信号。

右侧颈部Ⅳ、Ⅴ区可探及数个淋巴结回声，较大者位于Ⅳ区，大小约 9.0 mm×5.5 mm，皮质增厚，淋巴门消失；CDFI：未见明显血流信号。

双侧甲状旁腺区未见明显包块回声。

超声提示：

甲状腺右侧叶实性结节伴钙化（TI-RADS 分级　5 级）。

甲状腺峡部低回声结节（TI-RADS 分级　4a 级，炎性待排）。

余甲状腺右侧叶实性及囊实性结节（TI-RADS 分级　3 级）。

右侧颈部及颈前淋巴结肿大。

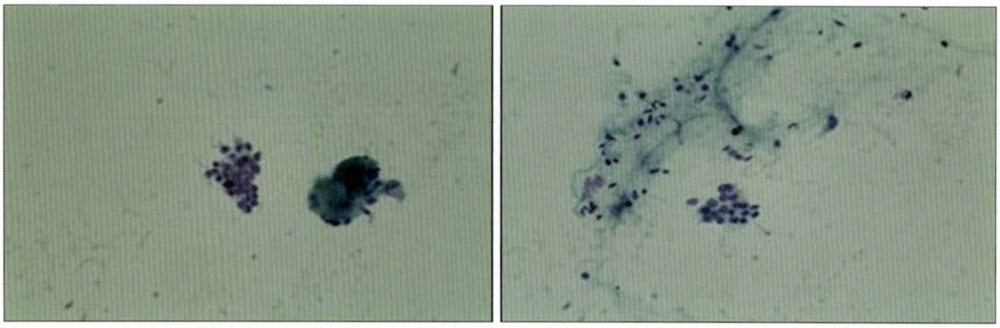

图 3-1-22　TCT 甲状腺峡部细胞病理学检查

镜下所见（1）：

（甲状腺峡部结节穿刺 TCT）镜下见中等量淋巴细胞、滤泡上皮细胞、胶质成分，少量多核巨细胞，疑似类上皮细胞。

病理诊断（1）：

考虑甲状腺炎性病变，亚急性甲状腺炎不除外，请结合临床。

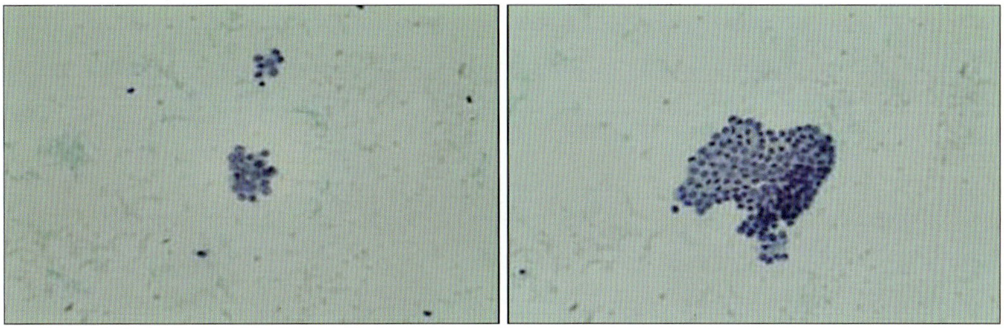

图 3-1-23　TCT 右侧甲状腺细胞病理学检查

镜下所见（2）：

（甲状腺右侧叶中部浅层实性结节穿刺 TCT）镜下见中等量滤泡上皮细胞，部分细胞核形不规则，可见核沟。

病理诊断（2）：

甲状腺乳头状癌。

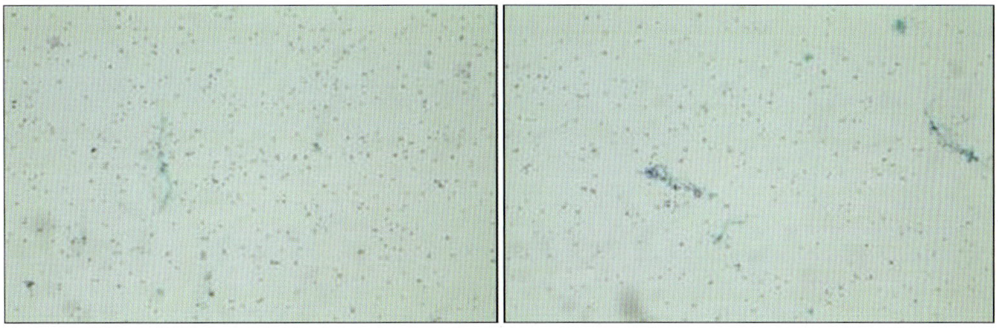

图 3-1-24　TCT 右侧颈部淋巴结细胞病理学检查

镜下所见和病理诊断（3）：

（右颈 4 区淋巴结穿刺 TCT）镜下见中等量淋巴细胞，少数组织细胞。

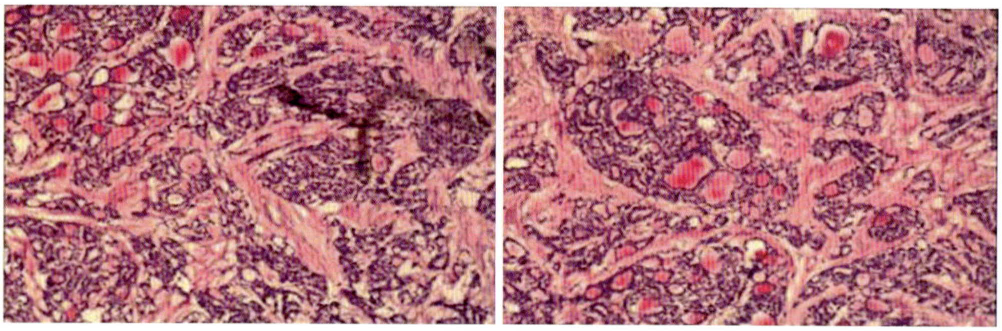

图 3-1-25 右侧甲状腺及周围组织病理学检查

肉眼所见：

标一：（右侧）灰红组织一块，大小约 5.0 cm×3.5 cm×1.0 cm，多切面切开，紧邻被膜，可见一直径1.0 cm灰白结节，灰白质硬界尚清，余组织切面灰红质软。

标二：（右Ⅵ区）脂肪组织一块，大小 2.5 cm×1.0 cm×0.5 cm，内检出淋巴结数枚，直径大小不等。

病理诊断：

冰余组织：

1.（右侧）甲状腺乳头状癌。

2.（右Ⅵ区）淋巴结未见转移癌(0/4)。

思考：

当结节多发，应在条件允许是时同时穿刺多个结节。若合并淋巴结肿大，应同时穿刺可疑淋巴结，指导手术范围。

第二节　操作步骤

44. 穿刺前需要做哪些辅助检查?

术前应完善的辅助检查包括超声检查,甲状腺功能检测,必要时行放射性核素扫描,以及有创检查前常规项目。术前检查项目包括血常规、凝血功能、传染病检查、血压等,以评估患者全身情况,保障穿刺安全。

评估甲状腺结节的首选方法是高分辨超声检查,可以明确甲状腺结节大小、数量、形态、位置、质地、包膜和周围组织关系等特点,同时可以评估颈部淋巴结情况,为是否需要进行 FNAB 提供有效信息。

有甲状腺结节的患者均建议行甲状腺功能检测,以判断是否合并甲状腺功能改变。其中甲状腺功能亢进的患者应在甲状腺功能控制后再行穿刺活检术,减少出血风险和术后并发症的发生。核素扫描目前已不再作为甲状腺细针穿刺术前常规检查项目,但其可以排除部分甲状腺功能亢进的甲状腺结节,该类结节恶性概率很低。

45. 穿刺前的准备工作有哪些?

FNAB 操作前同一般的有创检查前准备工作:①询问患者病史(重点关注患者是否有利多卡因过敏史、缺血性心脏病史、高凝血病史、出血性疾病史,是否长期使用阿司匹林、波利维、华法林、复方丹参滴丸等抗凝血或活血化瘀药物;纠正凝血功能障碍或停用抗凝药物至少 7 d 以上方可实施穿刺)。②穿刺部位检查:有无皮肤黏膜出血倾向及所选择进针部位的局部皮肤是否完整;评估全身状态;患者需家属陪同;交代穿刺操作风险和注意事项,签署知情同意书,尤其向患者及家属告知穿刺活检技术的一些固有缺陷,如穿刺活检属诊断性技术不具有治疗作用、穿刺标本存在取材不足或无法诊断可能、穿刺结果假阳性和假阴性及原因、重复穿刺的可能性等,获得患者的理解,预防各种纠纷的发生;指导患者反复练习呼气后屏气动作,以配合穿刺。

术前由穿刺操作者用高分辨率超声对甲状腺左、右叶及峡部分别行自上而下全面扫查,确定拟穿刺目标结节是否真正来源于甲状腺或是来自异位的甲状腺,进而评估和定位结节。颈部超声可确定甲状腺结节的部位、数目、大小、形态、纵横比、边界、边缘、声晕、内部结构、回声水平、回声均匀性、钙化、血供、后方回声和与周围组织的关系等情况,同时评估颈部区域有无异常淋巴结和淋巴结的大小、形态、结构特点。

以下超声征象提示甲状腺癌的可能性大(恶性风险 70% ~90%)。

(1)实性低回声或囊实性结节中的实性成分为低回声的结节。

(2)同时具有以下 1 项或多项超声特征:①边缘不规则(浸润性、小分叶或毛刺);②微钙化;③纵横比>1;④边缘钙化中断,低回声突出钙化外;⑤甲状腺被膜受侵;⑥同时伴有颈部淋巴结超声影像异常,如内部出现微钙化、囊性改变、强回声团、周边血流等。确定待穿刺结节后,须详细标记该结节位置、大小等信息。

彩色多普勒超声检查能显示结节本身血供及周边的血管分布、帮助分析穿刺的出血风险、设计安全的穿刺路径等。

穿刺前还应评估穿刺针具。根据结节的超声影像特征，准备好不同长短（针长 5～10 cm）和不同粗细（外径 22 G～25 G）规格的穿刺活检针，必要时准备负压抽吸辅助用品等。25 G、23 G、22 G 的穿刺针分别与国内 5 号注射针、6 号注射针和 7 号注射针外径相近。有经验表明，对于富血供结节，穿刺针越细，标本中血液成分与结节细胞的构成比越低，即血液成分少，对涂片的光镜下判读干扰小。反之，穿刺针越粗，标本中血液成分与结节细胞的构成比越高，即血液成分多，对涂片的判读干扰大。术者可根据拟穿刺结节的血供状态及所具条件灵活配置选用穿刺针具。

46. 穿刺操作的流程？

（1）核对患者信息，核对结节信息。

（2）摆放体位：协助患者仰卧于检查床，垫高肩部，使其呈过伸位，充分暴露颈部，操作者位于患者头侧（图 3-2-1）。

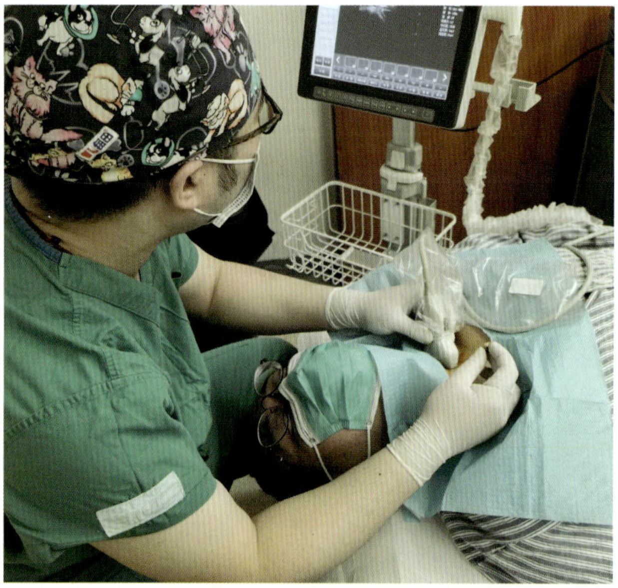

图 3-2-1　穿刺体位

（3）确定穿刺结节并设计穿刺路径：应用超声核对定位结节，根据结节特点设计穿刺路径。

（4）消毒铺单：戴无菌手套，应用碘伏消毒颈部操作区域，铺无菌洞巾（图 3-2-2、图 3-2-3），患者若有不适进行安抚。

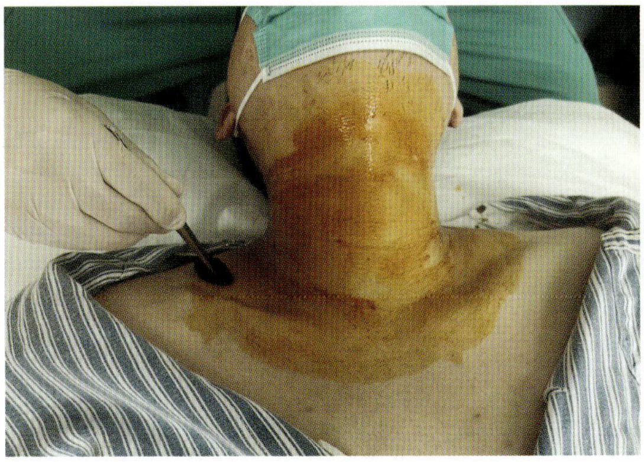

图 3-2-2　消毒

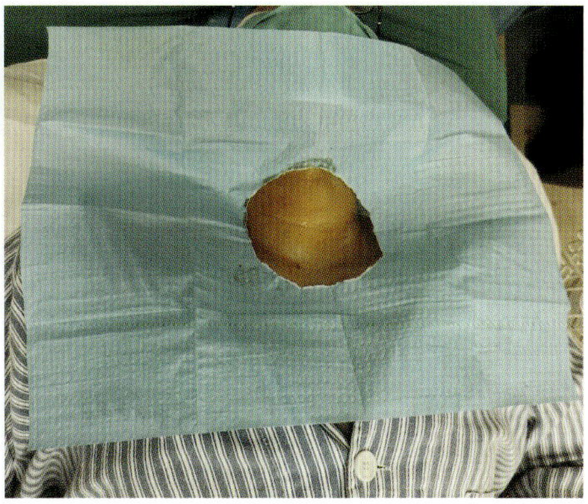

图 3-2-3　铺巾

(5)超声探头无菌处理,我院采用超声探头无菌探头保护套(图 3-2-4、图 3-2-5)。

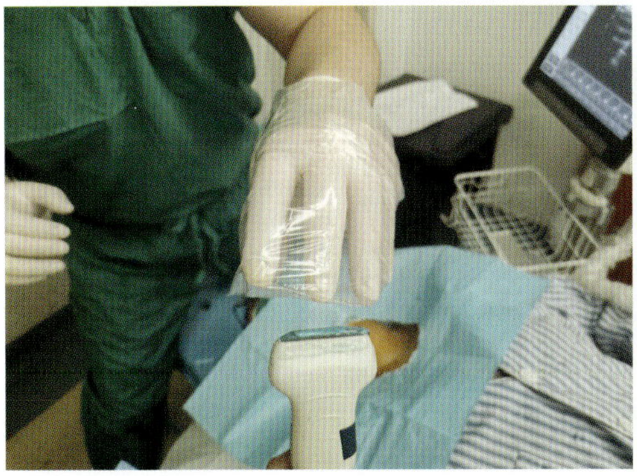

图 3-2-4　超声探头保护套无菌化处理探头

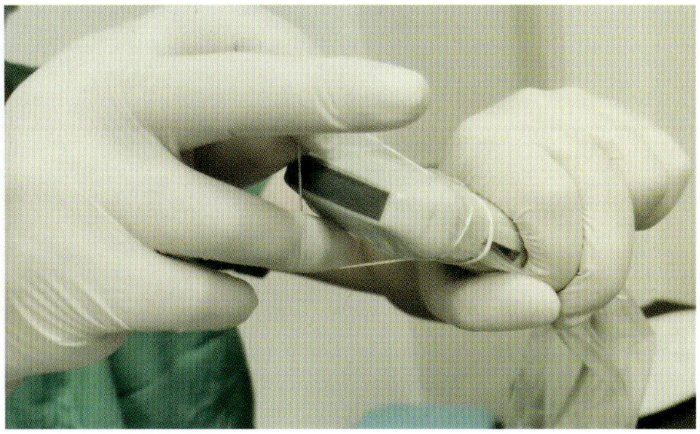

图 3-2-5　固定超声探头保护套

(6)穿刺针取材:穿刺点进针(必要时局部麻醉后进针)后在超声引导下穿刺针进入目标结节,拔出针芯(图 3-2-6、图 3-2-7),在结节内反复提插穿刺针,进行有效穿刺。

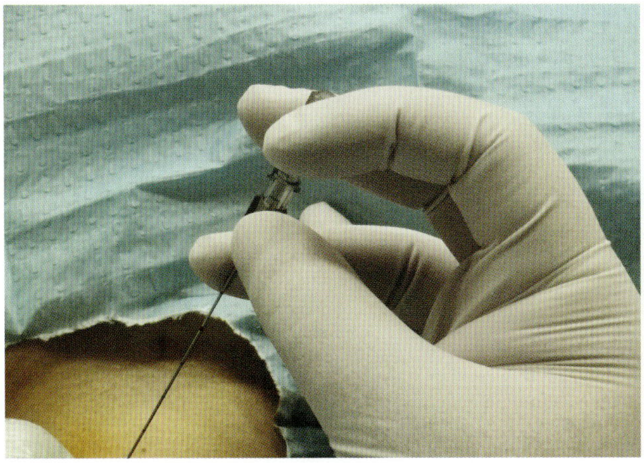

图 3-2-6　穿刺者拔出针芯

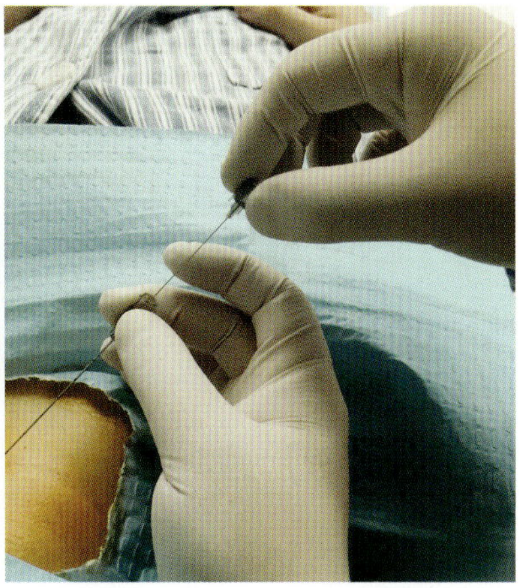

图 3-2-7　助手拔出针芯

(7)退出穿刺针:充分取材后或者针尾有穿刺物或血液溢出时退针。

(8)处理标本:若采用液基标本瓶则将穿刺标本利用空注射器充分打入液基标本瓶;若应用载

玻片,则助手将标本涂片并固定,观察标本是否满足细胞学诊断要求(图 3-2-8)。

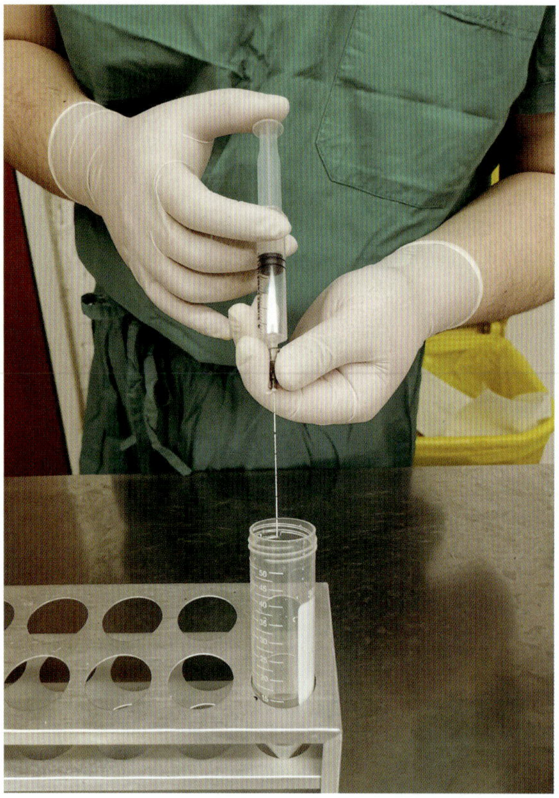

图 3-2-8　将针腔内标本喷注至液基标本瓶

(9)重复穿刺:每个穿刺部位应至少穿刺 2～3 次,确保穿刺样本量。

(10)穿刺结束:确认穿刺部位有无出血,确认无异常后,擦拭碘伏,贴无菌敷料。在观察区留置观察 20～30 min,穿刺点适度压迫止血 20～30 min,向患者交代穿刺后注意事项。

其中,消毒时应注意:推荐参照甲状腺外科手术的消毒要求,最小消毒范围应为穿刺点旁开 7～10 cm,以确保穿刺者在有效的消毒术野内进行无菌操作。如此推荐术野消毒范围,缘于以下几种客观情形:首先,用于引导甲状腺结节穿刺的高频超声探头,其宽度通常不小于 4 cm,皮肤穿刺进针点通常需旁开探头约 0.3 cm 或更远(端侧式穿刺入路),因此最小消毒范围直径应保持 10 cm 为宜;其次,双侧甲状腺结节需同时实施 FNA 和(或)甲状腺结节与颈部淋巴结需同时实施 FNA 者,消毒范围应充分覆盖多个皮肤穿刺进针点,尽量避免术中因临时扩充消毒而造成的诸多不利。消毒完毕后铺无菌手术巾单。

47. 穿刺前交代患者哪些注意事项及其意义?

部分患者穿刺前会出现焦虑情况,进而会引起或加重疼痛的症状。分析其原因有以下几点。

(1)心理因素:多数患者心里紧张、恐惧,患者对穿刺过程不了解,心理承受能力差,使迷走神经兴奋及亢进,内脏器官血管扩张,引起心率缓慢、心肌收缩无力,造成大脑供血不足,导致头晕、血管性晕厥、晕针。少数无家属陪伴,心情低落。

(2)机体状态:患者因禁食空腹状态下,机体处于应激状态,通过迷走神经反射,引起恶心、面色苍白、出冷汗等低血糖反应。

（3）环境因素：陌生环境、气候干燥、闷热、诊室内空气不流通，声音嘈杂等原因。

（4）体位因素：患者平卧位肩下垫一枕头，使头略低，转向一边，充分暴露颈部穿刺部位，患者自觉不适。

（5）疼痛刺激：FNA 时对皮肤神经末梢产生刺激，引起疼痛。

所以，穿刺前应重视护理措施，对患者宣传检查知识，做好解释和安慰工作，消除紧张、焦虑和恐惧心理，尽量让患者身心放松，适当与其谈话分散注意。减轻患者心理压力，消除顾虑，提高穿刺成功率。了解患者的基本情况，患者劳累、饥饿、剧烈运动等应激状态时，让其稍休息或含糖后再进行检查。检查诊室温度 22～24 ℃，湿度 55%，安静舒适的环境，让患者放松心情，减少环境因素给患者带来的不适。正确摆放体位，尽量使患者放松。对于严重焦虑的患者行 FNA 前予以利多卡因局麻，减轻患者疼痛感，密切观察患者表情变化，若出现不适应立即停止，并予相应的处理。术前检查凝血功能及血常规情况，排除凝血功能障碍者，指导患者穿刺部位正确有效的压迫方法，防止术后出血。

48. 穿刺后交代患者哪些注意事项？

穿刺结束后应交代患者压迫穿刺部位半小时左右，防止出血。部分患者穿刺后会因穿刺体位、紧张、疼痛等原因出现不适，绝大多数可以自行缓解，术前告知以及术后安抚很重要。完成穿刺后，同样需要告知患者出院后注意事项：避免进食增加出血风险的食物、药物，24 h 内尽量颈部不沾水，禁止颈部剧烈活动，当脖子出现肿胀、疼痛加剧或呼吸困难等不适时应及时就医。

49. 如何书写穿刺记录？

穿刺记录应包括患者基本信息，具体步骤可参考穿刺流程，详细记录穿刺结节的位置和特点，尤其是同时穿刺多个结节时，以便于后续沟通及治疗。

例：患者仰卧位，局部垫高，彩超下定位目标结节并选择穿刺点，常规碘伏消毒后铺洞巾，彩超引导下，以 22 G 穿刺针进入甲状腺右侧叶中上部血管侧实性结节（大小约 5.0 mm×5.0 mm×5.5 mm，纵横比>1，边缘模糊，有毛刺，内可及点状强回声，TI-RADS 分级　4b）内，拔出针芯，反复提拉，抽取物注入液基瓶，同样方法重复取材 1 次，送检。过程顺利，穿刺区域无液性暗区。患者一般情况可，嘱其局部按压 30 min。

第三节　护理工作

50. 穿刺前的护理工作有哪些?

FNAB 穿刺前后的护理与配合是保证穿刺成功、减少并发症发生的必要措施,护理人员对穿刺流程的熟知,与医生的默契配合也是穿刺成功的重要保障。

(1)穿刺前护理工作包括:预约穿刺时间,详细寻问病史,排除穿刺禁忌证(包括月经期、严重高血压、心脏病、糖尿病病史者、口服阿司匹林等抗凝药)。

(2)完善检查:确定患者术前检查均已完善并进行初步筛查结果。

(3)穿刺前宣教及科普:告知患者可正常清淡饮食、需家属陪同穿刺、告知患者所穿衣物应充分暴露颈部。

51. 穿刺中的护理工作有哪些?

穿刺中的护理工作如下。

(1)核对病历:了解病情及穿刺方式。

(2)准备穿刺物品:包括超声机器准备、无菌一次性换药包、无菌手套、超声探头保护套。

(3)体位摆放及患者防护:告知并帮助患者进行正确姿势摆放,铺无菌孔巾时注意患者口鼻避免患者无法呼吸,安抚患者情绪。随时观察患者的病情变化,必要时测量血压、脉搏。

(4)协助穿刺:包括探头无菌化处理,为术者递穿刺针,必要时协助拔出针芯。

(5)标本处理:涂片或将标本打入液基瓶,填写细胞学病理检查申请单。

52. 穿刺后的护理工作有哪些?

告知患者 24 h 内避免颈部剧烈运动、避免颈部沾水、清淡饮食等,禁服活血药物。告知患者正确压迫姿势及时间,观察穿刺后患者有无不适,询问是否有疼痛感、颈部肿胀压迫感,若有特殊情况及时通知医生处理。

第四节 质量控制

53. 甲状腺结节细针穿刺活检质量控制的意义?

根据美国甲状腺协会(ATA)、美国国家癌症综合网络(NCCN)、欧洲肿瘤内科学会(ESMO)等发布的甲状腺疾病诊治指南推荐,对甲状腺结节的处理意见均以FNAB检查结果为依据。我国相关指南也提出在术前评估甲状腺结节良恶性时,FNAB是敏感度和特异度最高的方法。但我国由于传统观念影响、技术条件限制,此项技术仅在部分医院开展。FNAB是一项系统工程,包涵疾病筛查、标本取材、结果判读等环节,涉及甲状腺外科、超声科、病理科等科室协作,每个环节都将影响FNAB技术的诊断准确率和临床应用价值。针对上述每个环节的质量控制是该项技术成功完成的关键,同时也使得该项技术趋于成熟。

54. 质量控制体现在细针穿刺的哪些环节?

细化诸多环节的质量控制才能获得精准可靠的诊断效能。"穿住"结节是基础,"标本满意"是根本,结果判读是关键,而MDT的思想是FNAB的核心。操作中灵活运用技巧保证穿刺的有效性、高效性及安全性;多种信息全方位的综合协同对最终明确诊断及临床建议有着重要价值。质量控制应该融合在细针穿刺技术的各个环节,包括结节的筛查、穿刺以及细胞学判读等三个部分。

55. 如何更好地实现多学科团队合作?

稳定、高效、准确的完成细针穿刺细胞病理不仅需要足量的细胞、优良的制片、丰富的细胞学诊断经验,还需要详细的病史、认真的体格检查、详尽的实验室检查及临床影像病理等多学科耐心、细致的沟通。多学科团队(MDT)是FNAB技术开展的临床基础。首先,甲状腺外科、内分泌科、超声科、核医学科、病理科对FNAB技术的临床应用价值应统一认识:被诊断为甲状腺结节的人群是否需要手术治疗,要进行有效的分诊,既不可过度治疗,也不可漏诊、误治;强调超声影像学诊断与FNAC相互结合的必要性。MDT分工协作:超声科明确结节的判定,提供结节的超声特征;甲状腺外科、内分泌科结合个体化信息,分析危险因素,合理掌握FNAC检查时机;病理科完善细胞学诊断及术后病理的核准校对;核医学科提供洗脱液检查等技术支持。甲状腺外科提供甲状腺结节性疾病的规范化治疗。

病例22:

患者崔某某,女,59岁,以"体检发现甲状腺结节3年"为主诉入院。3年前体检发现甲状腺结节,无声音嘶哑、饮水呛咳、局部压痛、吞咽困难等不适;无心悸、手颤、消瘦等伴随症状。未予治疗，定期复查。11 d 前当地复查彩超示：左侧甲状腺低回声（TI-RADS 分级 4a 级），3 d 前为求进一步诊治来我院，收入日间病房行甲状腺左叶穿刺活检，细胞病理阅片后考虑髓样癌可能，与责任医生沟通后，查血降钙素和 CEA，结果均阴性，病理科科内会诊后，报：髓样癌可能大。

术前复查超声（图 3-4-1）示：①甲状腺弥漫性回声改变伴血流增多（请结合实验室检查）；②甲状腺左侧叶中上部实性结节并钙化（TI-RADS 分级 4a 级）；③甲状腺右侧叶中部实性结节（TI-RADS 分级 3 级）；④左侧颈部Ⅵ区淋巴结肿大。行 FNAB，病理（图 3-4-2）示：髓样癌可能性大。遂行“左侧甲状腺腺叶切除+右侧甲状腺近全切除+中央区淋巴结清扫术”。术后病理（图 3-4-3、图 3-4-4）回示：第一次报告（冰余组织）①（左侧）肿瘤待排，需免疫组化协诊；②（右侧）结节性甲状腺肿伴淋巴细胞性甲状腺炎。第二次报告：（左侧甲状腺）结节性甲状腺肿伴局部纤维化，纤维化组织内可见少量小团状增生的滤泡旁细胞（C 细胞）团，直径均小于 1.0 mm。考虑：C 细胞增生，微小髓样癌不除外。免疫组化：CT（+），CK19（+），CD56（+），Galectin-3（+），HMBE-1（-），TG（-），TTF-1（-），Syn（+），CgA（+），CollagⅣ（局部可见基底膜包绕 C 细胞），CEA（+）。

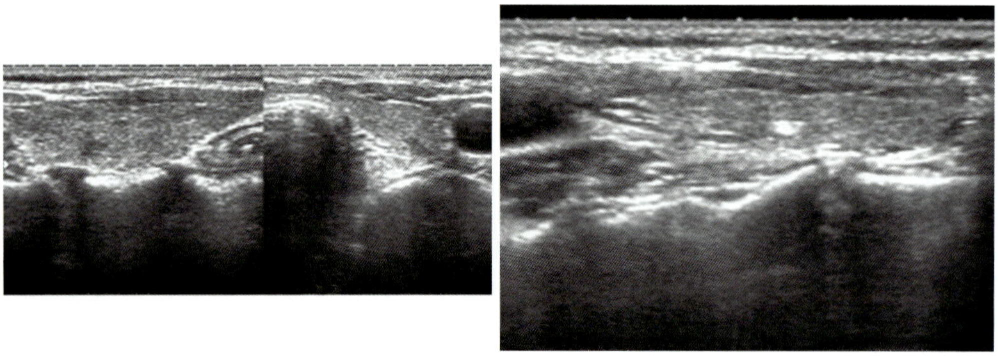

图 3-4-1 术前彩超

超声所见：

甲状腺大小形态正常，实质回声不均匀；CDFI：腺体内部血流增多。

于左侧叶中上部探及一实性结节，大小约 5.0 mm×3.5 mm×2.5 mm（上下径×左右径×前后），边缘模糊，有毛刺，内可及点状强回声；CDFI：内可见Ⅰ级、边缘型血流信号。

于右侧叶中部探及一实性高回声结节，大小约 4.5 mm×4.0 mm×2.5 mm（上下径×左右径×前后径），边缘光整，内部回声不均匀；CDFI：内可见Ⅰ级血流信号。

左侧颈部Ⅵ区探及数个淋巴结回声，较大者大小约 5.0 mm×2.5 mm，淋巴门消失；CDFL 内未见明显血流信号。

右侧颈部未见明显异常肿大淋巴结回声。

双侧甲状旁腺区可显示区域未见异常肿块回声。

超声提示：

甲状腺弥漫性回声改变伴血流增多（请结合实验室检查）。

甲状腺左侧叶中上部实性结节并钙化（TI-RADS 分级 4a 级）。

甲状腺右侧叶中部实性结节（TI-RADS 分级 3 级）。

左侧颈部Ⅵ区淋巴结肿大。

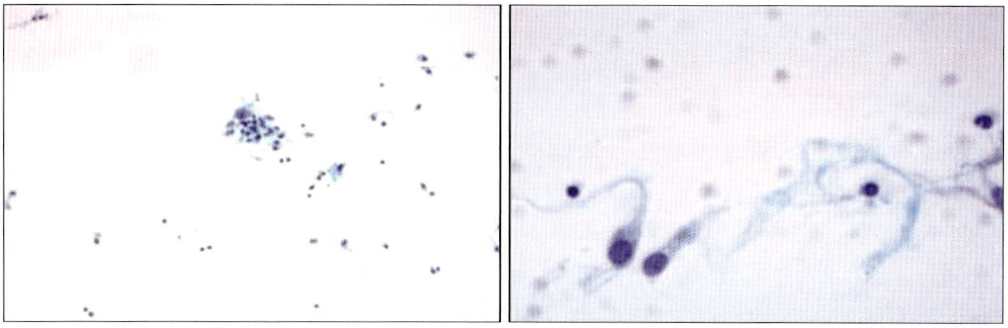

图 3-4-2　TCT 甲状腺细胞病理学检查

镜下所见：

（甲状腺左侧叶结节穿刺 TCT）镜下见中等量散在分布的梭形细胞或核偏位细胞，背景中有中等量淋巴细胞。

病理诊断：

髓样癌可能性大，请结合临床，如手术，建议术中冰冻切片进一步明确诊断。

病理科医生与临床医生沟通后，建议患者查血降钙素及癌胚抗原。血降钙素为6.5 pg/mL（正常值范围0～18.0 pg/mL），癌胚抗原为1.2 ng/mL（正常值范围0～5.0 ng/mL）。

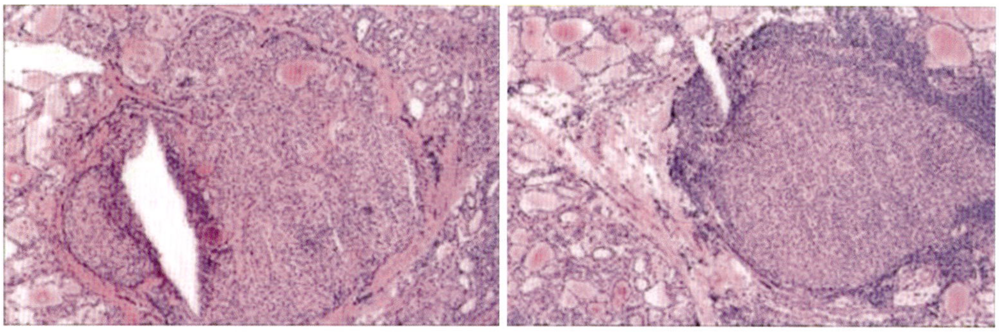

图 3-4-3　甲状腺组织病理学检查

肉眼所见(1)：

标一：（左侧甲状腺）灰红组织一块，大小约3.2 cm×2.0 cm×1.0 cm，多切面切开，距被膜0.2 cm可见一直径约0.4 cm的质中区，切面灰红，质中，界不清，余组织切面灰红，质软。

标二：（右侧甲状腺）灰红组织一块，大小约3.0 cm×2.0 cm×0.9 cm，多切面切开，切面均灰红，质软。

病理诊断(1):

第一次报告(冰余组织):

1.(左侧)肿瘤待排,需免疫组化协诊。

2.(右侧)结节性甲状腺肿伴淋巴细胞性甲状腺炎。

第二次报告:

(左侧甲状腺)结节性甲状腺肿伴局部纤维化,纤维化组织内可见少量小团状增生的滤泡旁细胞(C 细胞)团,直径均小于 1.0 mm。考虑:C 细胞增生,微小髓样癌不除外,建议省外会诊。

免疫组化:CT(+),CK19(+),CD56(+),Galectin-3(+),HIBE-1(-),TG(-),TTF-1(-),Syn(+),CgA(+),CollagIV(局部可见基底膜包饶 C 细胞),CEA(+)。

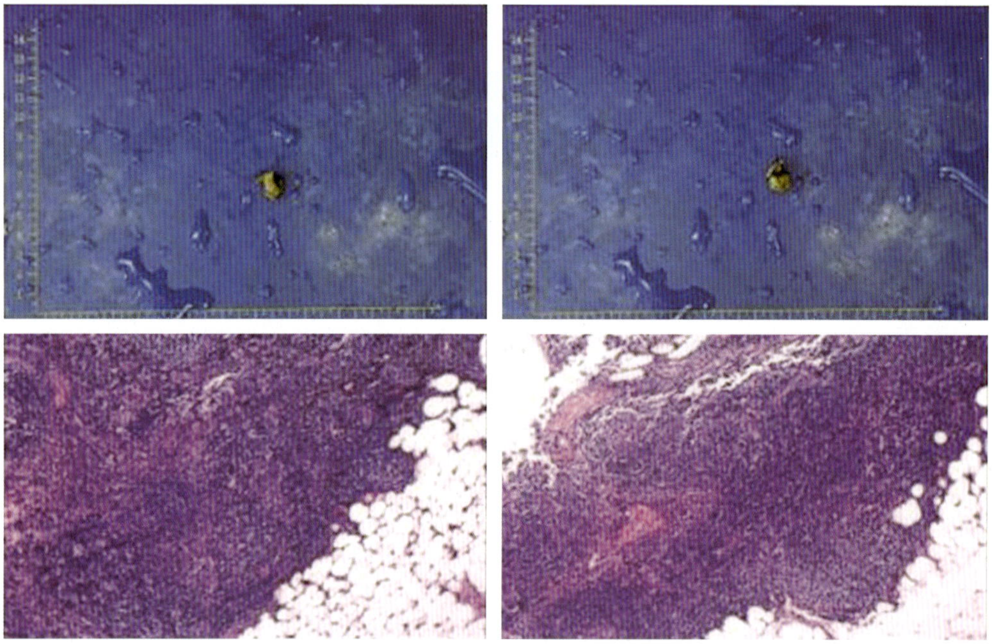

图 3-4-4　淋巴结组织病理学检查

肉眼所见(2):

灰黄脂肪样组织一块,大小约 1.5 cm×1.0 cm×0.3 cm,内检出淋巴结 1 枚,直径约 0.2 cm。

病理诊断(2):

(中央区)淋巴结呈反应性增生(0/4)。

思考:

相关科室人员对 FNAB 技术的临床应用价值应统一认识,既不可过度治疗,也不可漏诊、误诊。当超声引导下细针穿刺细胞学病理的各个环节有不明确的时候,更需要相关科室的及时沟通、团队合作。比如当穿刺时目标结节与超声有出入时需要及时与超声科医师沟通,确认目标结节;当穿刺物或者穿刺手感不同寻常亦或患者存在特殊病史(手术史)时,穿刺操作者应及时与病理科医师沟通;病理科医师对细胞学不明确需要进一步了解病情或者需要其他检查检验结果时,也应及时联系穿刺操作者等等。

56. 如何把握适应证的质控?

把握适应证是避免过度诊断的关键。有学者指出理想的情况是穿刺结果中,良恶性结果比例波动在1∶1。但甲状腺结节过度诊断的观点成为新的焦点,ATA 指南讨论稿中对 FNAB 指征提出:超声检查对于原发灶直径<1 cm、超声检查不合并高风险超声特征和颈部转移淋巴结时,推荐随访至>1 cm 后再行 FNAC 检查。在我国,很多体检发现的甲状腺微小结节患者极度担忧,因精神负担迫切要求医疗机构立刻作出明确诊断。我们临床工作中,直径<5 mm 结节不乏上述情况,有研究表明,其 FNAB 结果Ⅴ、Ⅵ类分别占 17.5%、31.2%。所以,结节的大小不存在临床生物学相关性。

57. 穿刺过程中有哪些质控点及质控措施?

(1)筛查部分应该由临床医师针对适应证和禁忌证两点参考指南以减少并发症为要求进行质控,具体应全面分析超声特征、了解病史(有无疼痛、结节变化情况、甲状腺手术史、甲状腺穿刺史)、家族史、放射性接触史、化验指标(TSH、Tg、CT)异常,并且应该详细询问能否配合穿刺、是否有出血风险(月经期、服用抗凝药物、血友病等)、是否怀孕以及穿刺操作或者体位是否容易诱发原有基础病(比如颈椎病、晕针史等)。

(2)穿刺部分应由穿刺操作者及助手针对患者信息、病变信息、穿刺路径、标本固定等质控点进行质控。认真核对患者姓名、性别、年龄,以避免医患纠纷;核对并记录病变位置、大小、组织来源、穿刺手感、超声特征以防漏诊;穿刺前应该认真评判超声,设计穿刺路径、保证穿刺针尖全程可见,在病变内取材;助手应及时固定标本,并粗判细胞量,及时提醒穿刺操作者,提高标本合格率。

(3)病理科医师应基于数据分析、回顾研究、病理复检等措施针对细胞学诊断进行质控以提高诊断准确率;临床医师应认真核对信息并与其他辅助检查对照,解读结果,并给予个体化的处理方案。

58. 如何获取满意的标本?

获取满意的标本是 FNAC 诊断的前提。甲状腺结节组织结构特征(以超声影像特征加以展现)、穿刺活检器具性能(包括穿刺针具和引导穿刺的超声影像设备)、实施穿刺活检技能水平(包括穿刺操作人员和细胞涂片操作人员)直接影响着甲状腺结节穿刺活检的成败与取材的满意度。

穿刺前应设计穿刺路径、穿刺中保证穿刺针尖全程可见,在病变内取材,超声引导下确认针尖位置后再继续进针,确保穿刺安全,并保证针尖斜面有效的切割结节;超声监测下对病变多角度、多位点穿刺,以保证样本的代表性;保证操作时针尖对病变最大距离的切割;每个结节根据实际情况决定穿刺针提插次数;穿刺过程中灵活运用一些穿刺技巧如超声监测下对结节多角度、多位点快速(1 次/s)穿刺、减少穿刺针在组织内长时间停留、减少出血,最大程度降低血液成分对细胞学诊断的影响,当血液成分较多时可换用更细的穿刺针等。针道设计应该考虑到结节的部位(深浅、上下极、针道有无血管、气管侧血管侧)、不同质地的结节(大钙化、小钙化、有无胶质),对于囊实性病变,应重点对实性部分取材,若收集到囊液成分也须全部送检;结节的大小、患者吞咽、呼吸等对结节位置有无影响,并对甲状腺有无桥本背景、针道进针难易、角度对针道显示的影响有一定预判。细针穿刺技术有其固有缺陷,存在无法诊断或者不满意的情况,而且目前接受甲状腺穿刺患者数量众多,必须予以重视。

59. 如何评估穿刺标本是否满意?

细针穿刺抽吸活检术(fine-needle aspiration,FNA)是甲状腺结节在治疗前获取病理诊断的重要手段,穿刺取材的质量和数量直接影响病理诊断结果的敏感性和准确性。

若标本采用涂片,穿刺中还可采用迪夫快速细胞染色法,迅速评估穿刺标本的质量(可在 2 min 内完成),从而明确有无增加穿刺次数的必要性。不具备细胞学现场评价者建议穿刺次数至少3 次。有经验的操作人员可借助自然光线判读细胞量是否充足。若标本采用薄层液基细胞学检测(thin-cytologic test,TCT),操作者应注意及时固定并摇匀,观察散布于保存液容器内的颗粒状标本是否丰富(图 3-4-5),如颗粒物较少则宜追加穿刺。当不具备现场快速细胞学评估条件时,通过培训非细胞学医生对置于载玻片上的标本或液基保存液中的标本进行现场裸眼评估的技能,具有较高的可行性和一定的实际效果。现场观察发现标本稠厚,意味着标本中细胞数量更多、更充分,显微镜下的细胞学诊断效能更高。反之,标本稀薄则提示细胞量可能不足,影响细胞学诊断效能。液基标本中颗粒物丰富者,意味着镜下细胞量较多,易获得有效诊断,得到阳性结果的比例也更高;颗粒物较少甚或无颗粒物者则反之。尽管现场裸眼评估不能代替镜下分析,但通过评估可合理调整穿刺针数,增强操作者穿刺成功的信心。

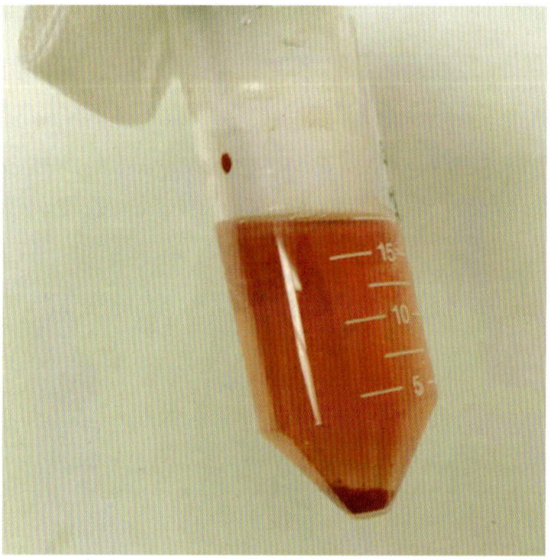

图 3-4-5 液基标本

60. 发现穿刺标本不满意怎么办?

保持镇静,快速反应,寻找原因,是什么原因导致的:结节本身的问题?出血还是患者配合欠佳?还是针道设计有问题?这就要求穿刺第一针前留有余地,一旦出现问题有备选路径。也对助手的配合提出了更严格要求,比如追加穿刺等。如果是结节本身的问题,分析是钙化还是胶质的原因?立即选择备选路径、适当增加提插次数;若是出血造成,则应及时更换另一侧路径,并用探头压迫,迅速追加穿刺,适当提高提插频率;若患者配合欠佳,则可摸清结节随着呼吸或者吞咽的位置变化,动态中寻找平衡,“打移动靶”。

61. 除了细胞形态，还需提供哪些信息以便综合分析得出诊断？

细胞病理学是以组织学为基础，根据细胞形态、细胞间的关系以及细胞周围环境（背景）的形态特点诊断疾病的形态科学。由于取材所限，细胞病理学好比一叶知秋、管中窥豹，需要对患者各个方面信息加以综合判断。我们将信息资料分为穿刺前的信息、穿刺中的信息和穿刺后的信息。

穿刺前需要了解患者的病史，比如结节发现的时间、是否做过消融治疗、随访过程中的变化、有无疼痛、发热等伴随症状以及心脑血管等基础病及规律口服药物情况，家族史，彩超等影像学资料，抽血化验的结果，例如传染病、血凝功能、血常规等以及降钙素、甲状旁腺素、甲状腺全切患者的 Tg 水平等。这些对于判断结节的类型及来源、排除有穿刺禁忌证的患者有一定意义。

穿刺过程中需要留意结节的硬度、钙化的类型、位置等。硬度可依靠穿刺的手感来判断，具体体现在针尖穿刺到结节时阻力的大小。通常，我们穿刺时需经过一定范围的正常甲状腺腺体，当阻力与刚经过的正常甲状腺腺体一致时，我们认为为软；若经过的腺体为桥本氏甲状腺炎患者的腺体时，手感介于软硬之间，我们认为为韧；当阻力明显甚至针尖导致结节移动，我们认为为硬。质软的结节通常是良性结节的表现，若结节“黏针”，考虑结节存在胶质可能，结节性甲状腺肿囊性变吸收后，彩超往往表现为“僵尸结节”，质地通常是软的。针在穿刺质硬结节时，若有“针过砂纸”之感，往往结节倾向恶性，但是，在穿刺质硬结节时，若合并有大的钙化光斑，应留意声影是否遮挡了针尖，防止针尖穿过结节范围避免造成气管食管损伤或出血，大钙化的良恶性不易鉴别。亚甲炎病变区域的穿刺手感“质硬而脆”，且不易出血。穿刺者应在长期工作中仔细体会穿刺手感，并结合病理加以揣摩和印证。

穿刺后我们应观察穿刺物在液基中的量、颜色、外观，以及将穿刺物用注射器推入标本瓶时的阻力大小。含有囊性成分的结节，在穿刺时可发现结节变小，穿刺物有暗棕色或黄色液性成分。也可抽出囊液后穿刺实性部分，两者均需送检。我们在把穿刺物用注射器推入标本瓶时，若阻力较大，通常考虑结节有恶性可能且标本满意可能性大。穿刺物在液基中呈条状或者呈点状在评估标本满意与否或在评价结节良恶性中可能有一定价值，需要注意的是肉眼可见的条状物与细胞量的多少不一定一致，条状物可能体现的是蛋白质的成分。但是，不应将标本的裸眼观察结果与其病理性质作等同关联。穿刺物在推入标本瓶后，应立即予以摇晃，使得穿刺物与液基更好混合，便于后期制片。

62. 细胞病理工作如何质控？

细胞病理质控多集中在妇科细胞病理学范畴，国外认可的 CAP 认证和国内推行的 CNAS 认证也是如此。随着非妇科细胞病理学在国内的迅猛发展，临床对细胞病理报告的需求呈现标准化和多样化，也就对非妇科细胞病理报告提出了很高要求。尤其在一些大型三甲医院，针对某些病例，非妇科细胞病理报告不仅仅只是起到筛查的作用，也已经在一定程度上取代冰冻组织病理报告以及常规组织病理报告来指导临床治疗。这也对非妇科细胞病理报告的规范性、时效性、准确性提出了一定程度的要求，对细胞病理医师的诊断水平有了新的挑战。

甲状腺细胞病理学作为非妇科细胞病理学的重要组成部分，有其优势所在，因为在国际上有被广泛认可的诊断标准——《甲状腺细胞病理学 Bethesda 报告系统：定义、标准和注释》，即为俗称的甲状腺 TBS。我院本着和国际接轨的原则，以甲状腺 TBS 为基础，结合我院实际情况，制定了一系列

参考文献

[1]LEENHARDT L,ERDOGAN MF,HEGEDUS L,et al. 2013 European thyroid association guidelines for cervical ultrasound scan and ultrasound-guided techniques in the postoperative management of patients with thyroid cancer[J]. Eur Thyroid J,2013,2(3):147.

[2]HAUGEN BR,ALEXANDER EK,BIBLE KC,et al. 2015 American Thyroid Association Management Guidelines for Adult Patients with Thyroid Nodules and Differentiated Thyroid Cancer:The American Thyroid Association Guidelines Task Force on Thyroid Nodules and Differentiated Thyroid Cancer[J]. Thyroid,2016,26(1):1.

[3]张波,徐景竹,吴琼. 2015 年美国甲状腺学会《成人甲状腺结节与分化型甲状腺癌诊治指南》解读:超声部分[J]. 中国癌症杂志,2016,26(1):19.

[4]KIM JH,BAEK JH,LIM HK,et al. 2017 Thyroid Radiofrequency Ablation Guideline:Korean Society of Thyroid Radiology[J]. Korean J Radiol,2018,19(4):632.

[5]GHARIB H,PAPINI E,GARBER JR,et al. American Association of Clinical Endocrinologists,American College of Endocrinology,and Associazione Medici Endocrinologe Medical Guidelines for Clinical Practice for the Diagnosis and Management of Thyroid Nodules:2016 UPDATE[J]. Endocr Pract,2016,22(5):622.

[6]HORVATH E,MAJLIS S,ROSSI R,et al. An ultrasonogram reporting system for thyroid nodules stratifying cancer risk for clinical management[J]. J Clin Endocrinol Metab,2009,94(5):1748.

[7]HEGEDÜS L. Clinical practice. The thyroid nodule[J]. N Engl J Med,2004,351(17):1764.

[8]ZHOU JQ,ZHANG JW,ZHAN WW,et al. Comparison of fine-needle aspiration and fine-needle capillary sampling of thyroid nodules:a prospective study with emphasis on the influence of nodule size[J]. Cancer Cytopathol,2014,122(4):266.

[9]TAE HJ,LIM DJ,BAEK KH,et al. Diagnostic value of ultrasonography to distinguish between benign and malignant lesions in the management of thyroid nodules[J]. Thyroid,2007,17(5):461.

[10]YASSA L,CIBAS ES,BENSON CB,et al. Long-term assessment of a multidisciplinary approach to thyroid nodule diagnostic evaluation[J]. Cancer,2007,111(6):508.

[11]HANBIDGE AE,ARENSON AM,SHAW PA,et al. Needle size and sample adequacy in ultrasound-guided biopsy of thyroid nodules[J]. Can Assoc Radiol J,1995,46(3):199.

[12]WITT BL,SCHMIDT RL. Rapid onsite evaluation improves the adequacy of fine-needle aspiration for thyroid lesions:a systematic review and meta-analysis[J]. Thyroid,2013,23(4):428.

[13]American Thyroid Association (ATA) Guidelines Taskforce on Thyroid Nodules and Differentiated Thyroid Cancer,COOPER DS,DOHERTY GM,et al. Revised American Thyroid Association management guidelines for patients with thyroid nodules and differentiated thyroid cancer[J]. Thyroid,2009,19(11):1167.

[14]DEGIRMENCI B,HAKTANIR A,ALBAYRAK R,et al. Sonographically guided fine-needle biopsy of thyroid nodules:the effects of nodule characteristics,sampling technique,and needle size on the adequacy of cytological material[J]. Clin Radiol,2007,62(8):798.

[15]BRITO JP,GIONFRIDDO MR,AL NOFAL A,et al. The accuracy of thyroid nodule ultrasound to predict thyroid cancer:systematic review and meta-analysis[J]. J Clin Endocrinol Metab,2014,99(4):1253.

[16] REDMAN R, ZALAZNICK H, MAZZAFERRI EL, et al. The impact of assessing specimen adequacy and number of needle passes for fine-needle aspiration biopsy of thyroid nodules[J]. Thyroid, 2006, 16(1): 55.
[17] ITO Y, AMINO N, YOKOZAWA T, et al. Ultrasonographic evaluation of thyroid nodules in 900 patients: comparison among ultrasonographic, cytological, and histological findings[J]. Thyroid, 2007, 17(12): 1269.
[18] LEE YH, BAEK JH, JUNG SL, et al. Ultrasound-guided fine needle aspiration of thyroid nodules: a consensus statement by the korean society of thyroid radiology[J]. Korean J Radiol, 2015, 16(2): 391.
[19] KIM MJ, KIM EK, PARK SI, et al. US-guided fine-needle aspiration of thyroid nodules: indications, techniques, results[J]. Radiographics, 2008, 28(7): 1869.
[20] JIANG DN, ZANG YC, JIANG DD, et al. Value of rapid on-site evaluation for ultrasound-guided thyroid fine needle aspiration[J]. J Int Med Res, 2019, 47(2): 626.
[21] 章建全,马娜,徐斌,等. 超声引导监测下经皮射频消融甲状腺腺瘤的方法学研究[J]. 中华超声影像学杂志,2010,19(10):861.
[22] 周乐,张广,张大奇,等. 超声引导下甲状腺结节细针穿刺活检临床应用及质量控制研究[J]. 中国实用外科杂志,2015,35(6):650.
[23] 田文,孙辉,贺青卿. 超声引导下甲状腺结节细针穿刺活检专家共识及操作指南(2018 版)[J]. 中国实用外科杂志,2018,38(3):241.
[24] 章建全,詹维伟. 超声引导下甲状腺结节细针穿刺细胞学检查实践指南(2019 版)[J]. 中华超声影像学杂志,2020,29(5):369.
[25] 黄品同. 超声引导下甲状腺细针穿刺规范:2012 中国[C]. 北京:北京超声医学学术大会,2012.
[26] 王文涵,詹维伟,周伟,等. 超声引导下细针抽吸活检对甲状腺小结节的诊断价值[J]. 中华医学超声杂志:电子版,2014,11(8):12.
[27] 吴琦,成浩,何长怀. 超声引导下细针穿刺细胞学检查对甲状腺良恶性结节的诊断价值[J]. 家庭医药,2019(10):146.
[28] 章建全,盛建国,赵璐璐,等. 超声引导下正常甲状旁腺细针穿刺物甲状旁腺激素含量测定及细胞学验证[J]. 第二军医大学学报,2013,34(4):357.
[29] 闫磊,章建全,曹昆昆,等. 复合型甲状腺发育异常超声表现 1 例[J]. 中国医学影像技术,2018,34(3):480.
[30] 章建全,闫磊,陈红琼. 合并咽食管憩室的甲状腺结节微波消融治疗 1 例[J]. 中国介入影像与治疗学,2018,15(7):450.
[31] 闫磊,章建全,盛建国,等. 甲状腺发育异常超声表现及漏误诊分析[J]. 中华医学超声杂志:电子版,2016,13(3):224.
[32] 滕卫平,刘永峰. 甲状腺结节和分化型甲状腺癌诊治指南[J]. 中华内分泌代谢杂志,2012(10):779-797.
[33] 章建全,陈红琼,程杰,等. 甲状腺结节热消融治疗的潜在威胁:气管憩室 1 例[J]. 中华超声影像学杂志,2019(1):85.
[34] 黄韬. 甲状腺结节手术适应证、术式选择及评价[J]. 中国实用外科杂志,2010,30(10):844.
[35] 韩志江,吴颖为. 甲状腺结节影像检查流程专家共识[J]. 中华放射学杂志,2016,50(12):911.
[36] 彭艳,周伟,詹维伟. 甲状腺乳头状癌颈部淋巴结清扫术后颈部创伤性神经瘤的超声表现[J]. 中国医学影像技术,2017,33(6):859.

[37] SYED ZA, EDMUND SC. 甲状腺细胞病理学 Bethesda 报告系统[M]. 北京:北京科学技术出版社,2010.
[38] 于杰,梁萍. 介入超声学一体化人才培养模式的构建与实践[J]. 中国临床医学影像杂志,2016,27(4):285.
[39] 李俊来,张勇峰,王旸,等. 介入性超声医师培训方法及课程安排的初步探讨[J]. 中华医学超声杂志:电子版,2011,8(11):2381.
[40] 吴在德. 外科学[M]. 北京:人民卫生出版社,2008.
[41] 周乐,孙辉. 细针穿刺活检诊断甲状腺微小癌[J]. 中国实用外科杂志,2016,36(5):582.
[42] 章建全,陈红琼,闫磊,等. 咽食管憩室对甲状腺结节热消融治疗的威胁及其口服超声造影快速诊断[J]. 中华超声影像学杂志,2019(2):127.
[43] 中国医师协会超声医师分会. 中国介入超声临床应用指南[M]. 北京:人民卫生出版社,2017.
[44] 中国医师协会超声医师分会. 中国浅表器官超声检查指南[M]. 北京:人民卫生出版社,2017.
[45] 田文,罗晋. 中国与美国甲状腺结节与分化型甲状腺癌诊治指南比较[J]. 中国实用外科杂志,2013,33(6):475.
[46] 田文,姚京. 重视甲状腺结节规范化诊治[J]. 中国实用外科杂志,2015,35(6):579.

第四章

甲状腺结节细针穿刺的操作技巧

穿刺到结节仅仅是穿刺的基础，取得满意的标本是细胞学诊断的前提。穿刺是动态的过程，有效地切割是穿刺的关键。不同位置的结节针道的设计，比如气管侧的、血管侧的、深方的、包膜下的、上极的、近峡部的等。常规针道中有血管的针道选择，不同成分的结节，比如大钙化、囊实性并有乳头状突起等。患者呼吸吞咽等不能良好配合时，就好比打移动靶，这些都需要在大量临床实践中掌握操作技巧，只有这样才能穿刺成功，而且减少并发症的发生。

第一节　甲状腺超声检查操作要点

64. 如何选择超声设备？

彩色多普勒超声仪，配备实时高频线阵探头，选用7.5～12 MHz的高频线阵探头，甲状腺显著肿大，可适当降低探头频率5～7 MHz。观察甲状腺实质和结节内部血供一般需将量程置于3～5 cm/s。若甲状腺或其结节位于胸骨后，可改用凸阵探头。

65. 如何摆放患者体位使更利于操作？

常规穿刺体位同甲状腺手术体位，在颈后及双肩后垫一枕头，在不引起患者不适情况下，颈部尽量后伸，充分暴露。颈部Ⅴ区淋巴结穿刺时可采取侧卧位。紧绷颈部组织有利于穿刺进针和减少结节的活动度。

穿刺操作者站位首选“足侧朝向位”穿刺（图4-1-1），且操作者宜取坐位穿刺，以保持身体重心稳定，平稳穿刺操作，即穿刺操作者站位于患者头端，面向患者足侧，此站位方式与常规甲状腺超声检查所取站位方式相反。其优点是穿刺操作者站位于患者头端，因站位居中，故穿刺操作距离甲状腺较近，易于术者便捷、有效掌控进针方向和深度，且上臂肌肉和腰部肌肉不易疲劳。缺点是穿刺时声像图与常规检查声像图方位显示相反，易造成穿刺操作者对甲状腺结节的方位误判，发生穿刺结节识别错误。但是，通过加强针对性适应训练，可有效提升此站位的声像图方位识别能力。

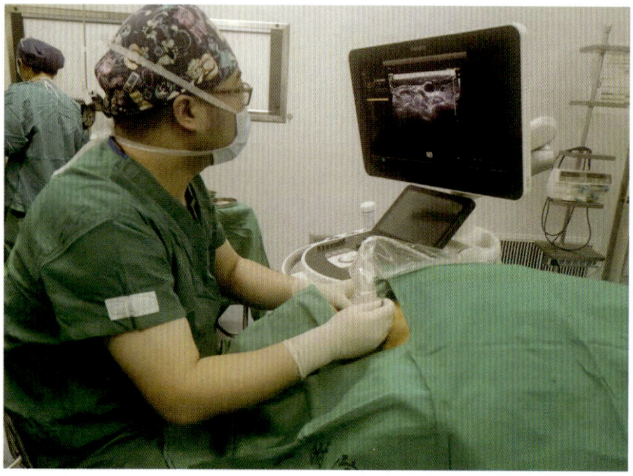

图4-1-1　足侧朝向位

另一种为“头侧朝向位”即穿刺操作者站位于患者颈部右侧，面向患者头侧。该站位方式与常规甲状腺超声检查所取站位方式相同。其优点是穿刺声像图与常规检查声像图方位显示保持一致；缺点是穿刺操作者站位偏于患者颈部的右侧或左侧，距离甲状腺相对较远，容易造成穿刺者上臂肌肉和腰部肌肉疲劳。

66. 如何调节超声参数以便更好显示结节及周围组织?

嘱患者平静呼吸和不做吞咽动作 。

(1)灰阶超声调节:调整合适的深度、增益聚焦范围调至观察区域水平。如果病变位置过于表浅,可以使用水囊覆盖于颈部前方,增加透声区。或涂布足够厚度的导声胶使肿块位于探头的聚焦区域内。

(2)彩色多普勒增益调节:在空载状态下,调高彩色增益至彩色溢出伪像出现,再下调彩色增益,至伪像刚消失为止。

(3)脉冲普勒超声调节:选择合适的流速范围,注意多普勒取样容积及角度矫正<60 度。

67. 如何用彩超扫查甲状腺及淋巴结?

扫查原则,包含所有甲状腺组织(两侧叶、峡部、锥体叶)。

(1)双侧叶横切扫查:从甲状腺上极出现到下极消失,最大横切面测量(经峡部)、左右径(横径)和前后径。

(2)双侧叶纵切扫查:从甲状腺左、右侧叶出现到峡部,测量最大上下径。

(3)峡部横切扫查:从峡部上缘出现到下缘消失,包含左右侧叶时测量峡部前后径。

(4)峡部纵切扫查:包含部分左右侧叶。

(5)任意角度扫查:针对感兴趣区的任意角度多切面扫查,评估感兴趣区超声特征。

(6)甲状腺血流检查:彩色/能量多普勒检查,探测甲状腺实质血流、结节血流以及甲状腺大血管情况。

(7)甲状腺上动脉检查:在左右侧叶纵切面上极扫查甲状腺上动脉,在甲状腺上缘距甲状腺上 0.5 cm 处测量甲状腺上动脉内径,用脉冲式多普勒超声(PW)测量动脉收缩期最大流速(PSV)和阻力指数(RI)。

(8)甲状腺周围颈部软组织扫查:扫查颈前颈侧区(颈部 6 个分区),有无异常回声,有无异常淋巴结病变。

68. 如何识别甲状腺周围的重要组织?

在甲状腺细针穿刺前,需用高频超声仔细辨认颈动脉、食管、气管等重要结构,应用彩色血流是必要的。不论在检查还是在甲状腺手术中,气管都有风向标的作用,在定位中意义重大,食管往往偏左,但是不排除一部分患者可以在右侧看见食管,尤其是体型偏瘦者,注意食管与结节的鉴别,避免把食管误当成结节,进行穿刺或者治疗。通过参考甲状腺周围的气管、食管、血管鞘、颈部肌群等结构,通常可以定位喉返神经、迷走神经、交感神经等,并注意保护。同时应注意甲状腺周围组织有无异常,例如食管憩室、气管源性囊肿等,必要时饮水后吞咽观察结节内有无气体声影。

病例 23:

患者杜某某,住院号 263XXXX,女,39 岁,因当地体检发现甲状腺结节至我院。我院

超声提示：

甲状腺体积增大并弥漫性回声改变伴血流增多(请结合实验室检查)。

甲状腺右侧叶区囊性占位(气管源性囊肿可能)。

思考：

纯囊性结节彩超应注意来源甲状腺内还是甲状腺外，考虑到有气管源性囊肿可能。

病例 25：

患者李某某，住院号 229XXXX，女，39 岁，以“发现甲状腺占位 9 月”为主诉入院。外院检查彩超发现甲状腺占位(未见单)，今至我院行颈部彩超(图 4-1-5)示：考虑旁腺病变；FNAB(图 4-1-6、图 4-1-7)示：(左侧甲状旁腺区肿物)未见明确恶性细胞，穿刺洗脱液 PTH>5000 pg/mL，Tg 1.43 μg/L；(甲状腺右侧叶中部浅层)镜下见少量淋巴细胞、胶质成分，少量多核巨细胞。后完善检查(行甲状旁腺 SPECT/CT 显像，见图 4-1-8)，行“甲状旁腺瘤切除术”。术后病理(图 4-1-10)示：甲状旁腺瘤。

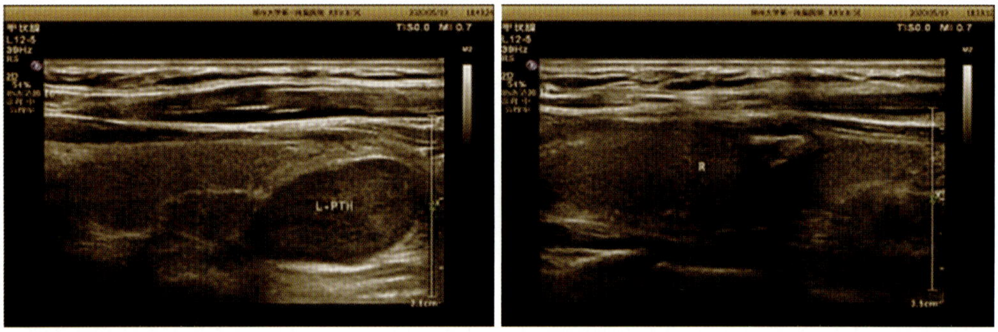

图 4-1-5　甲状腺彩超

超声所见：

甲状腺大小形态正常。

双侧叶可探及囊性结节，大小约 2.2 mm×1.2 mm，边界尚清，内透声可。

右侧叶下极可探及实性结节，大小约 9.5 mm×7.5 mm×6.0 mm，边界清，形态规则，紧邻包膜，内可见多个强回声光斑，后伴声影；CDFI：内可及Ⅲ级血流信号。

左侧叶下极被膜外可探及实性结节，大小约 25 mm×15 mm，边界清，形态规则，内部回声不均匀；CDFI：内未见明显血流信号。

余甲状腺实质回声均匀；CDFI：内未见异常血流信号。

双侧颈部未见明显异常淋巴结回声。

双侧甲状旁腺区未见明显异常回声及占位性病变。

超声提示：

甲状腺左侧叶下极被膜外实性低回声(考虑甲状旁腺增生)。
甲状腺右侧叶实性结节伴粗大钙化(TI-RADS 分级　4a 级，结甲可能性大)。
甲状腺双侧叶囊性结节(TI-RADS 分级　2 级)。

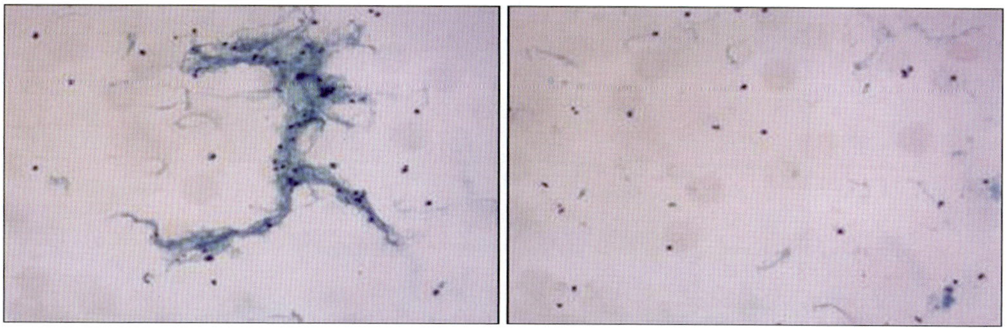

图 4-1-6　TCT 右侧甲状腺细胞病理学检查

镜下所见和病理诊断(1)：

(甲状腺右侧叶中部浅层实性结节穿刺 TCT)镜下见少量淋巴细胞、胶质成分，个别多核巨细胞。

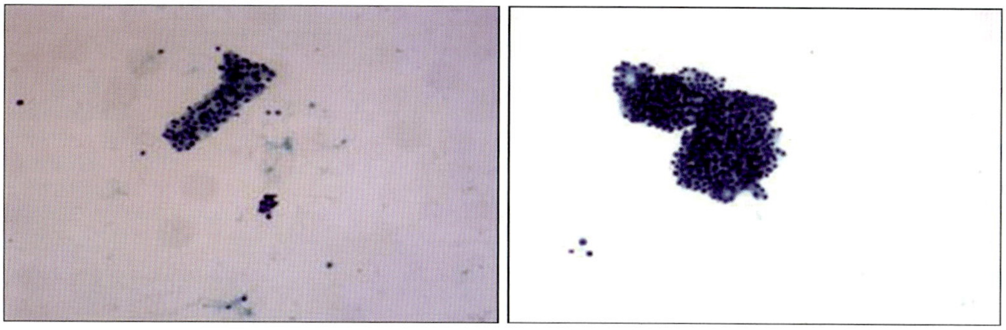

图 4-1-7　TCT 左侧甲状腺细胞病理学检查

镜下所见(2)：

(左侧甲状旁腺区肿物穿刺 TCT)镜下见少量淋巴细胞、滤泡上皮细胞，部分细胞排列拥挤，核大小不一。

病理诊断(2)：

未见明确恶性细胞成分，请结合临床及穿刺部位综合诊断。

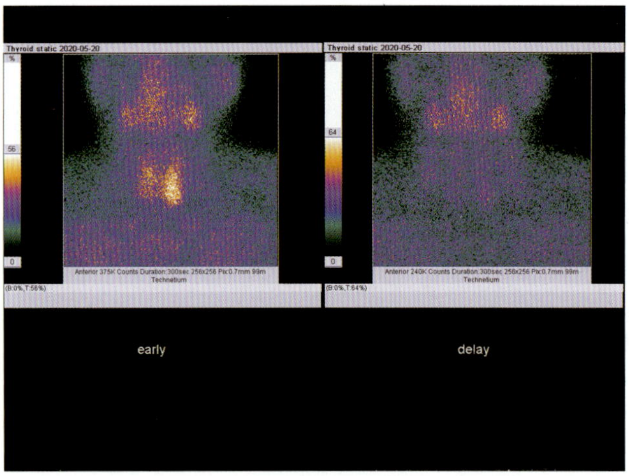

图 4-1-8　甲状旁腺 SPECT/CT 显像

检查所见：

静脉注射显像剂后 20 min 及 120 min 分别取 ANT 行甲状腺显像及 SPECT/CT 断层融合显像，图像示：

1. 平面相：早期相示甲状腺双叶位置正常。甲状腺左叶下极放射性分布异常浓聚，右叶形态完整，放射性分布均匀，未见明显异常放射性分布浓集灶。延迟相示，甲状腺右叶放射性基本清除，甲状腺左叶下极仍可见放射性分布浓聚灶。

2. 延迟相：SPECT/CT 断层融合显像示甲状腺左叶下极下后方见软组织密度结节影放射性分布异常浓聚，大小约 1.3 cm×1.8 cm。甲状腺两叶位置正常，形态完整，甲状腺右叶见钙化灶；左叶密度大致均匀，两叶内均未见异常放射性浓聚灶。

检查结论：

甲状腺左叶下极下后方软组织密度结节 MIBI 双时相甲状旁腺显像阳性；甲状腺右叶钙化灶。

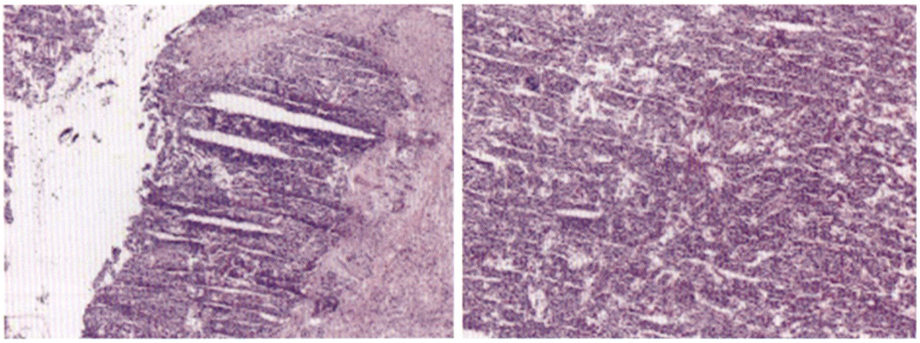

图 4-1-9　左侧叶下极甲状旁腺组织病理学检查

肉眼所见：

（左侧叶下极甲状旁腺）灰红组织一块，大小约 2.0 cm×1.6 cm×1.2 cm，多切面切开，可见一大小约 1.8 cm×1.4 cm×1.0 cm 的囊实性结节，结节切面灰黄质软到中。

病理诊断：

（左侧叶下级甲状旁腺）符合甲状旁腺腺瘤。

69. 如何鉴别甲状腺结节与甲状腺外疾病？

病史：年龄、性别、肿块存在的时间、发展速度、有无疼痛等。

查体：肿块部位、数目、大小、形状、表面皮肤颜色、肿块质地、边界、有无压痛、活动度、波动与搏动、有无血管杂音。患者吞咽时甲状腺随咽部运动而上、下移动，临床借此鉴别颈部肿块是否与甲状腺有关。

辅助检查：超声、X 线、CT、MRI。

穿刺前扫查超声，通过各个层面观察结节是否在甲状腺包膜内，综合病史、查体、影像学检查资料等自问结节是否来源于甲状腺？甲状旁腺？淋巴结？神经来源？术后改变？血管来源？等等 。

70. 如何鉴别颈淋巴结与其他颈部包块？

颈部包块包括囊性包块及实性包块。囊性的颈部包块分为发育相关的包块（例如甲状舌管囊肿、鳃裂囊肿、囊性淋巴管瘤、皮样/表皮样囊肿、气管源性囊肿、甲状旁腺囊肿等）、肿瘤相关包块（例如腮腺腺淋巴瘤-Warthin 瘤、囊性神经源性瘤-神经鞘瘤、囊性淋巴结转移）及感染相关包块（脓肿、结核、包虫感染）等。超声作为颈部包块影像学检查的首选，多数可以对病变作出定性诊断，了解病变与周围组织的解剖关系。先天性囊性病变有特定的解剖位置及超声表现，而获得性囊性病变常常以淋巴结转移瘤和淋巴结核为主。甲状舌管囊肿通常位于颈部中线，与舌骨关系密切；第二鳃裂囊肿通常与胸锁乳突肌关系密切；囊性淋巴管瘤位于皮肤层，边界清楚，内部可见中等回声伴裂隙样低回声；Warthin 瘤常发生在中老年吸烟患者，常常发生囊变，典型可见淋巴门样血流；淋巴转移瘤有明确的肿瘤相关病史，与原发病灶回声相似；淋巴结核多发生于中青年，常与周围组织粘连，囊壁分界不清，回声表现多种多样，可钙化，可液化，破溃常见；气管源性囊肿多分布在颈Ⅲ、Ⅳ、Ⅵ、Ⅶ区，部分可延伸到胸骨上窝和上纵隔，呈囊性或囊实性，边界清楚，形态规则，囊壁薄，部分病灶与气管共壁伴气体样强回声，排除积气或食管憩室后是该病最具特征性表现。

颈部实性肿瘤包括以下 3 类：

（1）间叶源性肿瘤：常见的组织来源有脂肪源性肿瘤（脂肪瘤、脂肪肉瘤）、纤维源性肿瘤（纤维瘤、纤维肉瘤）、肌肉筋膜源性肿瘤（韧带样纤维瘤）、脉管源性肿瘤（血管瘤）等。

（2）神经源性肿瘤：起源于神经鞘细胞的（神经鞘瘤、神经纤维瘤，恶性神经鞘瘤）、起源于神经节细胞的（神经节瘤、神经节母细胞瘤及神经母细胞瘤）、起源于副神经节细胞的（嗜铬细胞瘤、化学感受器瘤-动脉体瘤）。

（3）其他：转移性肿瘤、钙化上皮瘤等。

病例 26：

患者孙某某，住院号 331XXXX，男，59 岁，患者以“发现右侧颈部肿块 20 d”为主诉入院。20 d 前无意中发现右侧颈部有一肿块，约 6.0 cm×5.0 cm 大小，质硬，稍红肿，触之无明显疼痛，边界欠清，就诊于当地县医院，颈部彩超示：右上颈部胸锁乳突肌下方非均质性包块，建议转上级医院行穿刺治疗；遂至当地市医院行颈部包块穿刺活检，病理示：右颈部穿刺涂片中见大量短梭形细胞，考虑：①结核？②肿瘤？建议手术活检。后至我院就诊，复查颈部超声（图4-1-10）示：①甲状腺右侧叶多发囊实性结节（TI-RADS 分级 3级）；②右侧颈部不均质占位。后行粗针穿刺病理（图4-1-11）示：（右颈部包块）肉芽-纤维组织增生，纤维母细胞性肿瘤待排除，遂于我科行"颈部肿物切除术"；常规病理（图4-1-12）示：（右颈部肿物）纤维组织慢性化脓性炎伴肉芽组织增生，部分肌组织间可见充血、出血，局灶组织细胞及纤维细胞增生，考虑炎性病变，不除外炎性肌纤维母细胞瘤。免疫组化：S-100（-），CD1a（-），CD68（+），CD163（+），SMA（+），Desmin（-），CK（-），Ki-67（约30%+）。补充报告：ALK（-）。基因检测结果见图4-1-13。

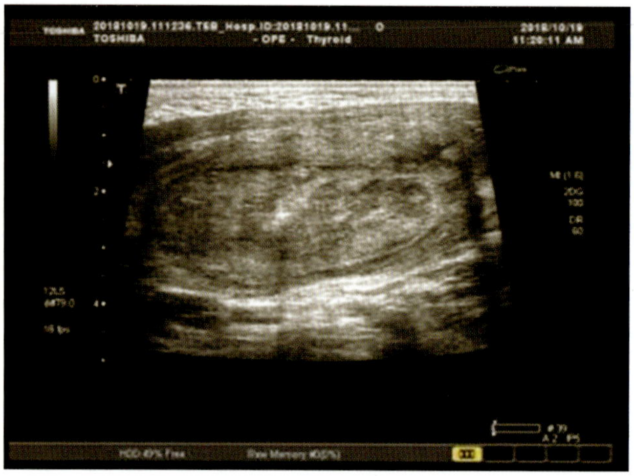

图4-1-10 甲状腺术前彩超

超声所见：

甲状腺大小形态正常。

于右侧叶可探及数个囊实性结节，较大者位于中部深方，大小约4.0 mm×4.0 mm×2.5 mm（上下径×左右径×前后径），边缘光整，形态规则，内以实性为主；CDFI：内未见明显血流信号。

左侧叶及峡部未见具体结节。

双侧颈部未见明显异常肿大淋巴结回声。

双侧甲状旁腺区可显示区域未见异常肿块回声。

于右侧颈部可探及一不均质结节，大小约63.0 mm×24.0 mm，边缘模糊，呈不均质高回声，未见液性暗区；CDFI：内可见点状血流信号。

超声提示：

甲状腺右侧叶多发囊实性结节（TI-RADS 分级 3级）。

右侧颈部不均质占位。

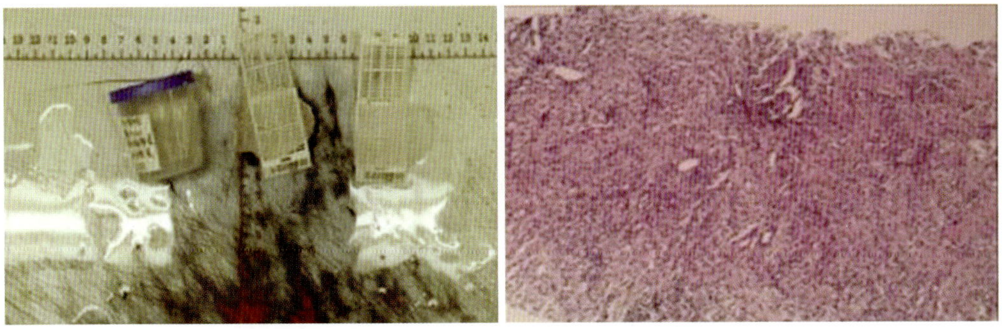

图 4-1-11　右侧颈部包块粗针穿刺病理学检查

肉眼所见(1)：

灰红条状组织 3 条，长 0.8 ~ 1.1 cm，直径均约 0.1 cm。

病理诊断(1)：

(右侧颈部包块穿刺活检)肉芽-纤维组织增生，累及肌组织，纤维母细胞源性肿瘤待排除，建议必要时切除病检进一步明确诊断。

注：TB-DNA 已做，结果另发。

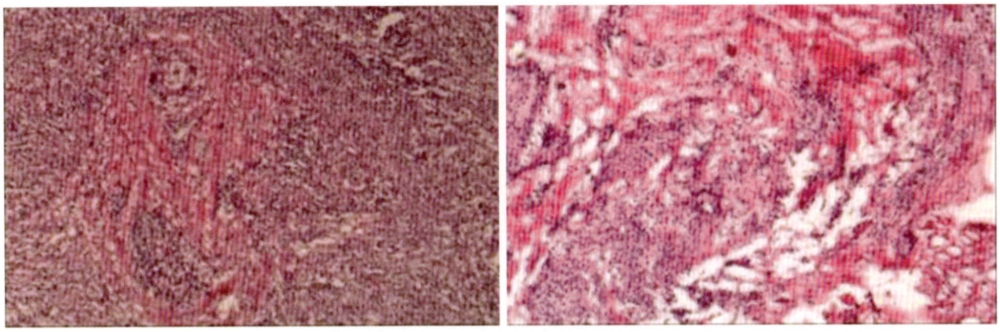

图 4-1-12　右颈部肿物组织病理学检查

肉眼所见(2)：

(右颈部肿物) 灰红组织一堆，大小 3.5 cm×2.0 cm×1.0 cm，切面灰红灰黄质软。

病理诊断(2):

第一次报告:

(右颈部肿物)纤维组织及肌组织慢性化脓性炎伴肉芽组织增生,部分肌组织间充血出血,局灶细胞生长活跃,需免疫组化协诊(已做)。

第二次报告:

(右颈部肿物)纤维组织慢性化脓性炎伴肉芽组织增生,部分肌组织间可见充血、出血,局灶组织细胞及纤维细胞增生,考虑炎性病变,不除外炎性肌纤维母细胞瘤,建议试做 ALK 免疫组化协诊。

免疫组化:S-100(-),CD1a(-),CD68(+),CD163(+),SMA(+),Desmin(-),CK(-),Ki-67(约 30%+)。

补充报告:ALK(-)。

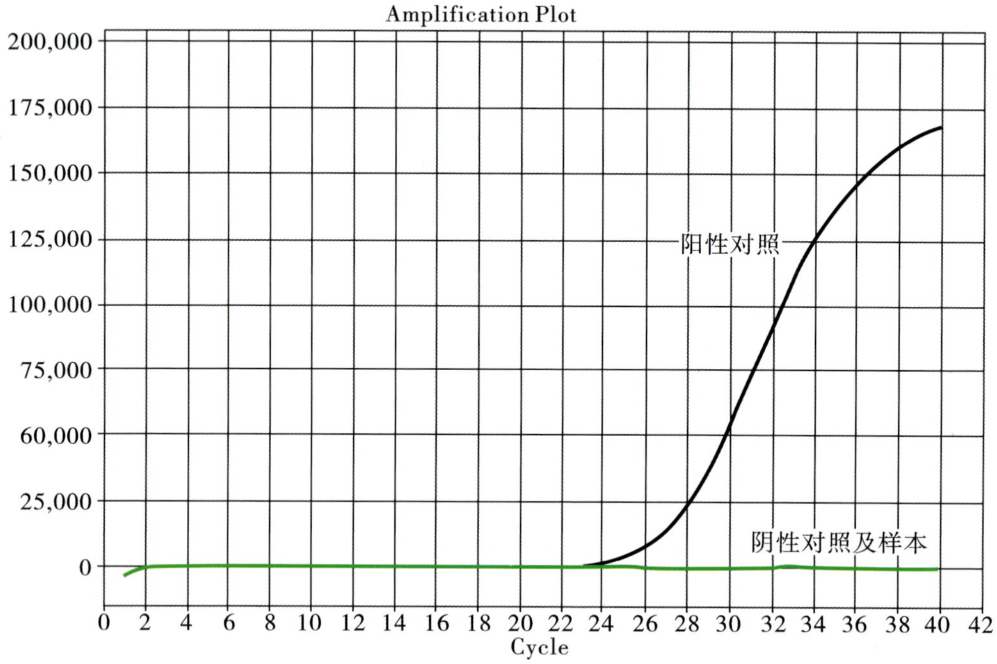

图 4-1-13 TB 基因检测

基因检测结果:

阴性。

病例 27:

患者刘某某,住院号 281XXXX,女,20 岁,以“发现颈淋巴结肿大 5 d”为主诉入院。入院 5 d 前自觉颈部淋巴结肿大,来我院就诊,行颈部超声(图 4-1-14)示:①甲状腺右侧叶多发实性结节(TI-RADS 分级 5 级);②甲状腺双侧叶多发囊性结节(TI-RADS 分级 2 级,滤泡囊肿);③右侧颈部多发异常肿大淋巴结(Met)。遂于我院行“双侧甲状腺切除术+双侧喉返神经探查术+双侧颈部淋巴结清扫术”。术后病理(图 4-1-15、图 4-1-16)示:①

左侧甲状腺肿;②右侧甲状腺滤泡型乳头状癌;③淋巴结内可见滤泡性甲状腺组织,符合癌转移(中央区 LN0/1 右颈 LN5/8)。

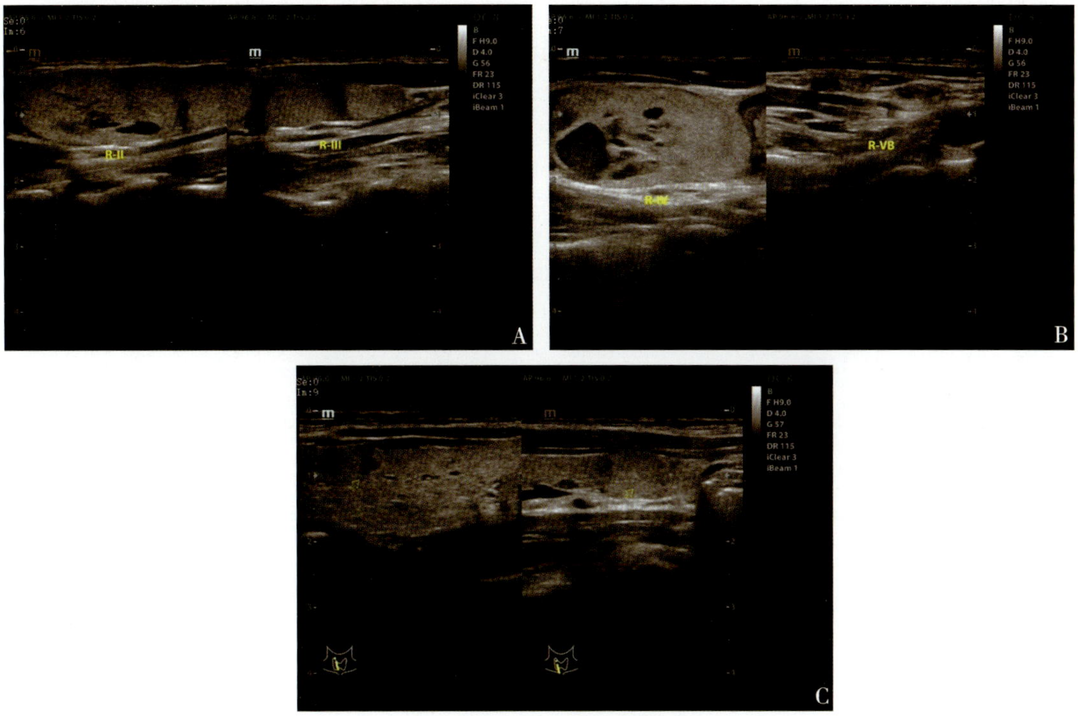

图 4-1-14　甲状腺彩超

超声所见:

甲状腺大小形态正常;CDFI:内未见异常血流信号。

于右侧叶可探及数个实性结节,较大者两个:其一位于上极,为低回声,大小约 4.0 mm×4.5 mm×5.0 mm(上下径×左右径×前后径),纵横比>1,形态不规则,略凸向包膜,边缘成角,内可及簇状强回声,CDFI:内可见Ⅰ级、边缘型血流信号。其二位于下极,为等回声,大小约 12.5 mm×9.0 mm×5.5 mm,略凸向包膜,边缘模糊,内可及点状强回声;CDFI:内可见Ⅲ级血流信号。

另于双侧叶均可探及多个囊性结节,壁清,内可见点状强回声,后伴“彗尾”。较大者分别约:4.5 mm×2.5 mm(右侧)、4.5 mm×2.0 mm(左侧)。

右侧颈部Ⅱ、Ⅲ、Ⅳ、Ⅴa 区可及多个肿大淋巴结回声,内结构紊乱,呈不均质等回声,部分内可及点状强回声及液性暗区;CDFI:可见Ⅲ级血流信号。较大的大小约 34.0 mm×16.0 mm。

左侧颈部未见明显肿大淋巴结回声。

双侧甲状旁腺区未见异常肿块回声。

超声提示:

甲状腺右侧叶多发实性结节并钙化(TI-RADS 分级　5 级)。

甲状腺双侧叶多发囊性结节(TI-RADS 分级　2 级,滤泡囊肿)。

右侧颈部多发异常肿大淋巴结(Met)。

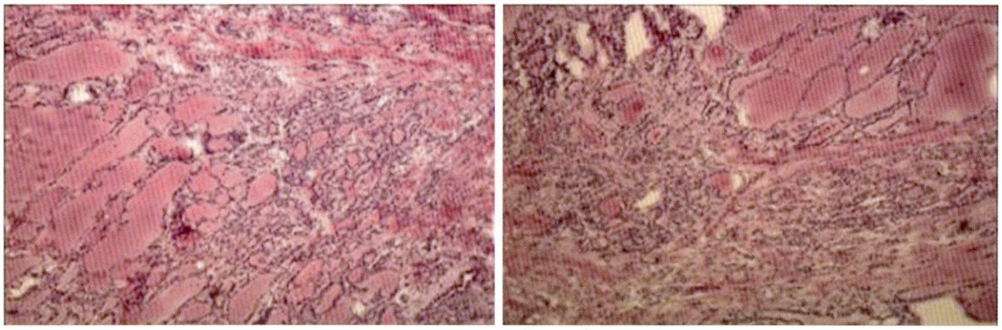

图 4-1-15　甲状腺组织病理学检查

肉眼所见(1):

(左侧)灰红组织一块,大小 5.5 cm×3.0 cm×1.5 cm 经多切面切开,切面均灰红,质软,未见明显结节。

(右侧)灰红系线组织一块,大小 5.5 cm×3.5 cm×1 cm。临床已切开,于切面处见一系线,于系线处见一直径 0.1 cm 灰白结节,切面灰白,质硬,界不清。余组织经多切面切开,见灰白、灰红结节2 枚,直径 0.2 ~0.6 cm,切面均灰白灰红,质软-中,界清。

病理诊断(1):

第一次报告:

冰余组织:

1. (左侧)甲状腺肿。
2. (右侧)结合淋巴结癌转移,符合滤泡型甲状腺乳头状癌,建议免疫组化协诊及 BRAF V600E 检测。

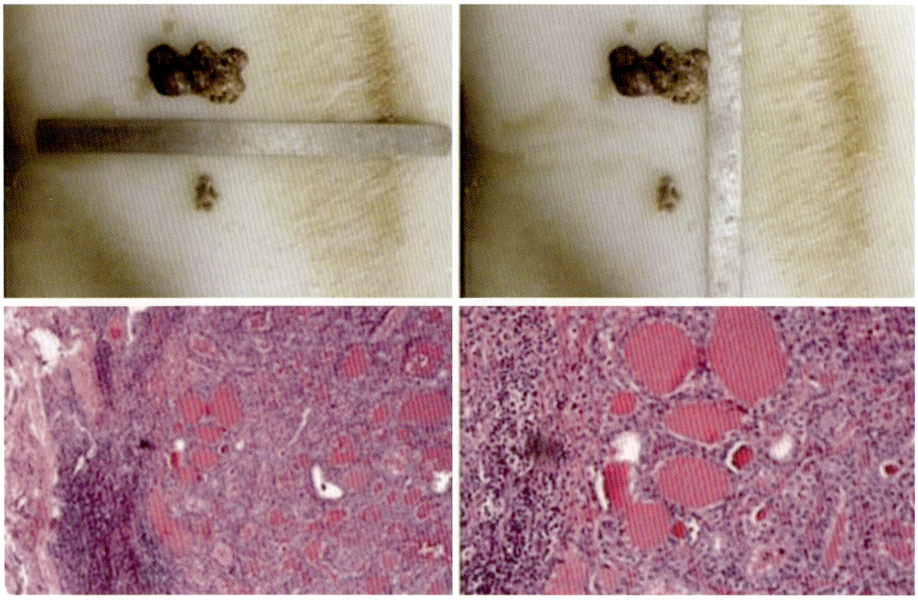

图 4-1-16　淋巴结组织病理学检查

肉眼所见(2):

标一:(中央区淋巴结)灰黄脂肪组织一块,大小2.5 cm×1.5 cm×0.3 cm,内检出淋巴结样物3枚,直径0.4~0.6 cm。

标二:(右颈淋巴结)灰黄脂肪组织一块,大小7.5 cm×3.0 cm×2.0 cm,内检出淋巴结样物数枚,直径1~3 cm。

病理诊断(2):

(送检各组)淋巴结内可见滤泡性甲状腺组织,符合癌转移(中央区LN0/1,右颈LN5/8)。

病例28:

患者高某,住院号339XXXX,男,43岁,患者以"发现颈部包块2周"为主诉入院。入院后颈部超声(图4-1-17)示:①甲状腺左侧叶上极实性结节并簇状钙化(TI-RADS分级 5级);②甲状腺右侧叶实性结节伴钙化(两个TI-RADS分级 4b级);③甲状腺右侧叶下极囊实性结节(TI-RADS分级 3级);④左侧颈部多发异常肿大淋巴结(Met)。颈部16层CT平扫见图4-1-18。行"双侧甲状腺腺叶切除+双侧喉返神经探查术+左侧Ⅱ、Ⅲ、Ⅳ、Ⅵ区及右侧Ⅵ区颈淋巴结清扫术+食管囊肿切除术"治疗。术后常规病理(图4-1-19)示:①(双侧)甲状腺乳头状癌;②(食管囊肿)纤维结缔组织构成的囊壁样结构,未见明确衬覆上皮;③淋巴结见转移癌(左Ⅱ、Ⅲ、Ⅳ区3/21;左Ⅵ区2/10;右Ⅵ区5/7)。

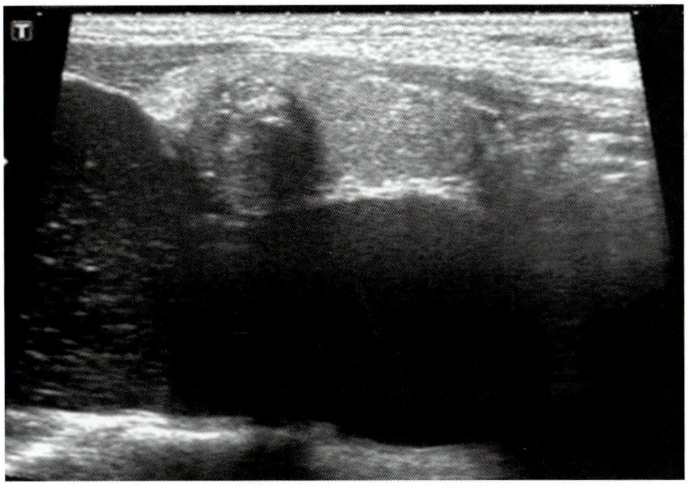

图4-1-17 甲状腺彩超

超声所见：

甲状腺大小形态正常。

于左侧叶上极可探及一实性结节，大小约 15.5 mm×15.0 mm×15.0 mm（上下径×左右径×前后径），形态不规则，凸向后被膜，边缘模糊，内可及簇状强回声；CDFI：内可见Ⅰ级、边缘型血流信号。

于右侧叶可探及两个实性结节，较大者位于上极浅层，大小约 3.5 mm×3.5 mm×4.5 mm，纵横比>1，紧邻前被膜，边缘模糊，内可及点状强回声；CDFI：内可见Ⅰ级、边缘型血流信号。

另于右侧叶下极可探及一囊实性结节，大小约 3.0 mm×2.0 mm×2.0 mm，边缘光整，形态规则，内以实性为主；CDFI：内未见明显血流信号。

左侧颈部Ⅱ、Ⅲ、Ⅳ、Ⅵ区可探及多个肿大淋巴结回声，淋巴门消失，内结构紊乱，呈不均质低回声，部分内可及点状强回声及液性暗区；CDFI：可见Ⅰ级血流信号。较大者大小约 18.5 mm×8.0 mm（Ⅱ区），77.0 mm×46.0 mm（Ⅵ区）

右侧颈部未见明显肿大淋巴结回声。

双侧甲状旁腺区可显示区域未见异常肿块回声。

超声提示：

甲状腺左侧叶上极实性结节并簇状钙化（TI-RADS 分级 5 级）。

甲状腺右侧叶实性结节并钙化（两个 TI-RADS 分级 4b 级）。

甲状腺右侧叶下极囊实性结节（TI-RADS 分级 3 级）。

左侧颈部多发异常肿大淋巴结（Met）。

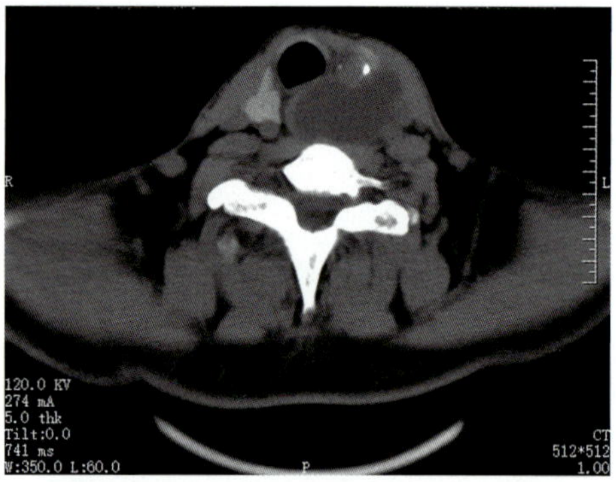

图 4-1-18　颈部 16 层 CT 平扫

检查部位：

颈部 16 层 CT 平扫。

影像表现：

甲状腺左叶后方可见团块状囊实性密度影，囊性密度偏多，CT 值约 13 HU，病变上缘约达颈 5 椎体水平，下缘达胸廓入口处，冠状位侧大小约 71.0 mm×48.0 mm，邻近甲状腺左叶可见结节状钙化影，气管明显向右偏移，双侧鼻咽、口咽部软组织对称，咽旁间隙清晰，翼内外肌群分界清晰。两颈部间隙及两颏下可见多发肿大淋巴结影。

诊断意见：

左甲状腺囊实性占位，建议结合病检。

两颈部间隙及两颏下肿大淋巴结。

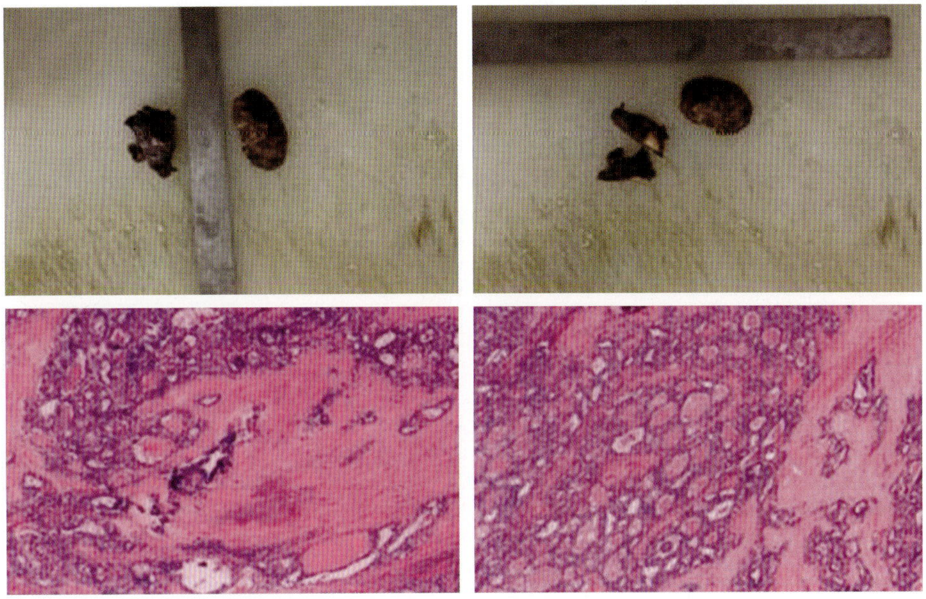

图 4-1-19 甲状腺及周围组织病理学检查

肉眼所见：

标一：(左侧甲状腺)灰红组织一块大小约 4.5 cm×3.5 cm×1.3 cm，切开切面可见一直径约 1.2 cm 的灰黄结节，切面灰黄质中到硬界不清，余组织切面均灰红质软。

标二：(右侧甲状腺)灰红组织一块，大小约 5.2 cm×3.5 cm×1.5 cm，多切面切开，可见一直径约0.2 cm的灰白结节，切面灰白质中界不清，余组织切面均灰红质软。

标三：(食管囊肿)灰红囊壁样组织一块，大小约 3.2 cm×2.5 cm×0.3 cm，囊壁厚约 0.1 cm，囊内壁灰红稍粗糙。

标四：(左Ⅱ、Ⅲ、Ⅳ区淋巴结)送灰黄脂肪样组织一堆，大小共约 6.5 cm×6.2 cm×2.3 cm。内检出淋巴结样物数枚，直径为 0.2～1.5 cm。

标五：(左Ⅵ区淋巴结)送灰黄脂肪样组织一堆，大小共约 3.7 cm×3.2 cm×1.3 cm。内检出淋巴结样物数枚，直径为 0.2～1.3 cm。

标六：(右Ⅵ区淋巴结)送灰黄脂肪样组织一堆，大小共约 3.2 cm×1.7 cm×0.8 cm。内检出淋巴结样物数枚，直径为 0.3～0.7 cm。

病理诊断：

1.(双侧)甲状腺乳头状癌。

2.(食管囊肿)纤维结缔组织构成的囊壁样结构，未见明确衬覆上皮。

3.淋巴结见转移癌(左Ⅱ、Ⅲ、Ⅳ区 3/21；左Ⅵ区 2/10；右Ⅵ区 5/7)。

病例 29:

患者吴某某,住院号 296XXXX,女,30 岁,患者因甲状腺超声(图 4-1-21)示:"①颈部肿物;②右侧甲状腺乳头状癌术后"入院。入院后行 FNAB,病理(图 4-1-22)示:(左颈V区肿物)考虑梭形细胞病变/肿瘤,神经鞘瘤不除外。甲状腺球蛋白为 0.04 μg/L(参考值为 3.5~77 μg/L),Tg 洗脱液(-)。

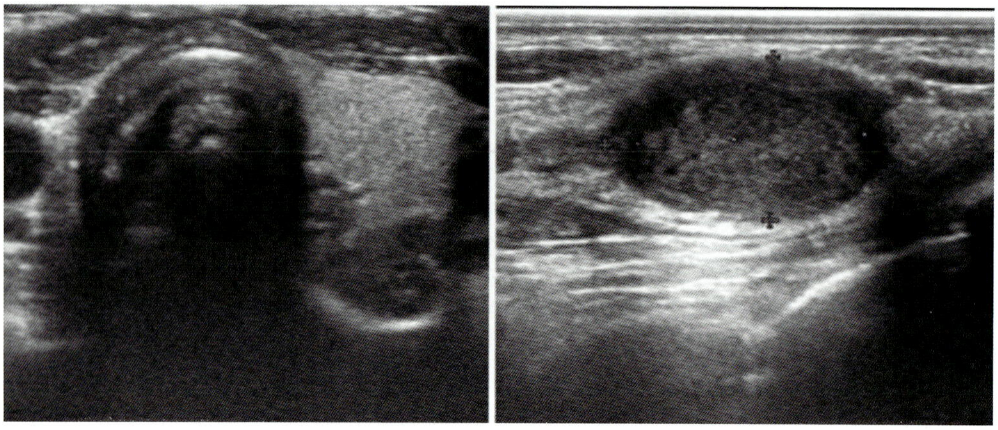

图 4-1-21 甲状腺彩超

超声所见:

甲状腺术后:

甲状腺右侧叶及峡部未探及。

残余甲状腺左侧叶大小形态正常,实质回声尚均匀;CDFI:未见明显异常血流信号。

双侧甲状旁腺区可显示区域未见异常肿块回声。

左侧颈部V区皮下可及一个实性低回声,大小约 22.1 mm×12.6 mm,距皮约 33.3 mm,边界清,内回声不均匀;CDFI:内可见点状血流信号。

右侧颈部未见明显异常肿大淋巴结。

超声提示:

甲状腺术后:左侧颈部V区实性占位(请结合临床)。

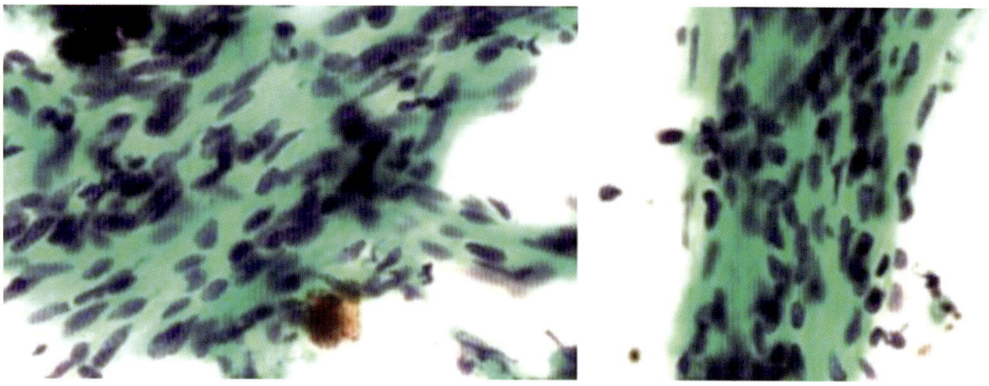

图 4-1-22 TCT 左侧颈部细胞病理学检查

镜下所见：

（左颈部Ⅴ区肿物TCT）镜下见中等量梭形细胞，少数炎细胞。

病理诊断：

考虑梭形细胞病变/肿瘤，神经鞘瘤不除外，建议活检进一步明确诊断。

思考：

注意颈部包块与转移淋巴结的鉴别。

71. 超声报告的内容都包括哪些？

超声报告包括以下内容：

（1）图像储存内容（2个以上切面——最长径切面及与之垂直的切面、反映病灶超声特点的声像图与正常一侧叶）。

（2）患者的姓名或身份识别号码。

（3）医院名称。

（4）设备名称。

（5）检查条件标识。

（6）体表标记。

超声报告包括图片和文字部分。

图片：选取有意义的声像图，如恶性征象、良性征象、反映手术信息等。

文字：

（1）一般项目：姓名、性别、年龄、医疗号码、申请科室、检查仪器、探头型号等。

（2）超声描述：全面、客观、简练。

1）甲状腺整体实质声像图描述：甲状腺的大小、包膜、实质回声、血流改变等信息。

2）甲状腺结节的声像图描述：①结节一般信息：结节所在侧、部位、大小（至少两个径线，最好三个径线，包括最大径线），结节较多时可选取较大及有特征的病灶测量。②结节声像图的描述：结节的回声、内部结构、形态、边界、边缘、钙化情况、内部及后方回声、血流以及各种特殊技术所见的各项特征，尽量用术语描述。

3）周围软组织、颈部淋巴结声像图描述：软组织异常病变、受压、侵犯，有无异常颈部淋巴结疾病。

（3）超声意见：

1）病灶的部位和物理特性（实性、囊性、混合性、钙化等）

2）病灶病理性质的推断，结合临床资料，可按可能性的大小依次给出。

3）必要时给出建议，如：结合临床、定期复查、进一步检查等。

第二节 超声引导下细针穿刺操作方法

72. 细针穿刺活检是否需要局部麻醉?

甲状腺细针穿刺时穿刺针型号均较细,无需局部麻醉患者均能耐受良好,对于儿童及无法耐受疼痛的患者,可使用局部麻醉,只需在穿刺点附近皮下注射即可,减少疼痛,提高患者配合度。

73. 如何根据结节位置选择穿刺点?

穿刺时通常应用横切位,原则上穿刺甲状腺结节时应从峡部进针,减少出血以及针道种植转移。但由于有时结节位置较深或紧邻气管食管沟时,从峡部进针导致角度过大,调针困难,所以亦可由甲状腺结节的同侧颈动脉侧进针。外侧进针时需要注意大血管的位置。若结节位于上极,被甲状腺软骨或者动脉遮挡常规路径,可倾斜探头,由下往上进针。当大血管靠近皮肤时,避免尝试在穿刺过程中用针压动脉穿刺结节,这样往往会导致穿刺失败,这时尽量从峡部进针。

74. 如何设计穿刺路径?

所谓穿刺入路(puncture approach)或称穿刺路径,即指超声引导下穿刺针进入皮肤、皮下组织到达穿刺目标所经过的途径。简单地讲,也就是操作者把目标结节放在超声屏幕的哪个位置,比较满意的情况是进针点与结节的连线(针道)与探头平面(皮肤水平)呈45度角左右,这样针道和针尖都能比较好的显影。当我们把结节放在距离穿刺进针点比较近的位置,则针道路径较短,对穿刺者技术要求较高,要求进针即能看到针尖,留给操作者调整针道的距离不多;当把结节放在距离进针点距离较远时,则针道较长,有机会在引导至结节时调整针道,且针道相对较水平,容易显影,但对腺体损伤相对较大。当然大多数情况与理想不一致,需要我们调整。比如位于上极的结节,如果正横切面放探头,则结节会紧邻气管或者上动脉,那么我们可以倾斜探头,将结节稍远离气管和血管;又比如拟设计的针道中刚好有血管,那么我们就将结节或远离或靠近进针点,通过调整针道与探头平面的角度来避开血管;当结节进针路径方向有大钙化,则我们可尝试从另一侧进针,等等,我们可以通过把结节放在不同的位置,或正,或斜,或远,或近,或水平,或垂直等来设计针道以达到安全有效的成功穿刺。穿刺路径建议遵循兼顾最短穿刺路径且能够安全有效穿刺的原则。穿刺针宜在探头声束平面内进针,清楚显示针道和针尖。不同的穿刺入路其穿刺效果和安全性差别较大。

根据进针点与探头的位置关系,通常分为平面内方法和平面外方法。

平面内方法(图4-2-1、图4-2-3):穿刺针置入时平行于超声探头,穿刺针的针体和尖端均可视化,也叫端侧式入路(end approach),指穿刺进针点选择在探头一端外侧进针。端侧式入路有利于穿刺全过程中清晰显示针尖、针体,穿刺操作安全性高,针尖位置显示确切,穿刺取材有效,可较好地提高操作者穿刺信心,是所有穿刺均适用的进针方式。

另一种叫平面外方法(图4-2-2):穿刺针置入时垂直于超声探头,穿刺针和尖端仅可见高回声点，也叫边侧式入路(side approach)，穿刺进针点选择在探头一侧中部的外侧，但在这种情况下，穿刺针尖端定位的准确性不高，临床中应用于深静脉置管或者静脉港植入。“端侧式入路”优势较多，应予首选。

操作者应根据穿刺目标及其周围解剖结构特点，充分利用探头声束与穿刺针空间位置交互关系予以不同组合，设计安全、有效的穿刺入路。当穿刺针进入人体到达穿刺目标前和进入穿刺目标后，穿刺操作者需确保穿刺针尖始终处于超声影像清晰显示状态，并确认穿刺入路是否规避了危险区域、穿刺针是否准确命中目标、是否滑脱出目标、是否伤及目标后的重要结构等。当某一穿刺路径取材血液成分较多时，宜选择另一穿刺路径。对位置较深的结节可以选用较长的穿刺针，位置较浅、靠近甲状腺包膜的结节则最好斜行进针而不是垂直皮肤进针，使声束与穿刺针形成一定角度也有助于更清晰地显示穿刺针的针尖和针道。

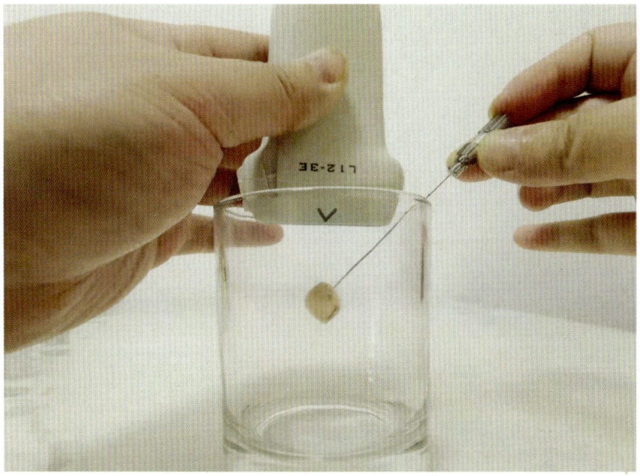

图 4-2-1　平面内方法模式图

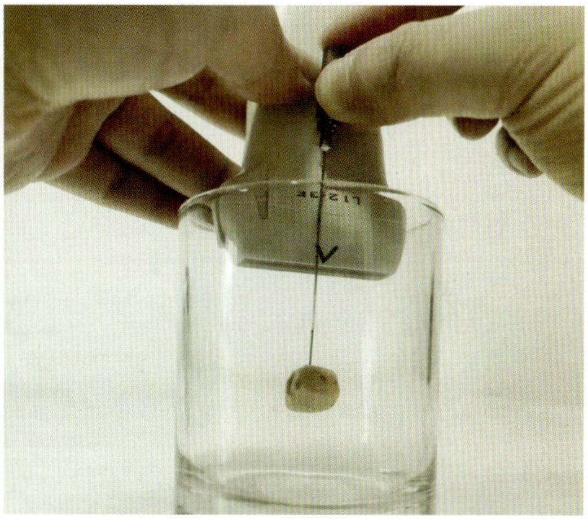

图 4-2-2　平面外方法模式图

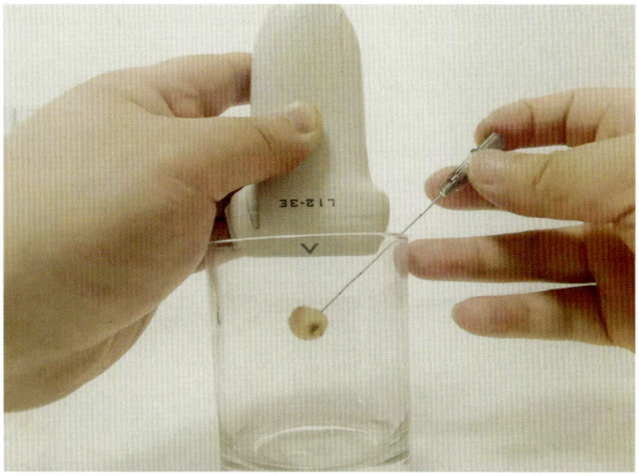

图 4-2-3　平面内方法模式图(手指固定以限定提插距离)

75. 细针穿刺有哪些基本穿刺手法?

超声引导下细针穿刺活检操作时一手拿探头、一手拿穿刺针,通过实时超声图像引导穿刺针取材,需要手眼配合(图 4-2-4)。从进针前的路径设计到进针后的取材,需要注意细节的把握,才能保证穿刺的安全、高效和可靠的取材成功率。对于学习穿刺技术的医生,观摩时不建议重点关注彩超屏幕,而是留心操作者双手的细节以及穿刺前针道的设计。艺术是相通的,有时候我们会借鉴乐器比如“指弹吉他”的指法(图 4-2-5),手指支点的固定、利用肘的稳定等等。操作时腕部发力提插穿刺针,通常可以用小拇指作为支点(图 4-2-6、图 4-2-7),支于皮肤,固定手型,借以限定提插的深度,操作者的肘部可寻一支点(图 4-2-8),增加穿刺的稳定性,通常选取检查床或操作者同侧的大腿部。

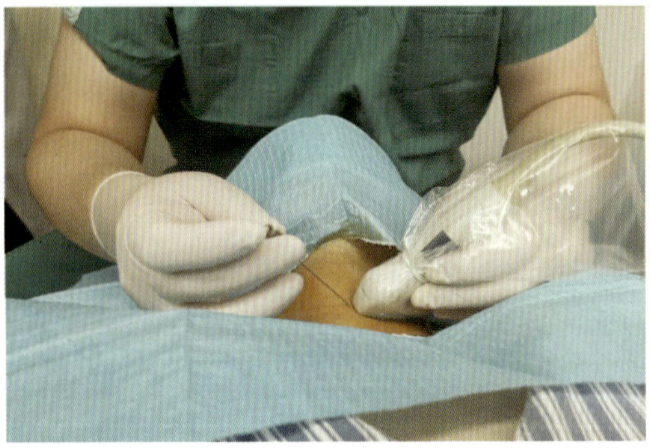

图 4-2-4 穿刺基本手法

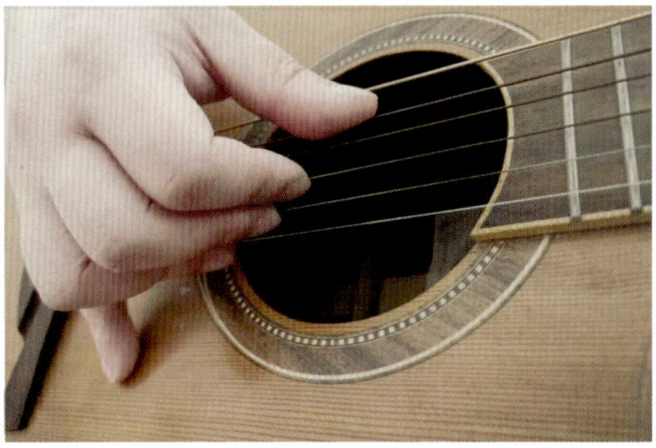

图 4-2-5 借鉴“指弹吉他”小拇指支点技巧

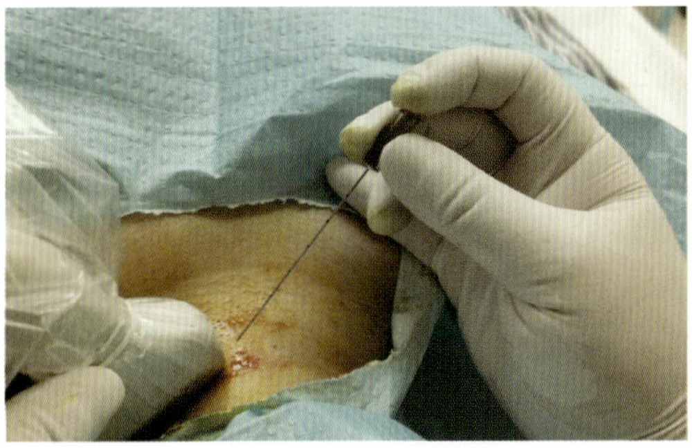

图 4-2-6 持针手法(小拇指固定)

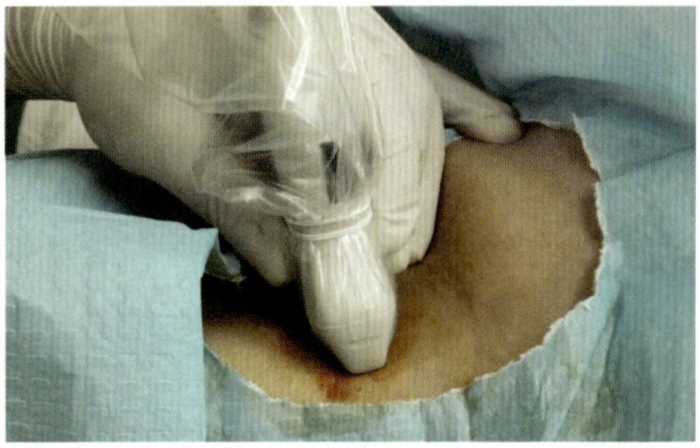

图 4-2-7 固定探头手法(小拇指固定)

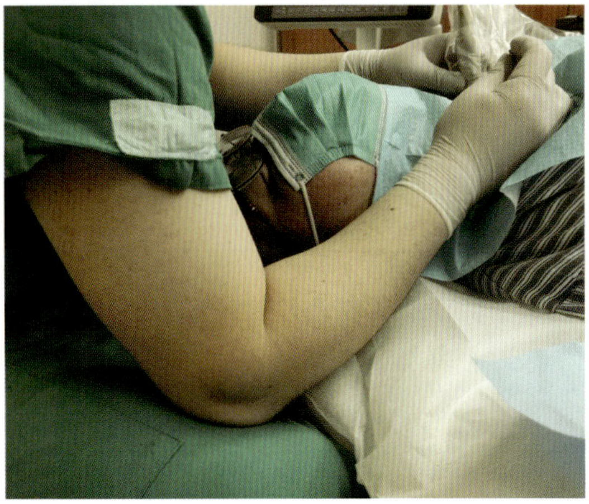

图 4-2-8 以肘为支点固定

76. 如何成功完成超声引导？

全程超声监护引导是实施甲状腺结节 FNA 取材安全、成功的基本要求。根据穿刺过程中是否使用探头导针器(needle-guide)，超声引导分为有导针器(needle-guide)和无导针器(free-hand)两种方法。

有导针器法：本法使用导针器(即俗称穿刺架)，对于初学者而言不仅有助于稳定控制穿刺针的进针方向和进针深度，而且是提高穿刺精准度的重要保障。其缺点是导针器的穿刺角度可选择范围有限，穿刺过程中不利于按需、灵活调整进针方向。

无导针器法：本法不使用导针器，穿刺针和探头均处于相对自由状态，穿刺中不受导针器的束缚。我中心采用的即为这种方法。其优点一是根据穿刺目标的位置及其变化，操作者可自由、精细地调整穿刺进针角度和方向；穿刺过程中可灵活进行"S"形路径变换，以规避原定穿刺入路上的严重干扰，然后重新回到原入路方向；二是当穿刺过程中，因患者突然吞咽或咳嗽导致甲状腺大幅度位移时，可有效避免穿刺所致的器官撕裂伤。但是，穿刺者需要经过一定的学习训练方能熟练掌握本法操作技巧。FNA 的标本有效性与操作者的技术水平和熟练程度显著相关，Choi 等的研究认为熟练者和不熟练者相比，标本不足以诊断的概率明显降低(15.6% *vs* 25.8%)，且熟练者进行 FNA 得出的细胞学结果出现标本不足时和结节自身特征(超声上结节内部回声、钙化、边缘以及结节形态)相关，而不熟练者穿刺结果与任何因素都无关。因此，对穿刺者进行专业培训是十分有必要的。

进针后超声引导下确认针尖位置后再继续进针，根据针尖距离结节的距离和位置，在声束平面内利用针与皮肤形成的杠杆结构，做深浅和远近的调整，确保穿刺安全，这也要求针道的设计是合理的才能达到安全引导的目的，设计的针道实际上就是真实路径的模拟穿刺。

"端侧式入路" 进针点选取探头端侧正中间，针和探头的角度以 45°左右为宜，太水平距离会远，但留给我们调整的机会也会多，相反太垂直针道显影会不好。进针前可用手指点触几下进针点皮肤，并用手指模拟针与探头的角度，使现实的针和探头的角度与超声图像中的显影一致，通过手指的震动反应出图像的变化评估针道的设计是否可行。进针点通常选取距探头端侧 0.3 ~ 0.5 cm，注意表浅的血管(如颈前静脉或颈外静脉及其分支)；所谓 0.3 ~ 0.5 cm 的距离还未到声束下，超声尚不能看见，所以这段距离是并不占屏幕中针尖到结节的距离，无形中增加了我们可以利用的调整针道的距离，这种情况有时候是我们需要的。当然操作熟练者或者在某些特定的情况下，也可以沿着探头边缘进针，这样针尖一旦进入皮肤就可在超声中看见针尖的显影。进针时针尖斜面空心部分朝向探头，以便更好地显示针尖。

当然，有些时候我们在穿刺时进针后不能立即看到针尖，这个时候不要盲目地调整针或者探头。当我们进针后看不见针尖时，可能有两种情况，第一是针尖已经显示在屏幕中，但是操作者没有识别针尖，这跟操作者的经验或者进针针道过平或过于垂直有关，应仔细识别，适当调整。第二是进入人体的针道部分没有与探头的声束在一个面中，这时一定不要同时移动针和探头，可以保持探头不动，稍微向患者头侧或者足侧调整针道，即可在屏幕进针处看到针尖和针道，这时候因为探头没有移动，所以目标结节是一直显示在屏幕中的，保持当时的角度继续朝着目标结节进针即可。也可以保持针不动，将探头向患者的头侧或者足侧小范围扫查，当扫查到针尖时已经明确针道偏移的方向，探头回到结节平面，将针向正确的方向调整相应的角度即能看见针尖和针道，若进针距离较大，剩余针尖和结节的距离过短或者角度过平或过直，则需要稍退退针，显影后继续朝正确方向进针。劳动创造了人，人体进化有了提携角，即臂轴与前臂轴的延长线相交形成一向外开放 165° ~ 170°，便于手提携物品，方便灵活了日间生活和劳动。正因为提携角的原因，当我们采用"足侧朝向位"时，往往针尖偏向患者的头侧，操作时注意纠正即可。

77. 如何取材?

准确取材、优质取材和足量取材直接关系到 FNA 病理诊断的效能与真实性。在连续的超声引导下,提插穿刺针时,声像图针尖显示务必保持清晰可见,始终坚持"不见针尖不动针",尤其是要坚持"不见针尖不进针"的原则。针尖到达病灶内部,适度移动针尖,使更多的细胞脱落并被负压针管吸入,提插穿刺针时应保持足够大的针尖移动幅度,而非足够快的针尖移动速度。尽量避免大幅横向摆动,应当以适当速度穿刺,通常我们会稍慢的速度推针到近穿刺点的结节边缘,进而快速的刺入远穿刺点的结节边缘,穿刺针尖移动幅度贯穿整个结节可最大程度提高单次穿刺操作标本获得量,保证操作时针尖对病变最大距离的有效切割,在目标结节内针尖近似原地快速、小幅度"颤动式"提插是不合适、不可取的操作方式;目标结节内针尖须作较大幅度来回提插移动,最理想的幅度是从目标结节的近穿刺点达其远穿刺点,以获取穿刺针道上最大量的标本。

超声监测下对病变多角度、多位点穿刺,以保证样本的代表性;标本的质量和数量,除了受到负压吸引力影响外,还受到结节内部不同区域组织特性差异的影响。不同区域肿瘤细胞的分布密集程度、坏死程度、含胶质多寡程度均可能存在差异。因此,穿刺取材应尽可能包括目标病灶的最广泛区域,以避免取材质量和数量的局限性而影响诊断的准确性。增加穿刺次数能有效减少穿刺标本不足的发生率。一般认为穿刺次数应不少于 3 次,因为 3 次穿刺能获得足够标本,且诊断符合率较高。对于混合囊实性结节或以囊性为主的结节,以实性部分作为穿刺的目标,可提高诊断的有效性;如结节内伴有钙化时,应尽量在钙化灶周边穿刺;如存在囊性部分时,注意尽量采集囊壁细胞,若收集到囊液成分也须全部送检(图 4-2-9)。如果彩色多普勒超声显示结节内有血流丰富的成分,也应成为穿刺的目标。

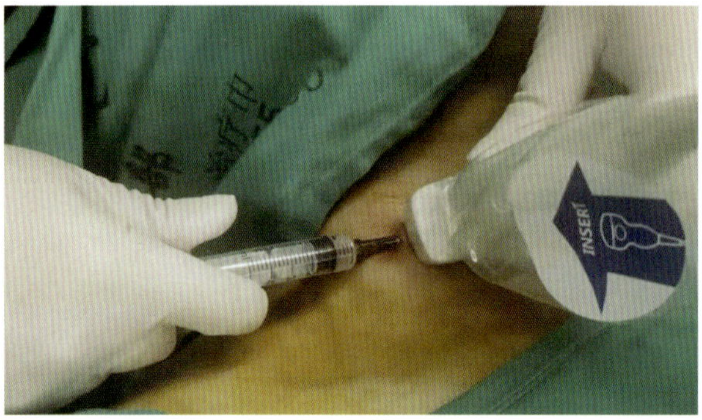

图 4-2-9　抽出囊液以送检

以下两种方法可增加穿刺标本量。一是一次进针多点取材。实践中,对于较大结节我们提倡采用这种模式,以最大化、全面化获取目标结节的穿刺标本。即穿刺针进入结节后,针尖仅在结节内作多次往复提插运动,穿刺针保持位于甲状腺内,不退出到腺体包膜外,对于结节的"上中下""前中后"等不同区域做序贯、连续的穿刺取材,当某一区域出现穿刺阻力增高,微小钙化等情况时,可额外增加穿刺次数,所有区域一针取材。二是增加穿刺次数,因每次穿刺需要更换穿刺针,增加穿刺次数即增加穿刺针数,多针穿刺可增加标本量,但也可造成甲状腺包膜、实质的机械性损伤,增加出血的并发症。对每个结节穿刺多少针数目前尚无推行标准,文献报道的研究中最多穿刺 12 针,最少 1 针,国外研究中一般采用的是每个结节 4 ~6 针,国内为 2 ~6 针。每个结节根据实际情况决定穿刺针提插次数。不管哪种方式,穿刺时必须当场确认标本量充足、达标,以免标本不足造成二次穿刺。

第三节　复杂结节的穿刺方案设计

78. 对于复杂结节，如何建立操作者及患者的心理构建？

对于复杂结节，术前应由有经验的操作者综合评估，在穿刺前再次进行超声扫查，操作者应对复杂结节进行个体化评估，熟知患者情况，并针对性的对结节穿刺主要风险进行沟通。术前应对穿刺过程进行简单讲解，便于患者配合及缓解紧张情绪。应向患者本人及家属交代穿刺目的及危险，尊重患者知情同意等核心要求，在患者充分知情后签署知情同意书。如：小结节穿刺假阴性可能，紧临血管的结节穿刺需患者配合降低出血风险，但应同时告知患者，在有经验的中心，穿刺操作的假阴性率为2%～5%，诊断敏感性及特异性均在85%以上，以帮助患者建立信任感。穿刺前应告知穿刺的所需时间不长，讲解如何配合穿刺，最好是在给患者扫查超声时来讲解穿刺的注意事项，同时感受患者对于探头的耐受力，评估患者吞咽的频率和呼吸对甲状腺移动幅度的影响，从而评价患者就目前的状态能否耐受穿刺过程。若患者吞咽或者呼吸对穿刺产生影响，则应耐心指导，争取配合穿刺。若经过指导增强了患者的信心和配合程度，操作者应仔细设计穿刺路径及备选方案，胆大心细，有信心地完成有挑战的穿刺操作，当复杂的结节成功地完成一定的数量，则所谓“复杂”的结节也会逐渐减少。

79. 穿刺过程中会遇到哪些“困难”结节？

一些研究表明，在大样本运用Bethesda分级系统进行细胞学结果报告的资料中，89%～95%的病例标本获得为满意，其中55%～74%可以明确诊断为良性，2%～5%诊断为恶性，剩下的一部分标本为细胞学不能确定。对这些无法明确诊断的病例研究是近几年研究的热点之一，减少这类标本的比例也是我们努力的方向。US-FNA的诊断结果与多种因素相关，包括结节大小和特征、操作者水平、FNA技术，切片制备以及细胞学解读。就结节本身超声特征因素而言，对US-FNA结果也有一定影响，一般认为囊性为主结节、结节内伴粗钙化或微钙化，容易出现标本不足，混合性结节、实性等回声结节则比较容易获得满意的标本。有研究认为，实性低回声结节以及血供丰富的结节容易出现标本中细胞不足，也有研究的结论认为血供多少并不影响穿刺结果。对于超声表现为实性低回声的结节有研究认为这类结节纤维成分较多，抽吸细胞比较困难，相比之下混合性结节和质地较软的实性结节抽吸更容易，取得的标本也会比较满意。囊性的结节细胞成分少，也容易出现标本不满意的结果。精确的US-FNA需要一支整体实力均衡的技术团队才能实现。在影响US-FNA结果的这些因素中，对“困难”结节的处理值得品味。

穿刺过程中常遇到的较困难结节有以下几种：

(1)最大径<5 mm的结节(图4-3-1、图4-3-2)。

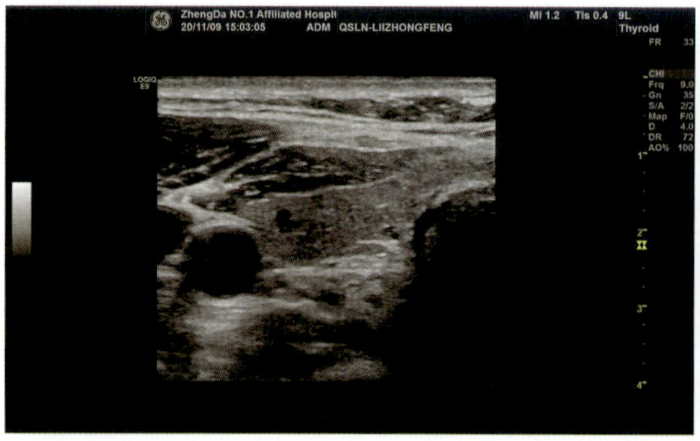

图 4-3-1　最大径<5 mm 的结节(1)

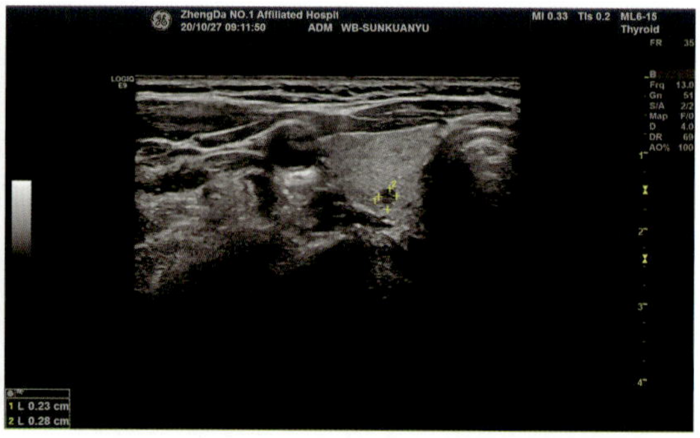

图 4-3-2　最大径<5 mm 的结节(2)

(2)邻近气管、血管、神经的结节(图 4-3-3 、图 4-3-4)。

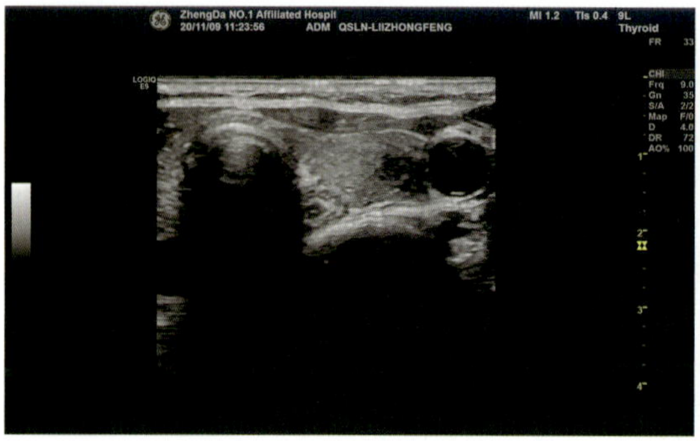

图 4-3-3　临近血管的结节

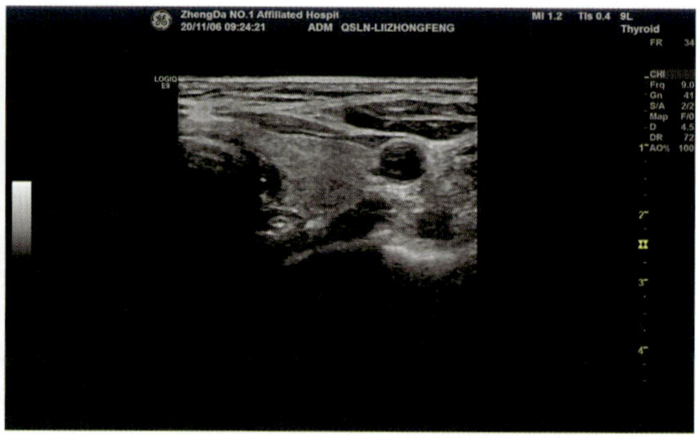

图 4-3-4　临近气管的结节

(3)活动度大的结节(图 4-3-5 、图 4-3-6)。

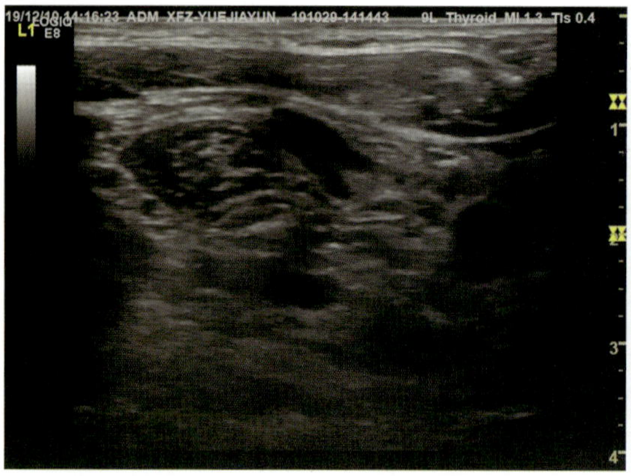

图 4-3-5　针尖进入结节前

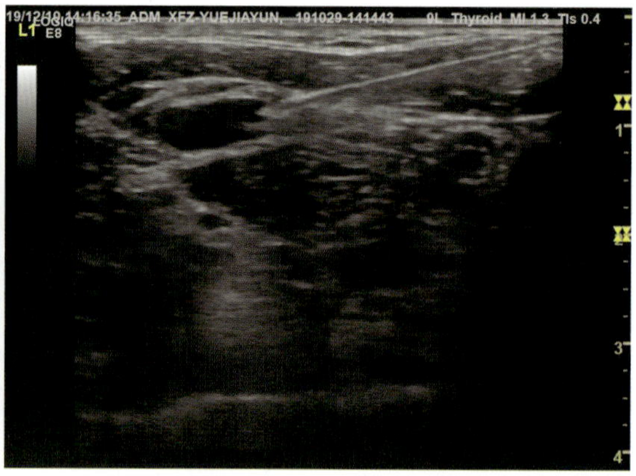

图 4-3-6　针尖进入结节后

(4)突向胸骨上窝深部的结节(图 4-3-7),使用小微凸探头可帮助显示。

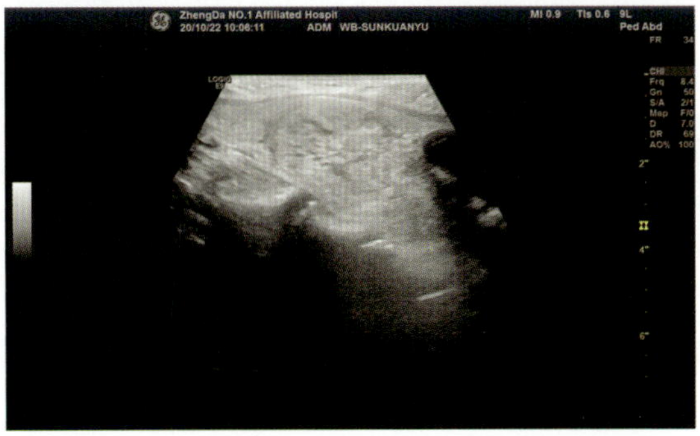

图 4-3-7　小微凸探头显示的胸骨上窝深部的结节

(5)钙化结节(图 4-3-8 ~ 图 4-3-11)。

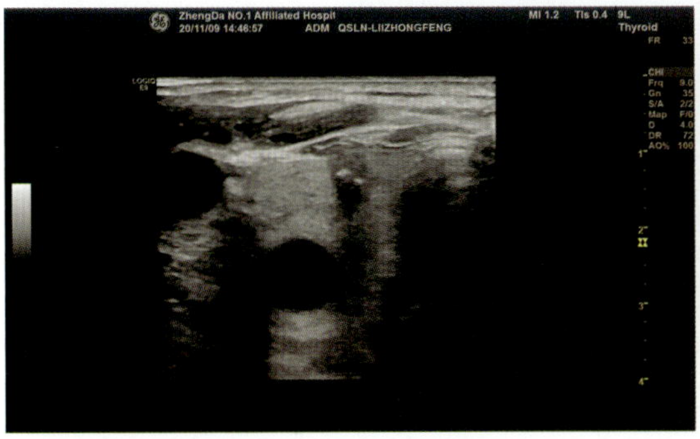

图 4-3-8　钙化结节(1)

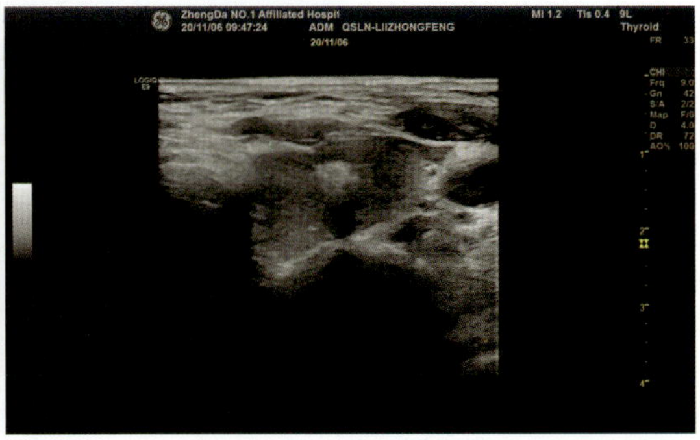

图 4-3-9　钙化结节(2)

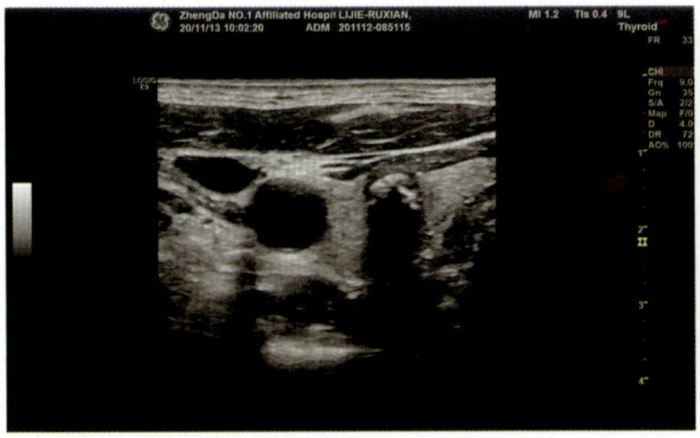

图 4-3-10　钙化结节(3)

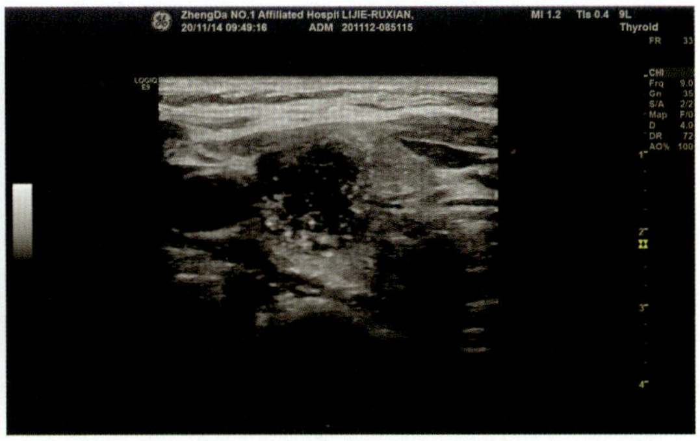

图 4-3-11　钙化结节(4)

(6)患者难以配合的结节。

(7)富血供结节(穿刺针越细越好,血液成分少,液基标本不受血液成分影响,血供极其丰富者术前建议停用抗凝及抗血小板药物)(图 4-3-12 ~ 图 4-3-14)。

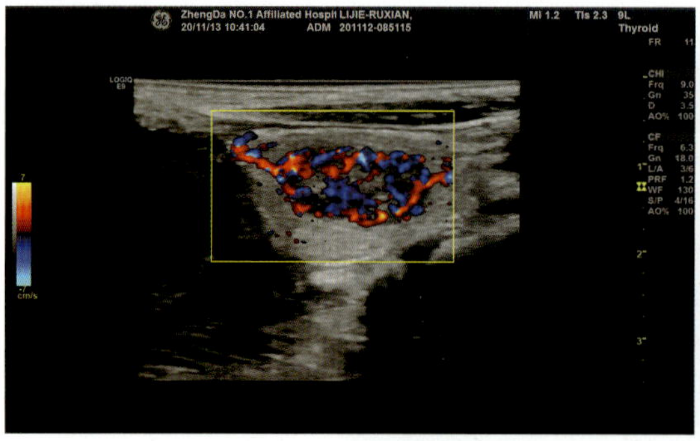

图 4-3-12 富血供结节(1)

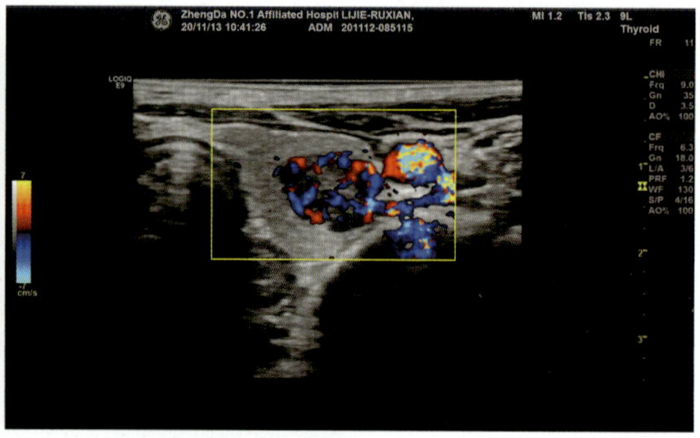

图 4-3-13 富血供结节(2)

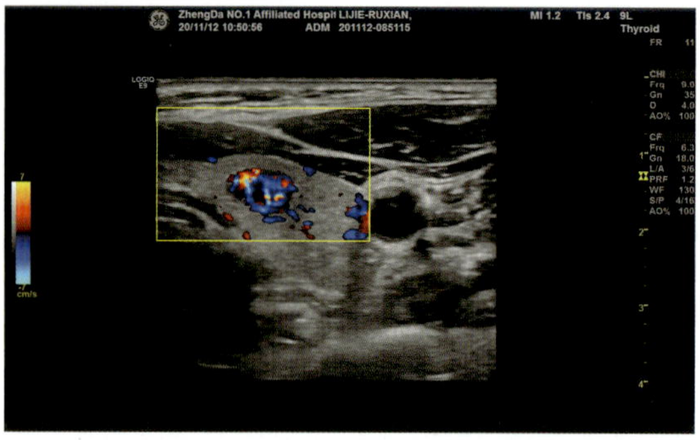

图 4-3-14 富血供结节(3)

80. 小结节穿刺需要注意什么?

能否得到满意的标本以及穿刺结果的准确性不仅与结节大小、特征、穿刺针数、操作者选用的穿刺针口径密切相关,还与涂片质量、操作者的技术熟练程度、定位经验以及细胞学医生的水平等直接相关。对于经验丰富的中心而言,小结节也能获得较好的穿刺效果。Kim 等报道 US-FNA 能对超声上测量最大径仅 1 mm 甲状腺结节进行穿刺,并获得满意的穿刺结果,经手术证实为甲状腺乳头状微小癌。国外文献报道,1 cm 以上的结节 US-FNA 的灵敏度和特异度分别为 96% ~100% 和 86.7% ~99.2%,标本满意率在 64.0% ~95.2%。以 1 cm 为界,结节大小在预测恶性的诊断效能中差异无统计学意义。注意术前谈话,结节直径小对 FNA 阳性率有一定影响,对准确率没有影响。对阳性率的影响主要是由于小结节常规超声可疑恶性特征的诊断效能较低造成。小结节穿刺前应再次应用高频探头进行探查,清晰显示结节,确定穿刺目标。应重视第一针穿刺,把第一针当成最后一针,心里时刻告诫自己只有一次机会,以免出血后显示不清,每穿刺 2 ~3 下间隔微调探头,确认针尖在动态过程中在结节中,这是一个动态的平衡。当第一针成功穿刺后,第二针心里就会轻松不少,信心也会增加。穿刺针尖对小结节应进行多次穿刺,必要时可穿过结节,以增加针尖在结节内部的切割距离以增加取样量。即增加近端穿刺点与远端穿刺点之间的距离,避免小幅度颤动式的穿刺方式。详见图 4-3-15 ~ 图 4-3-18。

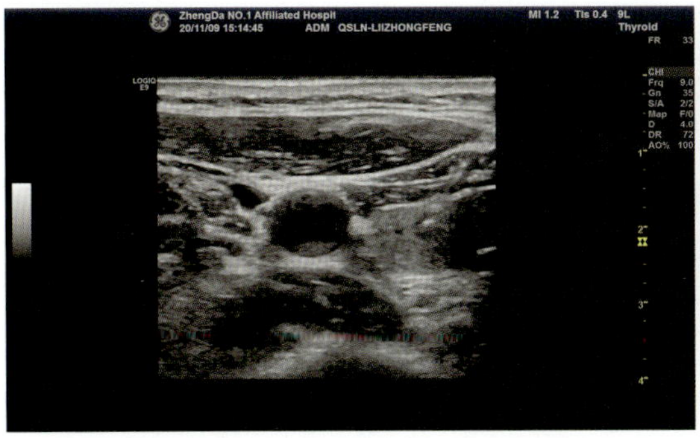

图 4-3-15 穿刺针扎入小结节时

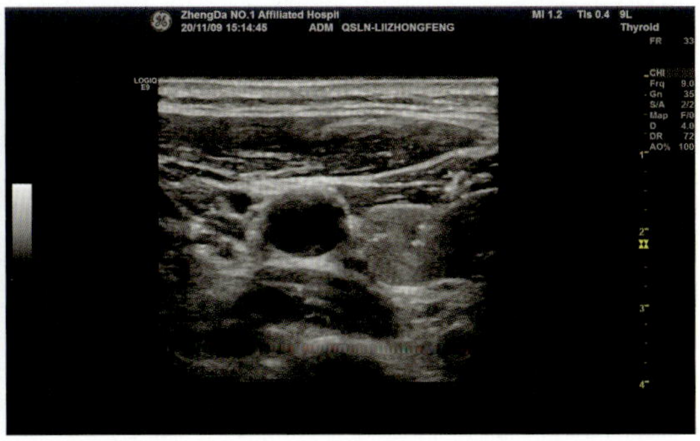

图 4-3-16 针尖斜面在切割结节时

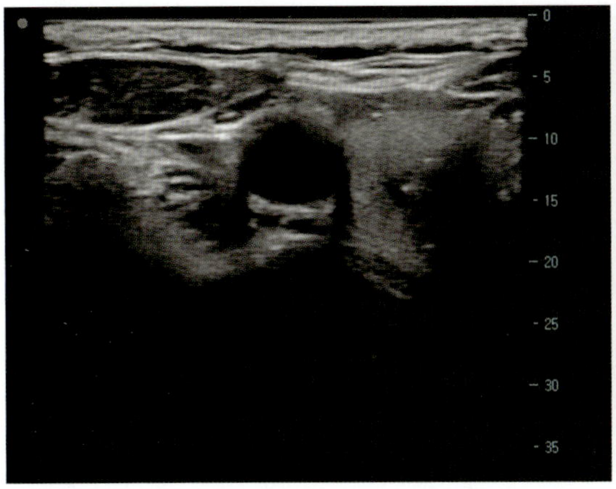

图 4-3-17 小结节穿刺过程中微调探头之前

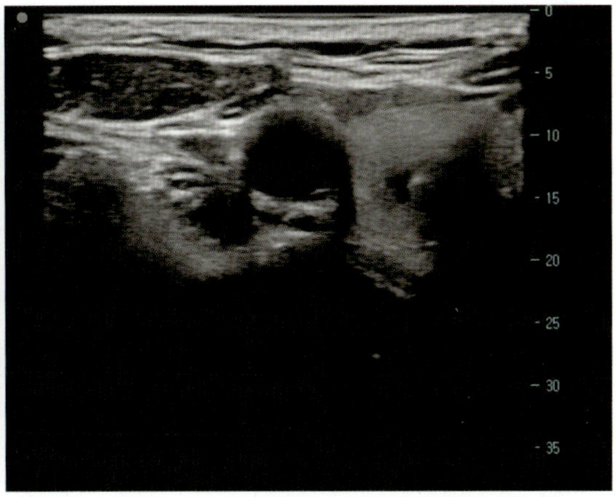

图 4-3-18 小结节穿刺过程中微调探头，动态平衡中确保针尖在结节中

81. 患者吞咽呼吸配合欠佳时如何完成穿刺？

术前应充分暴露颈部，可在肩颈位置垫高使患者颈部后仰。

因吞咽配合欠佳者，应嘱患者尽量减少吞咽，在术前告知患者放松心态，做好术前沟通，缓解紧张情绪。穿刺过程中嘱患者张口呼吸可尽量减少不自主吞咽动作。穿刺前在扫查结节时，应同时留意患者能保持不吞咽的最长时间，做到心里有数。若在穿刺连续提插的过程中患者突然吞咽，应预先判断立即松开执针的手，防止划伤甲状腺造成出血或穿刺失败。松开手后，甲状腺移动带着针尖移动，针尖与结节并未产生位移，所以待患者平稳后仍可进行穿刺操作，直到取到满意标本。

因呼吸幅度过大影响穿刺者，可告知患者尽量平静呼吸，如无法纠正，结节显示清晰者在呼吸时进针，调整针道在同一呼吸时相结节显示清楚时进行穿刺，结节显示不清的时相保持针尖静止，努力抓住相应时相，争取不错过。对于呼吸幅度较小，结节不大的患者，在操作熟练的情况下，也可以摸清呼吸规律，随着患者的呼吸，移动探头和针（保持在同一声束面）使得探头和针“追着”结节穿刺。如呼吸幅度过大，结节难以显示清晰，可先行局部麻醉，减轻患者针刺感，便于患者缓解紧张情绪。也可根据患者病史酌情使用镇静药物或待患者平静后再行穿刺。术前指导患者进行呼吸练习有助于患者配合操作。

意识障碍或颈部伸展障碍，或发生持续剧烈咳嗽，难以配合穿刺者禁忌穿刺。

82. 大钙化结节穿刺需要注意什么?

大钙化结节穿刺过程中对取样量限制最大的是钙化灶的硬度使穿刺针无法通过钙化区穿刺至瘤体内取得足量细胞。所以应避免硬碰硬,而应见缝插针,对近似环状钙化的结节,应进针至钙化薄弱区进针至结节中心实性组织内部进行穿刺取样。而对于斑片状钙化的结节,建议对斑片样钙化周边进行针对性穿刺,多处尝试。对于钙化坚硬,穿刺针实在难以穿过的结节,可增加探头对结节的正压力,减少穿刺时结节向后移动量,增加穿刺针尖切割距离,或者进针时旋转针尖,增加取样细胞量。对于某些后方具备声影的大钙化结节,穿刺时应留意针尖位置,以便及时发现针尖是否在结节中,避免声影遮挡针尖和针道造成的出血或者邻近气管的损伤,注意针尖是否弯折(图 4-3-19 ~ 图 4-3-22)。

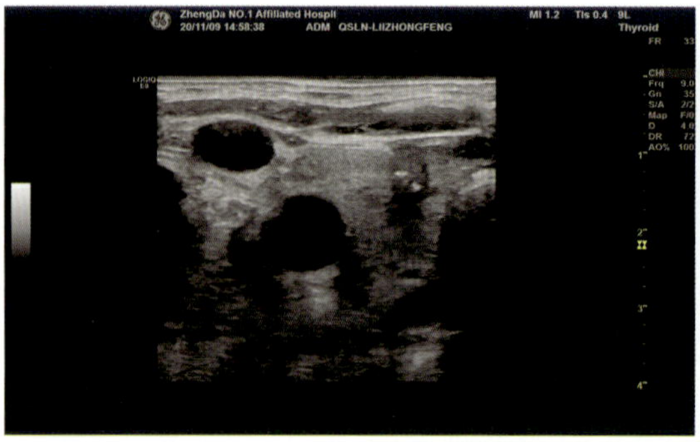

图 4-3-19　含光斑的结节

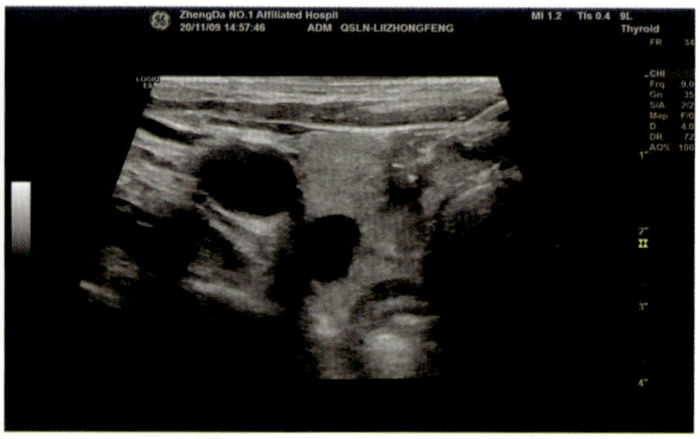

图 4-3-20　含光斑的结节穿刺中

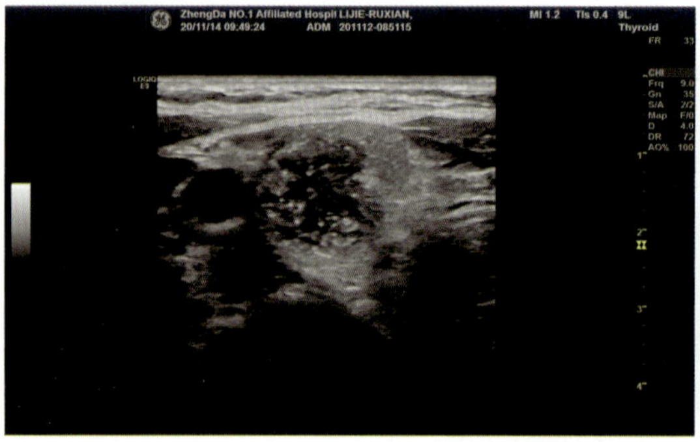

图 4-3-21　含有光斑及光点的结节

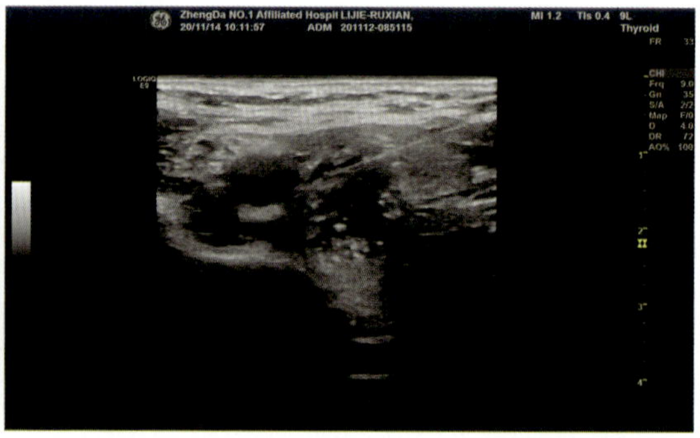

图 4-3-22　含有光斑及光点的结节穿刺中

83. 活动性好的结节穿刺需要注意什么?

对于颈部的部分淋巴结,探头的力量或者针尖的触碰会造成淋巴结的移动,甲状腺内黏性较大的结节容易随着针尖的提插而活动,这些情况无法形成相对位移,取材困难。操作时利用探头加压控制结节的方向和位置,改变与血管等重要器官的相对位置和角度,减小活动范围(图 4-3-23 ~ 图 4-3-25)。通过加压法无法控制的结节,可利用水隔离的方法将结节周边隔开,利用水的占位效应减少结节的活动空间(图 4-3-26 ~ 图 4-3-28)。若在穿刺移动针尖的过程中发现结节位置已经改变，应该小心移动，及时调整，直至结节，穿刺时慢退至结节边缘快插入切割结节，利用瞬间力量，以减少针尖移动造成结节位置的改变。当第一针发现结节活动性较大，第二针可迅速向进针方向移动探头，以较垂直的角度进针，深方有位移限制，同时减少水平位移。

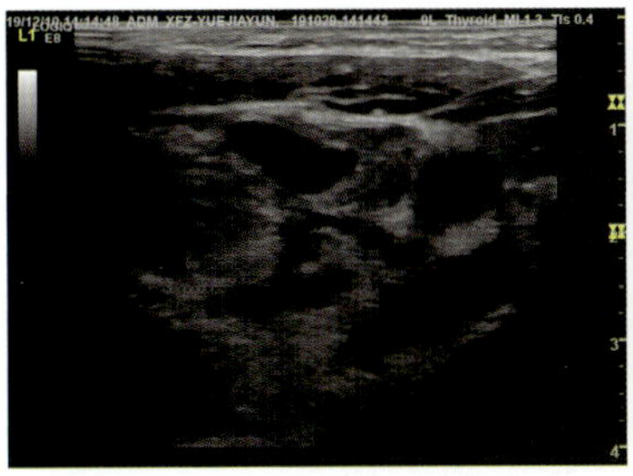

图 4-3-23　淋巴结探头加压前

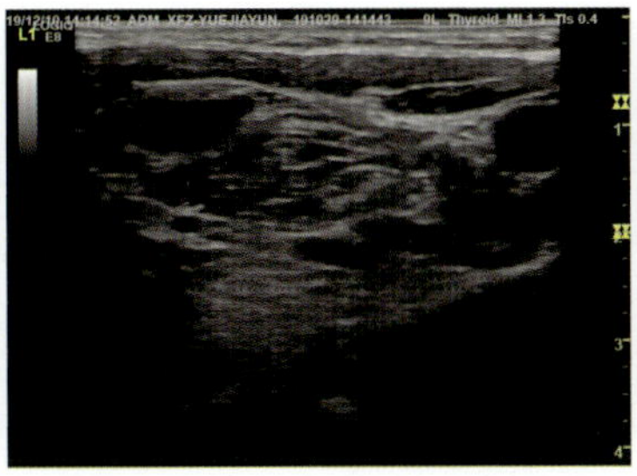

图 4-3-24　淋巴结探头加压后

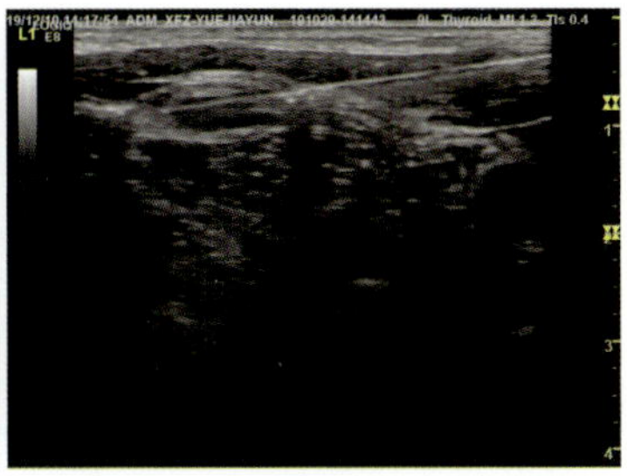

图 4-3-25　淋巴结探头加压后穿刺

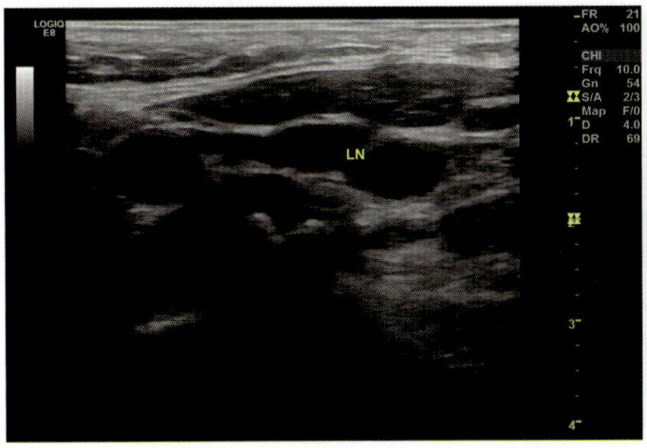

图 4-3-26　淋巴结水隔离前

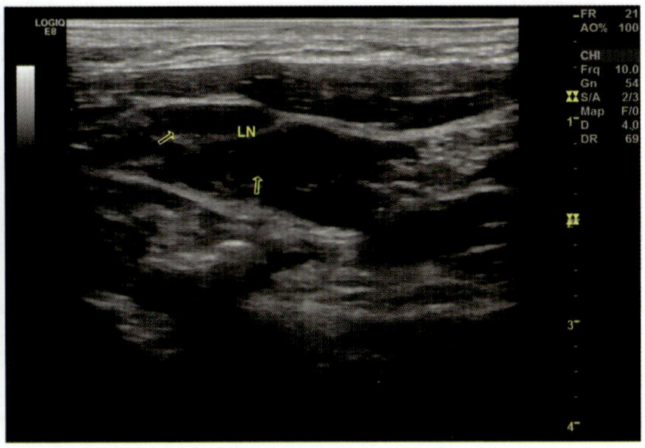

图 4-3-27　淋巴结水隔离中

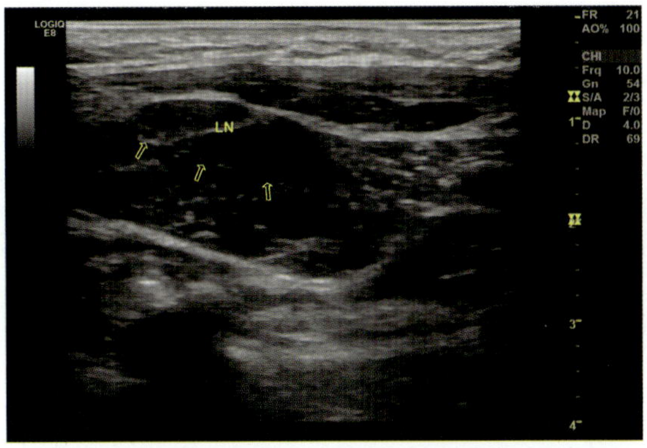

图 4-3-28　淋巴结水隔离后

84. 邻近重要位置的结节及淋巴结穿刺需要注意什么？

邻近血管的结节：针对浅方静脉扫查时应避免探头加压，避免穿刺针穿过血管。针对深方血管可通过对穿刺路径的设计尽量减少刺穿血管的可能性，避免正对血管的穿刺路径。有时候对于紧邻颈总动脉或者颈内静脉的结节，也可从峡部进针，在直视下朝着血管方向穿刺结节，穿刺过程中，注意进针的幅度，防止幅度过远损伤血管，也要避免幅度过小，不能有效切割。有时候尝试调整探头的位置，可使得邻近大血管的结节获得更安全的穿刺位置。也可采用液体隔离技术增大结节与血管的距离，避免对血管的损伤。液体隔离技术是 FNA 重要的辅助技术，可促使甲状腺结节或甲状腺周围毗邻结构移位，优化穿刺路径，营造安全操作空间。详见图 4-3-29 ~ 图 4-3-34。

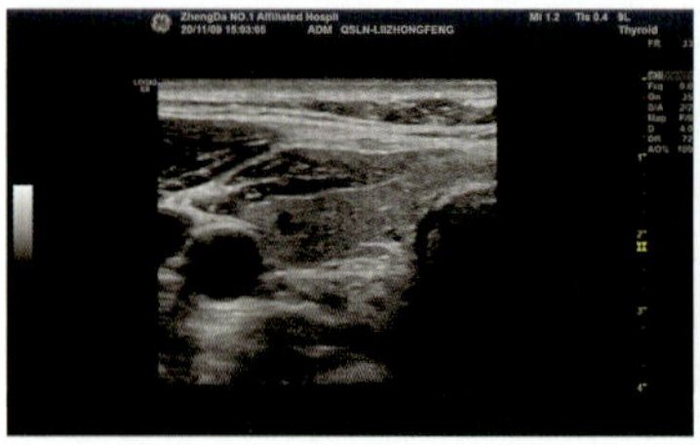
图 4-3-29　压迫前

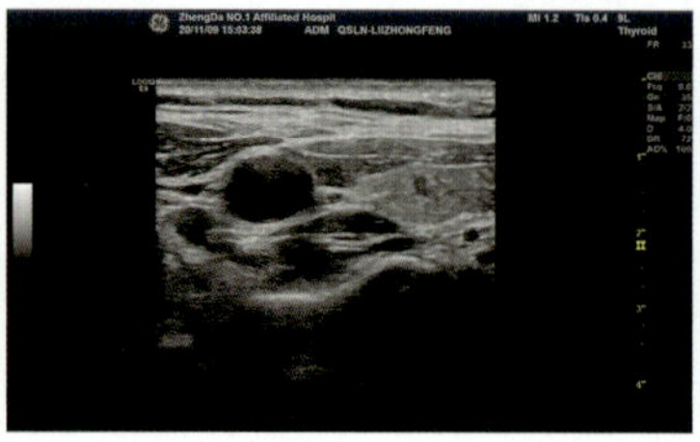
图 4-3-30　压迫后

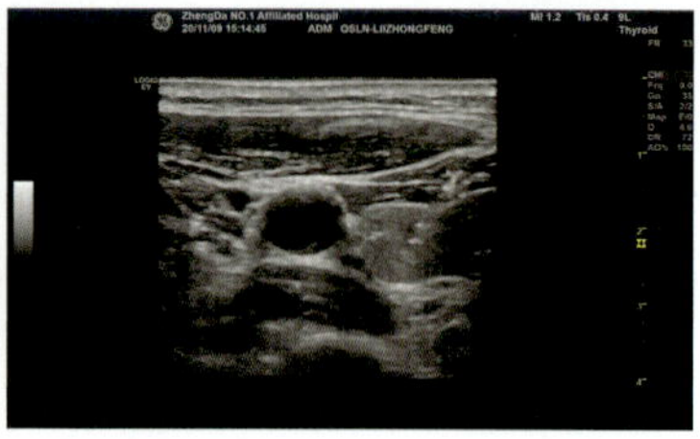
图 4-3-31　穿刺中

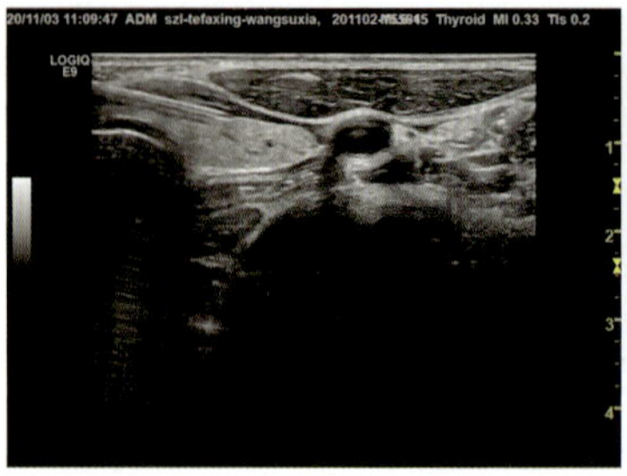
图 4-3-32　打水进针

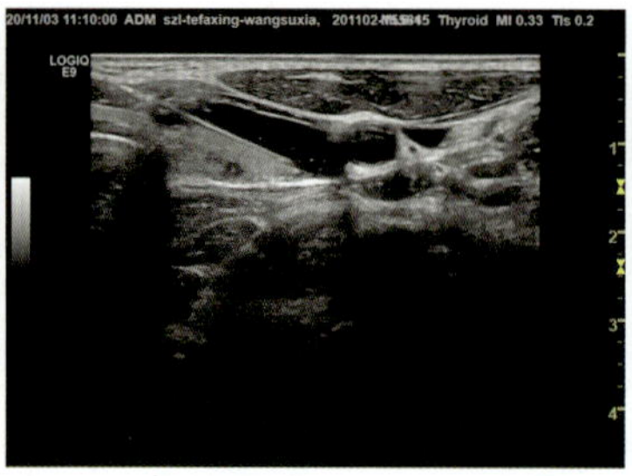
图 4-3-33　打水中

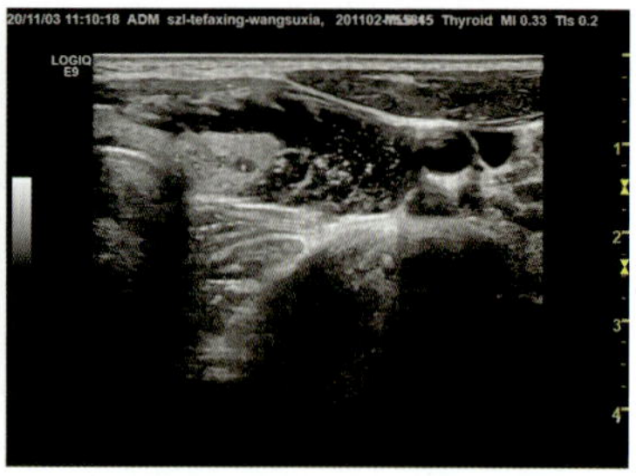
图 4-3-34　打水后

通常自峡部向两侧的穿刺路径可有效避免喉返神经损伤。

若结节位于峡部，则需要较水平的角度从外侧进针；当结节位于一侧偏峡部时，仍可通过一定甲状腺组织，从峡部进针（图 4-3-35 ~ 图 4-3-37）。

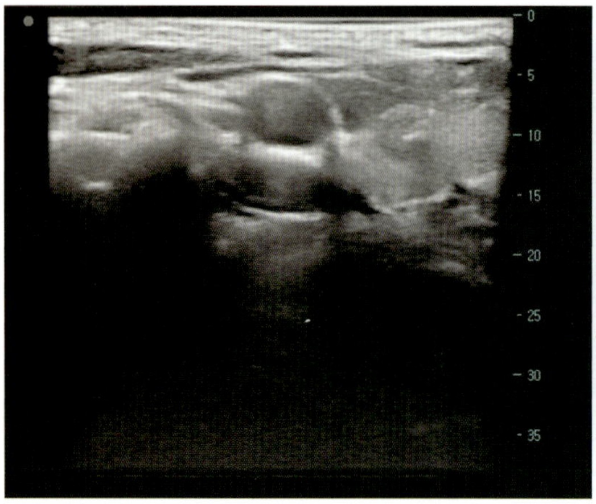

图 4-3-35　自峡部向两侧进针

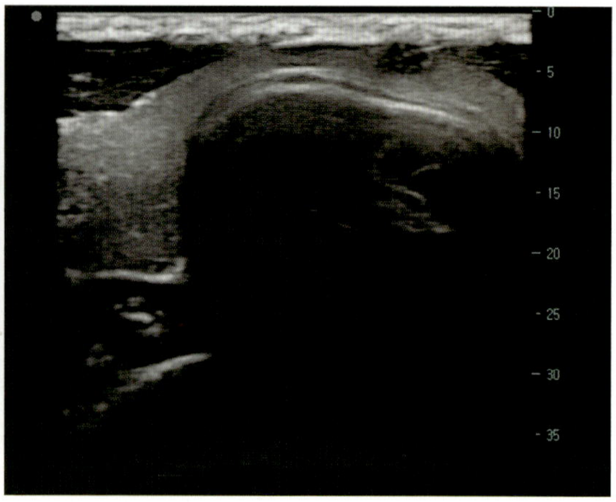

图 4-3-36　峡部结节较水平进针

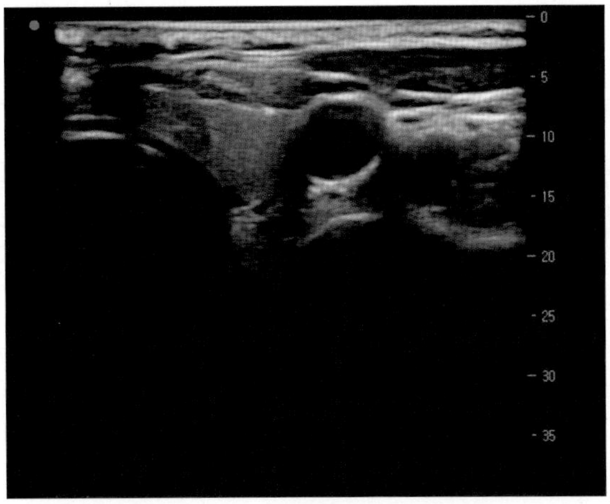

图 4-3-37　一侧偏峡部结节穿刺

邻近气管的结节：根据结节的位置设计穿刺路线，当病灶位于气管旁时，可将患者头转向对侧，有助于显露病变和减少气管的声影影响。对于气管近旁尤其是 2~5 点钟的目标结节，在气管两侧未被气管遮挡者常规进行穿刺。穿刺操作可自峡部向两侧进针，如果结节被气管遮挡部分造成显示不清，可沿气管与甲状腺被膜之间注入生理盐水，使目标向外侧移位以规避气管壁，可明显改善图像质量和增大穿刺角度，提高穿刺取样量（图 4-3-38~图 4-3-40）。也可以从血管侧进针，朝着气管侧的结节穿刺，进针时注意血管鞘，穿刺结节时注意力度，防止气管壁的损伤，或者混合其他细胞而干扰细胞学诊断。

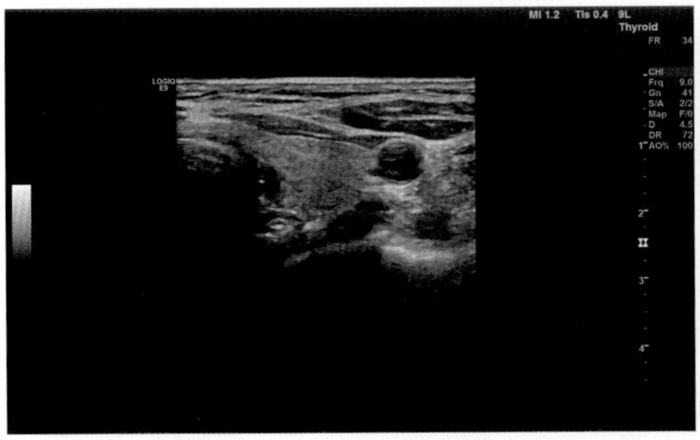

图 4-3-38　隔离前

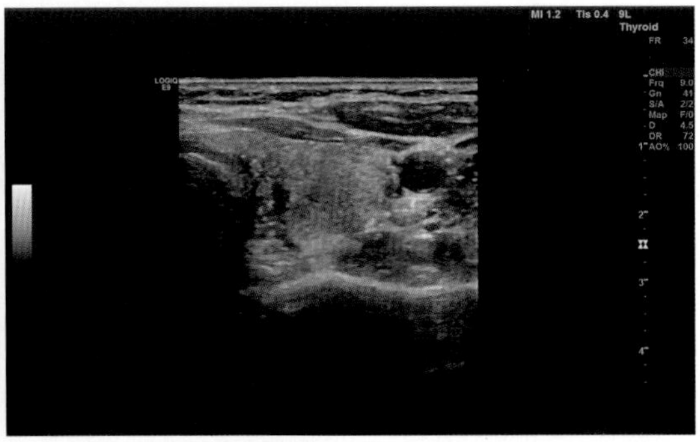

图 4-3-39　隔离后

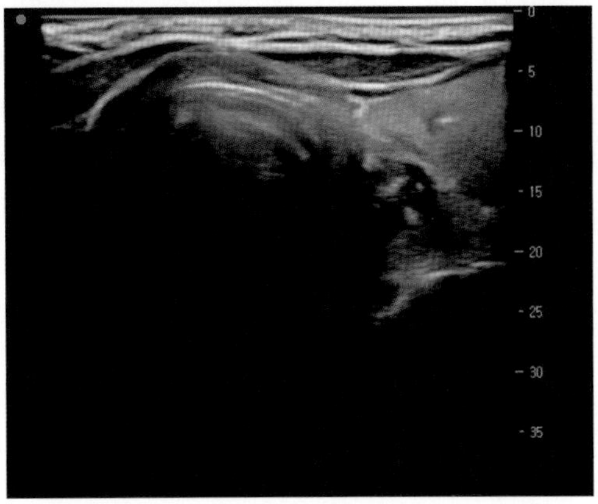

图 4-3-40　邻近气管的结节从外侧进针

邻近食管的结节：甲状腺背侧邻近食管的结节应注意尽量不要穿过结节，造成食管损伤，需注意食管占位、食管憩室与甲状腺结节的鉴别诊断（图4-3-41、图4-3-42）。

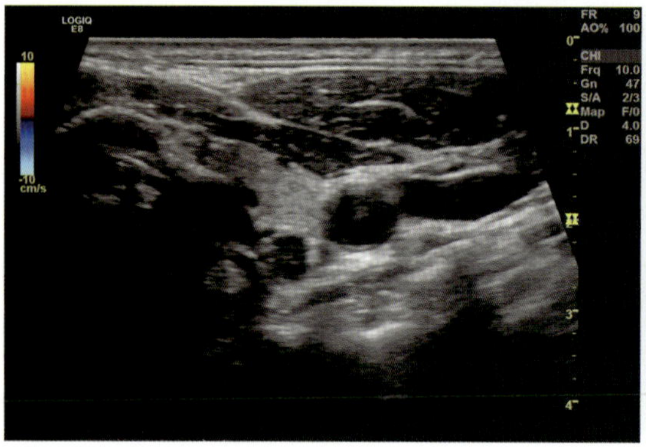

图4-3-41 甲状腺背侧结节

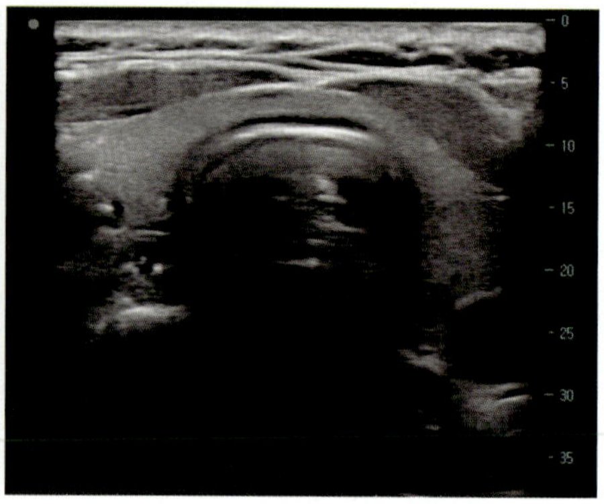

图4-3-42 邻近食管的结节

位于上极的结节：倾斜探头后使得可以经过一定甲状腺组织进针，避开血管或者气管，由下往上进针穿刺（图4-3-43）。

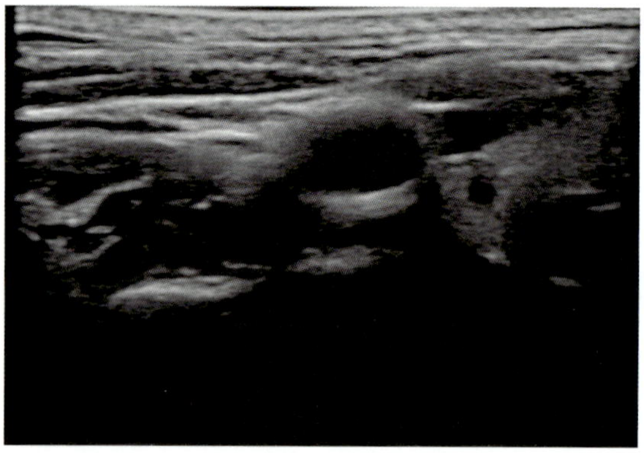

图4-3-43 位于上极的结节，倾斜探头后由下往上进针穿刺

在颈侧区淋巴结穿刺时，若淋巴结位于颈内静脉背侧，需要让静脉内有血流充盈，判断出静脉壁所在位置，以便避开。有时候也需要用探头压迫静脉，以便更好固定淋巴结，但一定注意血管边界，予以避开。若在穿刺颈内静脉背侧淋巴结时，遇到颈内静脉较宽，可以适当往远离进针点移动探头位置，使针道较长，一是可以取得进针点，二是可以有较长距离调整进针路径。应用长针道穿刺淋巴结时尤其注意静脉的边界，因为此时静脉极易压瘪，穿刺中应动作轻柔提插果断，间断放松探头，以显示静脉，留意有无血管损伤。有时淋巴结周围血管包绕，只有一侧能进针，也有时候，由于血管和气管的关系，也只有一侧能进针，或者需要打隔离液才能进针，所以，训练左手右手都能穿刺是必要的。详见图4-3-44～图4-3-54。

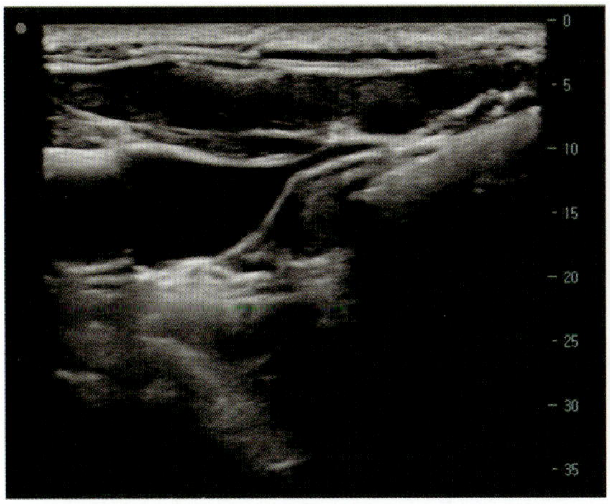

图 4-3-44　穿淋巴结时，让静脉血流充盈

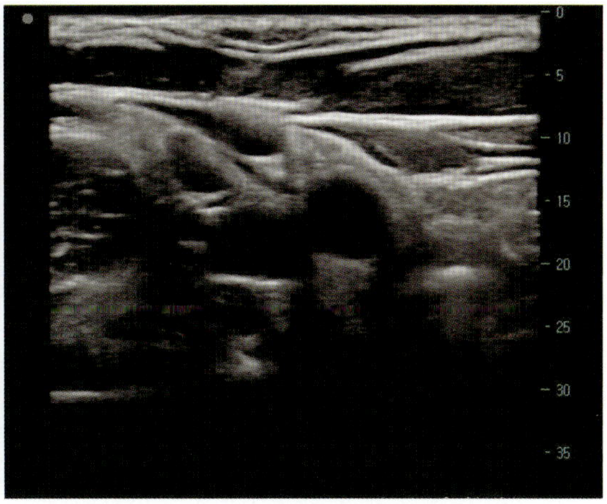

图 4-3-45　静脉背侧淋巴结穿刺前

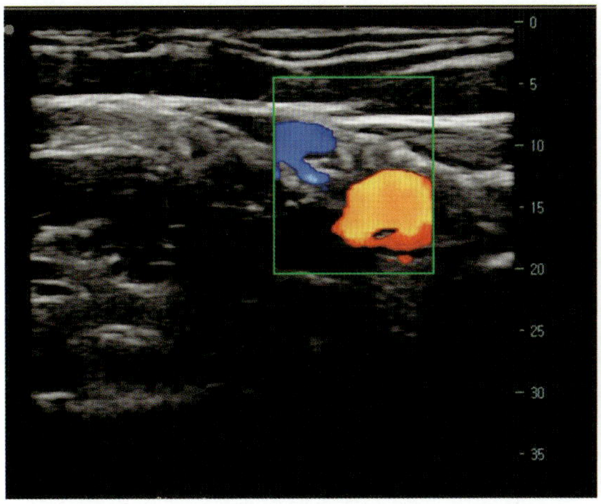

图 4-3-46　静脉背侧淋巴结穿刺前血流图

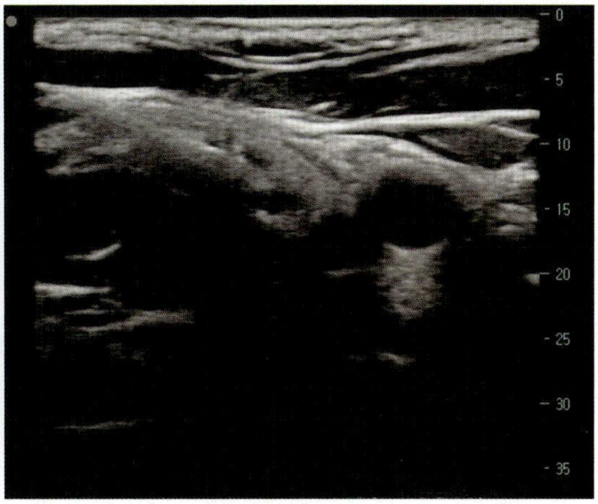

图 4-3-47　静脉背侧淋巴结穿刺中(压迫静脉)

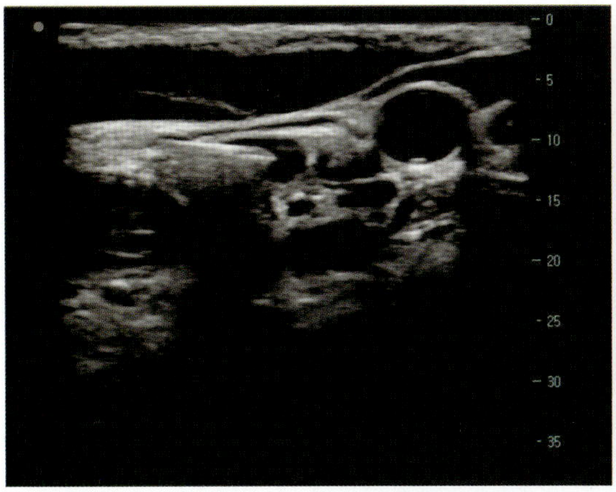

图 4-3-48　静脉较宽时长针道穿刺淋巴结

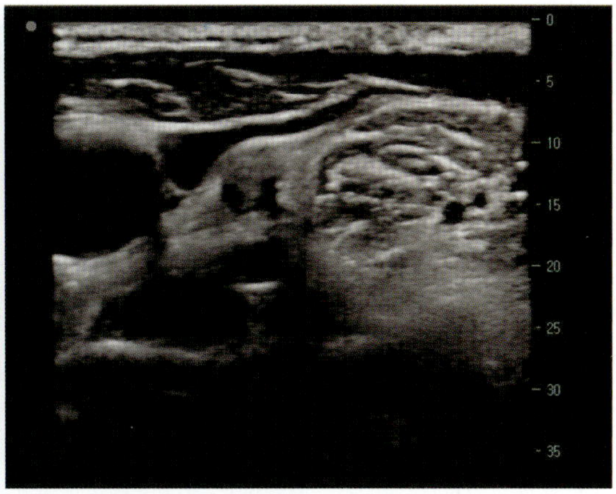

图 4-3-49　长针道穿刺淋巴结前

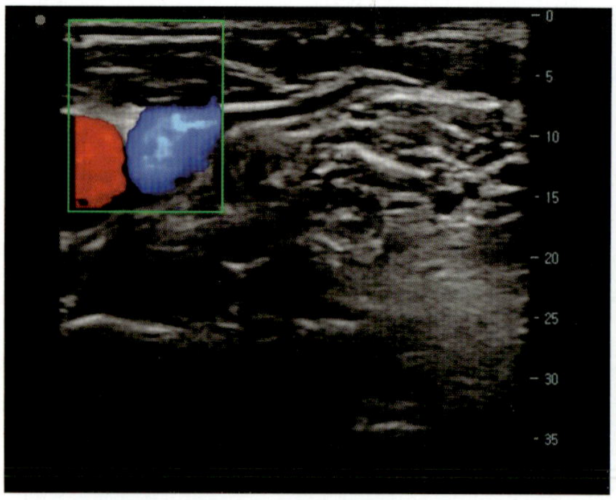

图 4-3-50　长针道穿刺淋巴结前血流

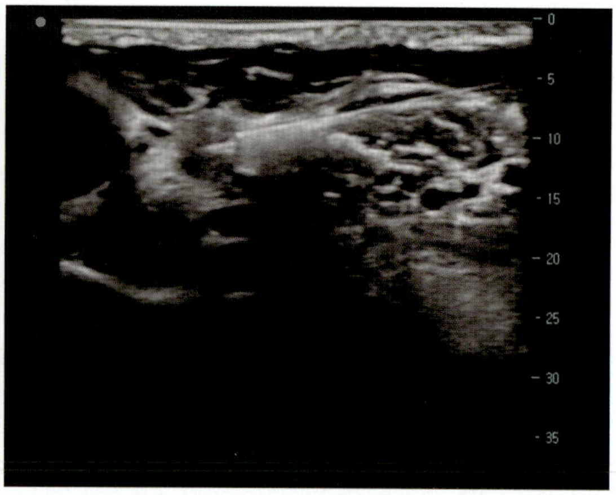

图 4-3-51　长针道穿刺静脉背侧淋巴结

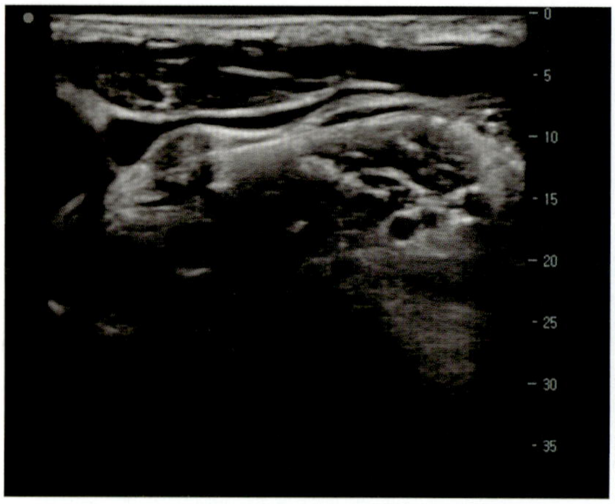

图 4-3-52　长针道穿刺静脉背侧淋巴结，间断放松探头以显示血管

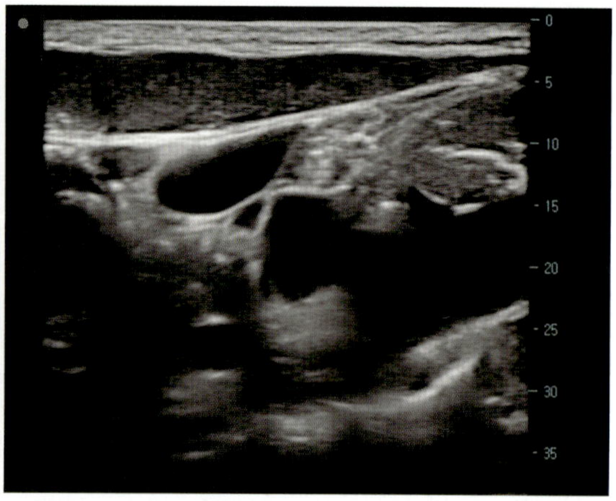

图 4-3-53　淋巴结周围有血管，造成只有一侧能进针

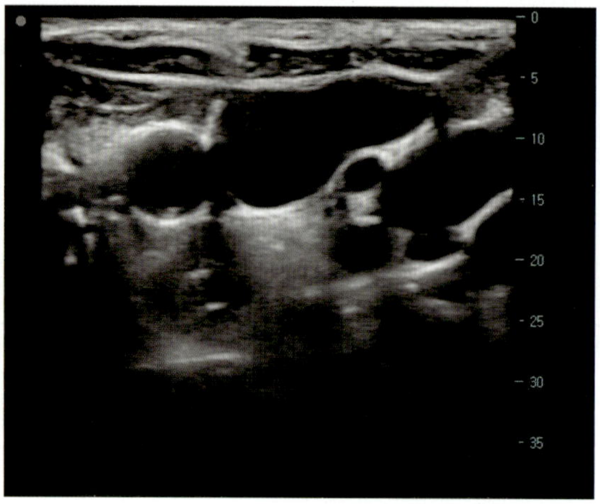

图 4-3-54　气管和血管间隙进针穿刺淋巴结

第四节　细针穿刺并发症

85. 细针穿刺有哪些并发症?

(1)出血

出血是FNA最常见的术中及术后并发症,发生率约2.6%~8.6%。甲状腺血供丰富,尤其是甲状腺肿;甲状腺结节静脉血管壁异常薄;结节内动静脉分流,血流以较高压力向血管壁薄弱的静脉分流;穿刺中的牵拉使血管压力增加导致出血。小量到中等量的出血在并发症中较多,但是大多不需要特殊处理,只需要轻轻压迫即可。通常无明显症状,常见的有腺体内出血和包膜外出血,腺体内出血表现有为腺体内多发条索状低回区,包膜外出血表现为包膜外新发不均质回声(图4-4-1、图4-4-2)。通常压迫穿刺针道20 min即可有效止血。术中术后一旦发现出血,应即刻进行压迫止血,复查彩超未见活动性出血后可不做其他处理。

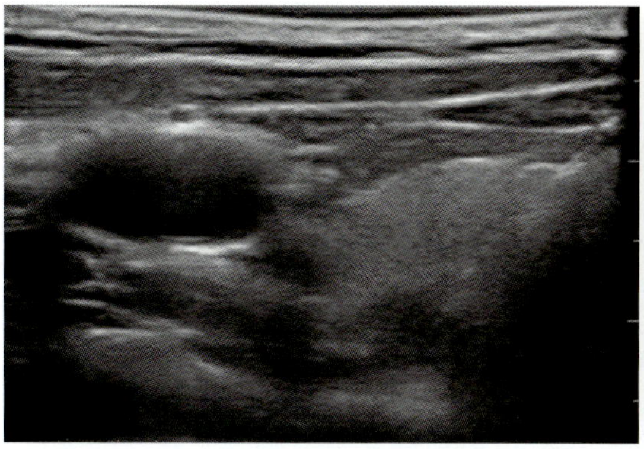

图4-4-1　深方结节穿刺中

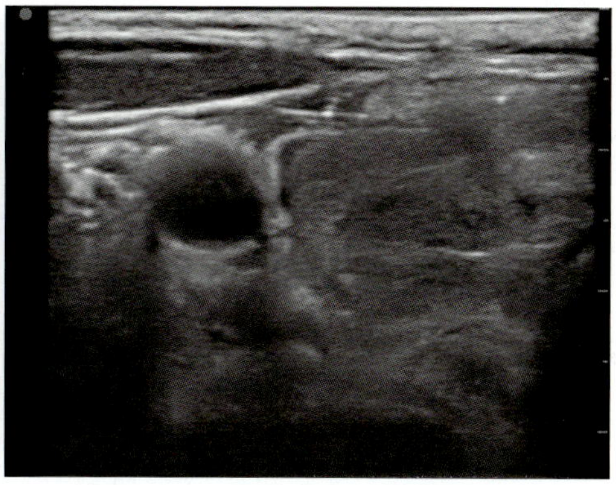

图4-4-2　深方结节穿刺后出血

出血量少常无明显症状;量稍多者可能有疼痛、肿胀,出血、声音嘶哑;量多者可能出现呼吸困难,必要时外科手术干预(罕见)。出血患者远期可出现皮肤瘀斑,可自行吸收。

穿刺不当可引起假性动脉瘤、动脉内血肿(图4-4-3)以及继发性血管瘤。如误伤颈内动脉,可出现颈动脉壁间血肿或壁间小夹层,表现为突然增厚的动脉壁,内可伴有少量血流信号,需局部压迫1~2 h,以防出血持续增加而损伤动脉壁。

假性动脉瘤是由于血肿与动脉相通引起的,颈部可见波动性的肿块。尽管假性动脉瘤是血管损伤的常见并发症。目前无标准的治疗方案,建议限制活动,一般可自愈,如病情恶化,需行选择性血管栓塞处理。继发性血管瘤:穿刺后血肿往往以结痂的形式恢复,很少引起与血管瘤类似的血管和纤维组织异常增生,偶尔可以观察到类似血管肉瘤的内皮反应性乳头状增生。此时,需进行鉴别诊断,避免误诊为恶性疾病而行不必要的根治手术或化疗。此外,反复穿刺抽吸只有大量的血液,需考虑甲状腺血管瘤,可行诊断性血管造影等检查明确。

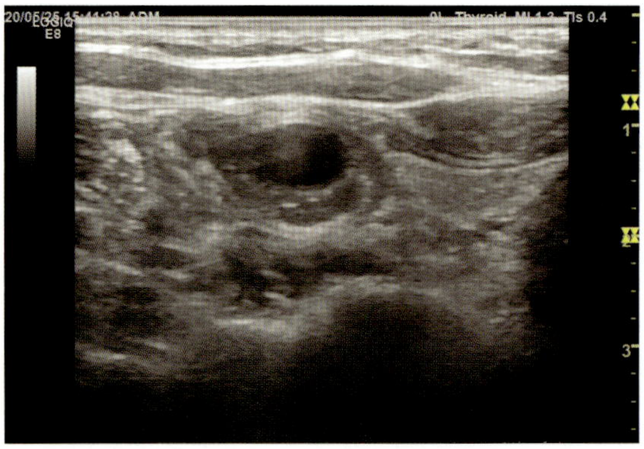

图 4-4-3　颈动脉壁间血肿

极少数损伤甲状腺相关动脉或甲状腺结节滋养动脉者，可能出现术后假性动脉瘤，可能原因有压迫不到位或患者抗凝药应用。颈部小动脉假性动脉瘤患者，可在综合评估后穿刺注凝血酶治疗，极少数需要外科干预。

出血多发生在腺体表面，极少在腺内或囊内。穿刺时伤及皮下血管极少数可引起皮肤瘀斑。出血原因可能为反复穿刺针道渗血或误穿血管，穿刺进针时应注意避开血管。血肿形成时超声检查可显示低回声区或液性暗区。通常局部压迫可阻止出血进一步发展。出血控制后，酌情加压包扎、冰敷防止再次出血。

需要注意的是，术后应嘱患者穿刺当天避免大幅度扭动和揉搓颈部，咳嗽打喷嚏前可压迫穿刺部位，避免院外迟发性活动性出血，应嘱患者术后如出现颈部肿胀持续疼痛等症状时应及时就近就医检查处理。

在甲状腺结节的 FNA 之前继续使用达比加群、利伐沙班或阿哌沙班等新型口服抗凝剂是合理且安全的，没有较大的出血风险。但对于血供特别丰富的结节或甲状腺腺体穿刺，应谨慎评估，可酌情停用抗凝剂。

出血有时候需要与穿刺后的甲状腺形态改变鉴别，根据甲状腺大小改变发生与甲状腺穿刺时间先后关系，分为急性暂时性肿胀，迟发型暂时性肿胀，以及甲状腺结节大小改变。急性暂时性肿胀发生于甲状腺穿刺后 24 h 以内。穿刺虽在单侧进行，但出现甲状腺双侧肿胀和急性疼痛，不伴随颈部瘀斑或呼吸道阻塞。急性暂时性肿胀超急性肿胀和快速的逆转特点提示其为血管扩张和毛细血管渗出，而非出血，且已通过超声成像证实。急性暂时性肿胀为自限性及暂时性，表现为急性发生，快速恢复，且不伴有气管阻塞或其他局部症状，无需特殊处理。迟发型暂时性肿胀为发生于穿刺 24 h 后的无痛性肿胀。超声显示甲状腺前组织水肿。其作用机制不明，可的松制剂治疗有效。

（2）感染

罕见，因为甲状腺有丰富血供、丰富的淋巴排泄系统、高碘含量以及完整的包膜。其临床表现为穿刺后几天内发生的急性化脓性甲状腺炎，伴随有高热，寒战，颈部疼痛性肿胀，甚至吞咽困难，声音嘶哑。亦有轻症患者。轻微感染者无需处理或口服抗生素，如脓肿形成，需积极处理，穿刺引流或外科处理。

（3）疼痛

穿刺过程中及穿刺后局部疼痛是短暂、轻微的。疼痛可影响细胞学检查的准确性，此外疼痛导致操作中断，但发生率不到 0.5%，多为穿刺术中可耐受的疼痛，极少数患者出现轻度疼痛或不适，可向耳后及颌下放射，无需处理。穿刺后局部疼痛可通过在穿刺部位敷冰块来缓解，常用的是冰块局部压迫止痛。不推荐使用局部麻醉预防疼痛，因为局部麻醉并不能完全预防疼痛。穿刺中的剧烈疼痛,预示亚急性甲状腺炎、甲状腺内出血、甲状腺坏死或囊性渗出的可能性。罕见术后术区持续疼痛,如出现持续疼痛,应警惕术后感染和迟发性出血。患者应返院明确诊断,如无上述情况,可口服镇痛药或加压冰敷对症治疗。

(4)针道种植

极其罕见,国外文献报道中,美国每年行甲状腺 FNA 检查患者达 28.8 万例,截止到 2010 年 1 月,报道甲状腺 FNA 导致肿瘤种植的累计仅 19 例,肿瘤种植率低于万分之一,并可外科切除。国内尚未检索出有关这方面的报道。可能与肿瘤自身生物学特征有关。

(5)晕针

极少数患者身体虚弱、过度紧张、饥饿或存在"尖端恐惧症"可能在穿刺中或穿刺后出现头晕目眩、心悸、恶心或晕厥。临床中我们遇到的"晕针"情况,有时候不排除是迷走反射,可能与探头或者穿刺针的刺激、疼痛、精神因素等引起迷走反射有关,表现为心动过缓、血压下降、头晕、面色苍白、出冷汗、胸闷气短、甚至意识丧失等。应立即停止操作,积极处理,仰卧吸氧,监测生命体征,测血糖,放松,注意保暖,必要时请相关科室急会诊帮助诊治。

(6)其他

诱发癫痫发作、心绞痛,气管、食管、喉返神经、迷走神经损伤、继发性甲状腺功能亢进罕见。邻近器官损伤包括喉返神经损伤、气管损伤以及食管损伤。甲状腺穿刺可引起喉返神经损伤导致单侧暂时性声带麻痹,常见症状是穿刺后迅速出现穿刺点疼痛和肿胀感,随后出现声音改变和(或)声音嘶哑,半年内可自行恢复。其可能机制如下:甲状腺血肿和(或)气管压迫神经;神经周围出现出血后炎症和纤维化;急性期小动脉栓塞;穿刺针的直接损伤。因仅引起部分性神经损伤,故声带恢复更快。穿刺损伤气管报道极少,临床表现为咳嗽,咯血。如果穿刺标本中出现软骨碎片需考虑气管和喉部损伤,喉镜亦有助于鉴别诊断。穿刺后食管损伤可引起轻度、短暂吞咽困难,需要与原发疾病相鉴别。

参考文献

[1] LEENHARDT L, ERDOGAN MF, HEGEDUS L, et al. 2013 European thyroid association guidelines for cervical ultrasound scan and ultrasound-guided techniques in the postoperative management of patients with thyroid cancer[J]. Eur Thyroid J, 2013, 2(3): 147.

[2] HAUGEN BR, ALEXANDER EK, BIBLE KC, et al. 2015 American Thyroid Association Management Guidelines for Adult Patients with Thyroid Nodules and Differentiated Thyroid Cancer: The American Thyroid Association Guidelines Task Force on Thyroid Nodules and Differentiated Thyroid Cancer[J]. Thyroid, 2016, 26(1): 1.

[3] POLYZOS S, ANASTASILAKIS AD. A systematic review of cases reporting needle tract seeding following thyroid fine needle biopsy[J]. World J Surg, 2010, 34(4): 844.

[4] GHARIB H, PAPINI E, GARBER JR, et al. American Association of Clinical Endocrinologists, American College of Endocrinology, and Associazione Medici Endocrinologe Medical Guidelines for Clinical Practice for the Diagnosis and Management of Thyroid Nodules: 2016 UPDATE[J]. Endocr Pract, 2016, 22(5): 622.

[5] GHARIB H, PAPINI E, PASCHKE R, et al. American Association of Clinical Endocrinologists, Associazione Medici Endocrinologi, and European Thyroid Association Medical guidelines for clinical practice for the diagnosis and management of thyroid nodules: executive summary of recommendations[J]. Endocr Pract, 2010, 16(3): 468.

[42] 王丽荟,陈路增,高莹,等. 超声引导下甲状腺结节粗针穿刺活检与细针抽吸取材满意率比较[J]. 中国超声医学杂志,2017,33(3):199.
[43] 田文,孙辉,贺青卿. 超声引导下甲状腺结节细针穿刺活检专家共识及操作指南(2018 版)[J]. 中国实用外科杂志,2018,38(3):241.
[44] 章建全,詹维伟. 超声引导下甲状腺结节细针穿刺细胞学检查实践指南(2019 版)[J]. 中华超声影像学杂志,2020,29(5):369.
[45] 赵美丽,杨炜,李金凤,等. 超声引导下细针穿刺细胞学检测不同大小可疑甲状腺癌结节的阳性率及准确率[J]. 南方医科大学学报,2020,40(5):693.
[46] 董屹婕,詹维伟. 超声引导下细针穿刺在甲状腺结节诊断和鉴别诊断中的价值[J]. 中国实用外科杂志,2015,35(6):613.
[47] 倪佳娜,黄品同,莫国强,等. 超声引导下细针无负压吸取细胞学检查对甲状腺结节的诊断价值[J]. 中华超声影像学杂志,2013,22(5):454.
[48] 刘晓云,徐书杭,邬宏恂,等. 加强甲状腺结节细针穿刺规范化管理[J]. 中华内分泌代谢杂志,2019(10):819.
[49] 卢斌,游向东,黄品同,等. 甲状腺结节大小对细针穿刺细胞学诊断结果的影响[J]. 中华超声影像学杂志,2014,23(9):778.
[50] 韩志江,吴颖为. 甲状腺结节影像检查流程专家共识[J]. 中华放射学杂志,2016,50(12):911.
[51] 中国医师协会介入医师分会超声介入专业委员会,中国医师协会介入医师分会肿瘤消融治疗专业委员会,中国抗癌协会肿瘤消融治疗专业委员会,等. 甲状腺良性结节解剖位置分类与热消融风险防控专家共识[J]. 中华医学超声杂志:电子版,2020,17(1):6.
[52] 付庆锋,周乐,边学海,等. 甲状腺乳头状癌颈部淋巴结转移 FNA-Tg 诊断标准值的探讨[J]. 中华内分泌外科杂志,2013,7(2):154.
[53] 周乐,孙辉. 浅谈细针穿刺活检诊断甲状腺微小癌的技巧[J]. 中国普外基础与临床杂志,2016,23(10):1185.
[54] 周乐,张广,张大奇,等. 细针穿刺活检及洗脱液检测在甲状腺癌颈淋巴结清扫决策中的应用研究[J]. 中国实用外科杂志,2017,37(9):1002.
[55] 章建全,陈红琼,闫磊,等. 咽食管憩室对甲状腺结节热消融治疗的威胁及其口服超声造影快速诊断[J]. 中华超声影像学杂志,2019(2):127.
[56] 章建全,盛建国,刁宗平,等. 液体隔离法在颈部结节性病变经皮热消融治疗中的应用[J]. 第二军医大学学报,2014,35(10):1045.

第五章

甲状腺结节细针穿刺细胞病理

病理学经过长时间的发展，已经从单一的器官病理学发展成为器官病理学、细胞病理学和现代病理学（包括超微病理学、免疫病理学和分子病理学等）综合的一个与临床密切相关的学科。

细胞病理学是以组织学为基础，根据细胞形态、细胞间的关系以及细胞周围环境（背景）的形态特点诊断疾病的形态科学。由于细胞病理学标本多经由细针吸取或自然脱落，细胞间的结构更加松散，缺乏组织病理学中常见的组织结构，所以评判细胞病理学的标准多集中在细胞形态本身，更着重观察细胞的核浆比、核形、核膜、核染色质和核仁等细节。

准确的细胞病理学报告可以在一定程度上代替冰冻组织病理学及常规组织病理学，细胞病理学标本可以和组织病理学标本一样进行后续的免疫组织化学染色、特殊染色、分子病理检测……由于取材所限，细胞病理学好比一叶知秋、管中窥豹，需要专业的解读。我们也应该正确地认识到细胞病理学和组织病理学一样，不是非黑即白的，而减少灰色的地带正是我们多学科共同努力的方向。

第一节 甲状腺结节细针穿刺细胞学诊断流程

86. 细针穿刺细胞病理学的诊断流程如何?

甲状腺结节细针穿刺细胞学旨在为临床医生提供迅速、准确的细胞病理诊断报告及合理的临床建议,以协助临床医生准确判断患者结节性质,进而有针对性地选择合理的临床处理策略。影响FNAB 细胞学发展的因素主要包括制片技术和诊断水平。细胞病理学的作用包括初筛和诊断,作用大小与诊断的质量水平相关,同时要视临床习惯与细胞病理相互默契信任度的结合。甲状腺结节细针穿刺细胞学诊断流程如下图(图 5-1-1):

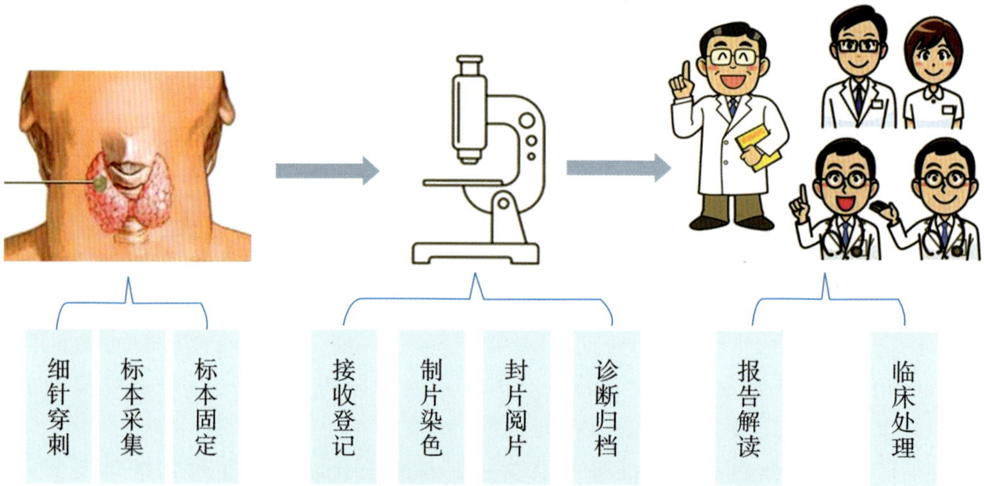

图 5-1-1 甲状腺结节细针穿刺细胞学诊断流程

87. 细针穿刺细胞病理学的阅片诊断思路如何?

提高甲状腺结节细针穿刺细胞病理学诊断效能的关键在于采取足量的细胞、制作优良的涂片以及丰富的细胞学诊断经验。对于甲状腺来说,FNA 和粗针穿刺活检诊断的正确率相似。随着医疗的发展进步,临床和患者的细胞病理诊断的要求也随之提高,想要得到一份翔实准确的细胞病理报告,不能仅局限于切片的方寸之间,一定要密切与临床相结合。作为一名病理科医师,在仔细阅片同时,要参考相关的临床资料如影像学资料、临床病史和治疗史、详尽的实验室检查,要和临床医师、穿刺医师进行有效的沟通(图 5-1-2)。

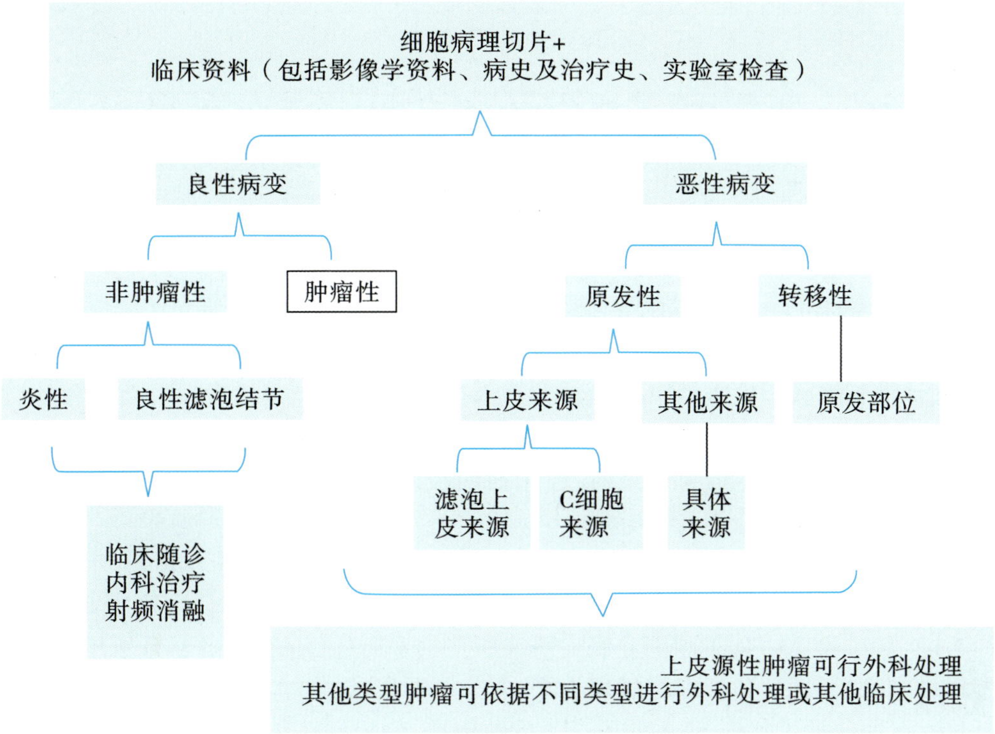

图 5-1-2　细针穿刺细胞病理学的阅片诊断思路

第二节　甲状腺结节细针穿刺细胞学报告

88. 什么是完整的甲状腺结节细针穿刺细胞学病理报告？

甲状腺细针穿刺细胞学检查对甲状腺结节患者的临床诊断起着越来越重要的作用，这项检查可以减少良性结节患者不必要的手术，并能有效地甄别出恶性结节患者，使其得到及时的治疗。细胞病理学医生与相关临床医生沟通交流时，使用简明准确、具有临床意义的报告术语，是患者能否接受及时恰当的临床处理策略的关键步骤。

甲状腺细胞病理学 Bethesda 报告系统（The Bethesda System for Reporting Thyroid pathology，TBSRTC）的制定为甲状腺细针穿刺细胞病理学建立了一个统一的、国际认可度很高的分层报告系统。2007 年 10 月 22 至 23 日，美国国立癌症研究所在贝塞斯达（Bethesda）召开了甲状腺 FNA 的专题会议，多学科专家学者们（包括细胞病理学家、内分泌学家、影像学家、外科医生和分子生物学家）展开热烈讨论，议题包括甲状腺 FNA 的形态学诊断标准、临床意义和分子病理进展等。根据会议的讨论和新一轮网上征询意见，首版 TBSRTC 最终定稿，于 2009 年正式发表。2016 年在日本横滨召开的国际细胞学大会上，以美国 Faquin B、瑞士 Pusztaszeri M 和意大利 Rossi ED 教授带领的 17 位国际知名病理学专家，回顾了 2010—2016 年间的新文献，对 TBSRTC 要更新的内容进行讨论并达成共识。这一共识为 2017 年 10 月最终定稿出版的第二版 TBSRTC 奠定了重要基础。与第一版 TBSRTC 相比，新版的主要更新点在于：第一，Bethesda Ⅰ、Ⅲ、Ⅳ、Ⅴ类细胞学结果的恶性风险度有所调整；第二，对“滤泡性肿瘤或可疑滤泡性肿瘤（FN/SFN）”和“恶性肿瘤”的界定标准进行修改；第三，将 NIFTP 的影响考虑其中；第四，对细胞病理学诊断为 Bethesda Ⅲ、Ⅳ、Ⅵ类的结节，临床处理意见给予修订。有了这个报告系统，细胞病理医生可以使用 TBSRTC 中简明准确的诊断术语与相关临床医生进行高效的交流。现将两版内容对比概括于表，并按照 Bethesda 分类具体解析如下（表 5-2-1）：

表 5-2-1　两版 TBSRTC 中各类别细胞学结果的恶性风险度和临床处理意见对比

Bethesda 分类		恶性风险度（%）			通常采用的临床处理意见[a]	
		2007 版	2017 版		2007 版	2017 版
			NIFTP≠癌	NIFTP=癌		
Ⅰ	UD/UNS	1-4	5-10	5-10	超声引导下再次 FNA	超声引导下再次 FNA
Ⅱ	良性	<1-3	0-3	0-3	临床和超声随访	临床和超声随访
Ⅲ	AUS/FLUS	~5-15	6-18	~10-30	再次 FNA	再次 FNA、分子标记物检测或甲状腺腺叶切除
Ⅳ	FN/SFN	20-30	10-40	25-40	甲状腺腺叶切除	甲状腺腺叶切除或分子标记物检测
Ⅴ	SM	60-75	45-60	50-75	甲状腺全切或腺叶切除	甲状腺全切或腺叶切除[bc]
Ⅵ	恶性	97-99	94-96	97-99	甲状腺全切	甲状腺全切或腺叶切除[c]

a：最终临床处理策略需综合其他因素（如临床表现、超声特点等）；b：有研究推荐使用分子标记物检查决策甲状腺手术类型（腺叶切除、全切）；c：如果细胞学诊断为“可疑转移癌”或“恶性（转移癌）”，则甲状腺手术可能不适用

甲状腺细胞病理学 Bethesda 报告系统诊断总体分类见表 5-2-2。根据 TBSRTC 的推荐，每个甲状腺 FNA 报告应以一个诊断类别开头。有些总体分类包含了具有临床实用意义的亚类，能给临床医生提供更贴近临床诊断的亚类诊断术语是值得推崇的。

表 5-2-2 甲状腺细胞病理学 Bethesda 报告系统诊断总体分类

Ⅰ.	标本无法诊断或不满意
	仅有囊液
	标本几乎无细胞
	其他（血液遮盖，凝固假象等）
Ⅱ.	良性病变
	符合良性滤泡性结节（包括腺瘤）
	符合淋巴细胞性（Hashimoto's）甲状腺炎（在恰当的临床背景下）
	符合肉芽肿性（亚急性）甲状腺炎
	其他
Ⅲ.	意义不明确的细胞非典型性病变，或意义不明确的滤泡性病变
Ⅳ.	滤泡性肿瘤或可疑滤泡性肿瘤，如为 Hürthle 细胞（嗜酸细胞）型，需注明
Ⅴ.	可疑恶性肿瘤
	可疑乳头状癌
	可疑髓样癌
	可疑转移性癌
	可疑淋巴瘤
	其他
Ⅵ.	恶性肿瘤
	甲状腺乳头状癌
	低分化癌
	甲状腺髓样癌
	未分化（间变性）癌
	鳞状细胞癌
	混合性癌（注明成分）
	转移性癌
	非霍奇金淋巴瘤
	其他

甲状腺细胞病理学 Bethesda 报告系统认为注释和建议并非必需，但是随着临床需求越来越高，我们认为甲状腺 FNA 报告除了试图与组织学相应部分相匹配外，应该包括关于外科干预甚至也许包括内科治疗或额外的实验室或影像学检查的建议，这和 Koss 教授的观点也是一致的。在 TBSRTC 推荐的六大类诊断术语中，第Ⅲ类诊断术语是最容易引起临床医生和患者迷惑不解甚至引发纠纷的一类诊断术语，也就是细胞病理诊断里的“灰区”。如同世界的多样性，色彩并非“非黑即白”，人性复杂也并非“非善即恶”。细胞病理诊断也并不能完全“非良即恶”。一份病理报告，也是“质”和“量”的结合，可疑的细胞数量过少或者异型性不足的情况下，盲目莽撞的根据不充足的线索去给一个恶性诊断，将会导致严重的后果。过度诊断必定导致过度治疗，所以在某些情况下，给予适当的“灰色”诊断，既提示了临床完善相关检查以获取更多证据，也提醒患者多注意自身情况、

不适随诊。这样的处理方式更恰当更人性化。

很多特殊病史会导致“灰区”诊断数量的增加，比如放射性元素接触史、频繁穿刺史、恶性肿瘤诊断史……所以想要减少“灰区”诊断的数量，和临床医生进行必要的沟通和交流非常重要。为了避免这种看似安全但是容易被滥用的“灰区”诊断，必要的诊断报告质量控制是应该长期坚持的。一个细胞病理医生的水平大多也体现在“灰区”诊断报告的数量多少上，一般认为，不超过10%的“灰区”诊断比例是可以接受的。完善的影像学和实验室检查，耐心细致的临床沟通，必要的分子病理检测（如 BRAF V600E 突变检测）都有助于减少“灰区”诊断报告的数量。

综上，我们认为一份完整的甲状腺结节细针穿刺细胞学病理报告应包括总体分类+具体亚类+适当的注释和建议。如果可以，诊断报告应尽可能地和为广大临床医生所接受的组织学诊断术语相结合，这样可能更有利于相关临床医生采取更有针对性、更适当的临床处理策略。

第三节　细胞学诊断标准

89. 什么样的标本是不满意的或者无法诊断及其决策?

为了给临床诊断和治疗提供有效的诊断依据,甲状腺细针穿刺标本必须能反映病变的性质。巧妇难为无米之炊,细胞病理关键的环节包括收集足量、有代表性的样本等。标本满意度评估是甲状腺细针穿刺诊断的基础步骤,它决定了诊断的正确与否。标本满意度标准的制定是为了降低诊断的假阴性率,对于标本病变性质的诊断的尤为重要。

标本满意标准:甲状腺细针穿刺标本中至少包含 6 团保存完好的、清晰可见的滤泡上皮细胞团,每团至少 10 个滤泡细胞。(基因检测需要更多细胞)以下情况除外:

(1)伴有细胞学非典型性的实性结节

如果标本存在明显的非典型细胞,则不能认为是“标本不满意”。

(2)伴有炎症的实性结节

淋巴细胞性甲状腺炎、亚急性甲状腺炎患者的标本可能只含有大量炎细胞,不需要限定滤泡上皮细胞的数量,这些病例可判读为“良性病变”。

(3)胶质结节

标本含有丰富的胶质成分,不需要限定滤泡上皮的数量,可判读为“良性病变(胶样甲状腺肿)”。

标本无法诊断或标本不满意:

(1)细胞数量未达到标本满意标准(除上述 3 种例外情况)。

(2)囊性结节,仅抽取到囊液成分,标本仅有组织细胞,滤泡上皮细胞数量未达到标本满意标准。

(3)制片原因导致滤泡上皮细胞被遮盖,有效的诊断细胞达不到标本满意标准。

备注

我院甲状腺结节穿刺报告未在报告中体现“标本不满意”,仅体现为未见明确滤泡上皮细胞,滤泡上皮细胞数量较少,影像学分级较高,建议密切随诊等描述性报告。

对于囊性结节,建议超声引导下细针穿刺时抽吸囊液后继续抽吸实性部分,保证滤泡上皮细胞数量达到标本满意度,否则细胞学诊断医师无法排除囊性甲状腺乳头状癌的可能。

需要强调的是标本是否满足诊断标准不仅取决于穿刺技术,还与结节本身的性质(钙化、囊性或实性结节结节较小、难定位)、涂片手法(进针时皮肤组织堵塞针管、进针负压太大、出血多,进针后停留时间过长血液凝固堵塞针管)、处理和染色技术有关。临床工作中,诊断标本不满意时需排除制片因素(必要时重复制片),相对于传统涂片,液基制片(liquid-based preparation,LBP)可减少标本不满意的数量,目前我院超声引导下甲状腺结节穿刺均采用液基制片。

对于标本无法诊断或不满意的分类,通常建议超声引导下重复穿刺,有文献认为 2 次 FNA 间隔时间应>3 个月,以避免因前次 FNA 损伤引起细胞表现不典型。但这样会导致患者焦虑,ATA 申明并不需要等待 3 个月。若结节最大径<5 mm 或囊性部分>50%，再次穿刺的无诊断率依然较高，建议随访超声检查，根据具体情况进一步处置。

病例 30：

患者梁某某，住院号 117XXXX，女，47 岁，以“体检发现甲状腺结节 2 d”为主诉入院。我院复查甲状腺超声（图 5-3-1）示：甲状腺体积增大并弥漫性回声改变并血流增多，甲状腺右侧叶中下部实性结节（TI-RADS 分级　4a 级），颈前Ⅵ区多发淋巴结肿大。FNAB 病理（图 5-3-2）示：（甲状腺右侧叶中下部实性结节）镜下见少量滤泡上皮细胞及淋巴细胞，少部分上皮细胞核形不规则，偶见核沟及包涵体；提示：甲状腺乳头状癌不除外。行“右侧甲状腺腺叶切除术＋右侧喉返神经探查术＋中央区淋巴结清扫术”治疗；快速病理（图 5-3-3）示：（右侧）结节性甲状腺肿。常规病理（图 5-3-4）示：（右侧）甲状腺乳头状癌；（中央区）淋巴结可见转移癌（5/11）。

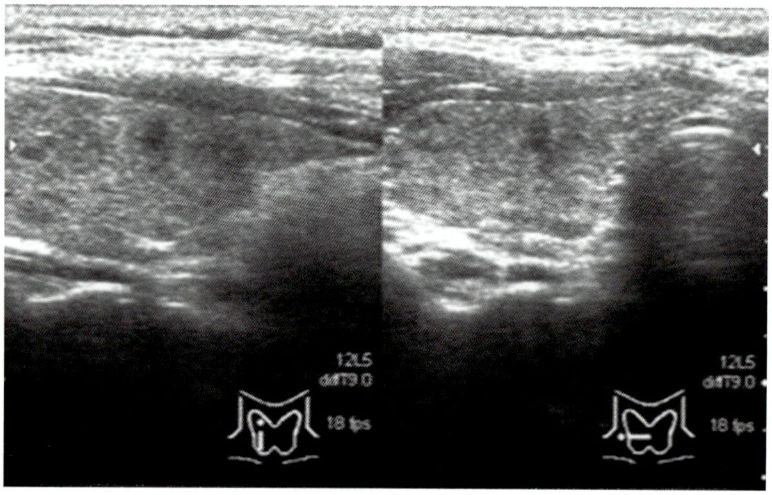

图 5-3-1　甲状腺彩超

超声所见：

甲状腺体积增大，左侧叶约 24.0 mm×21.5 mm（左右径×前后径），右侧叶约 26.0 mm×19.5 mm，峡部厚约 4.0 mm，实质回声分布不均匀；CDFI：内可及增多血流信号。

于右侧叶中下部浅层可探及一实性低回声结节，大小约 3.0 mm×3.0 mm×4.5 mm，纵横比>1，有毛刺，内回声不均匀；CDFI：可及Ⅰ级血流信号。

颈前Ⅵ区可探及数个肿大淋巴结回声，较大者约 10.0 mm×5.0 mm，淋巴门消失；CDFI：未探及明显血流信号。

双侧甲状旁腺区可显示区域未见异常肿块回声。

超声提示：

甲状腺体积增大并弥漫性回声改变并血流增多（请结合实验室检查）。

甲状腺右侧叶中下部实性结节（TI-RADS 分级　4a 级）。

颈前Ⅵ区多发淋巴结肿大。

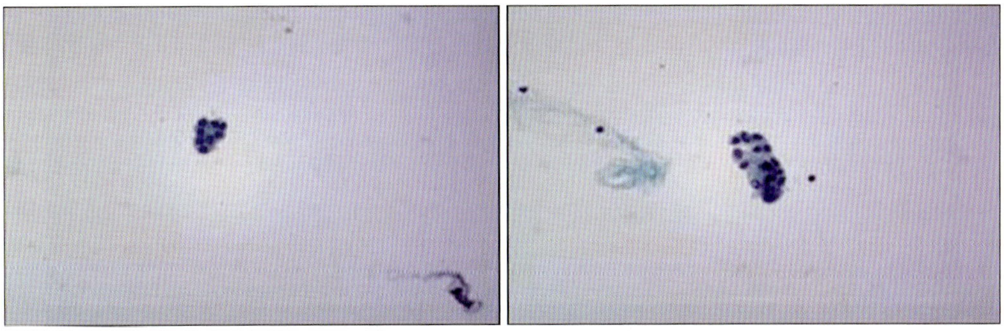

图 5-3-2　TCT 甲状腺细胞病理学检查

镜下所见：

（甲状腺右侧叶中下部实性结节穿刺 TCT）镜下见少量滤泡上皮细胞及淋巴细胞，少部分上皮细胞核形不规则，偶见核沟及包涵体。

病理诊断：

甲状腺乳头状癌不除外，建议行 BRAF 基因突变检测。

注：标本保留 3 周。

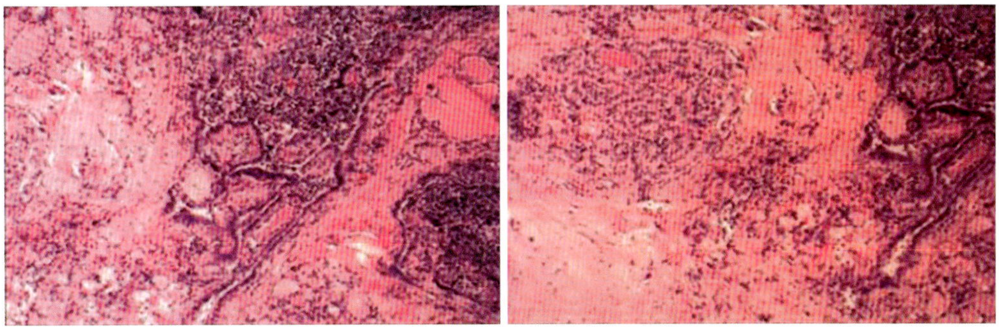

图 5-3-3　甲状腺组织病理学检查

肉眼所见(1)：

（右侧）灰红组织一块，大小 5.0 cm×3.0 cm×1.7 cm，已切开，上带一系线，多切面切开，可见一直径 0.6 cm 的结节，距被膜 0.2 cm，切面灰黄，质中，界清。余组织灰红，质软。

病理诊断(1)：

冰余组织：

（右侧）甲状腺乳头状癌。

注：此例冰冻切片未见癌，常规标本经全部取材。

(1)标准:

1)标本细胞数量较丰富,需注意淋巴细胞性甲状腺炎的诊断不需要限定滤泡上皮细胞或嗜酸细胞的数量。

2)淋巴细胞呈多形性,包括成熟的小淋巴细胞,较大的反应性淋巴细胞和偶尔出现的浆细胞。

3)可见嗜酸细胞片状排列或单个散在分布。

(2)备注:

细胞学在考虑诊断为慢性淋巴细胞性甲状腺炎时在满足细胞学诊断标准的基础上,参考超声检查提示甲状腺弥漫性回声改变和实验室检查,会做出更为明确的诊断,如超声检查和实验室检查不支持或者没做,也会提示临床为慢性淋巴性甲状腺炎可能。

3. 肉芽肿性甲状腺炎(图5-3-7):肉芽肿性甲状腺炎(亚急性甲状腺炎)是甲状腺的一种自限性炎性病变,患者体格检查甲状腺区有压痛或肿大,穿刺时配合度较差,影响标本的取样。

(1)标准:

1)可见肉芽肿(类上皮细胞簇)和多核巨细胞。

2)细胞数量多少不一,取决于疾病的不同阶段。①早期表现为大量的中性粒细胞和嗜酸性粒细胞;②后期数量较少,可见类上皮细胞、淋巴细胞、巨噬细胞和退变的滤泡上皮细胞。

(2)备注:

1)在满足细胞学肉芽肿性甲状腺炎诊断标准的基础上,结合影像学超声提示甲状腺片状低回声区,体格检查甲状腺区压痛或肿大,均可提示肉芽肿性甲状腺炎。

2)肉芽肿存在时,需结合临床排除结节病和感染。

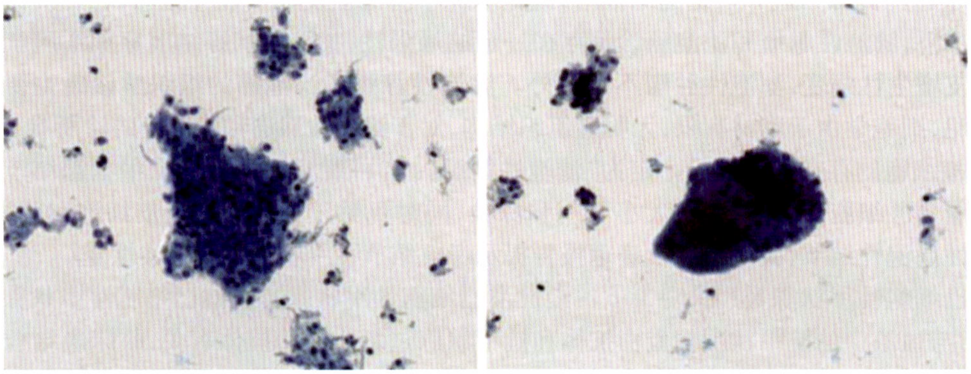

类上皮细胞,多核巨细胞,背景中散在少数炎细胞(巴氏染色;左图×20,右图×20)

图5-3-7 亚急性甲状腺炎

4. 其他少见病变

(1)急性甲状腺炎:多见于免疫功能低下的患者,可见大量中性粒细胞伴坏死,背景中可见细菌或真菌。

(2)Riedel 甲状腺炎:可导致甲状腺进行性纤维化,可向颈部软组织扩张。甲状腺触诊坚硬,标本细胞稀少,可见胶原束和温和的梭形细胞。

病例31:

患者王某某,住院号342XXXX,女,13岁,患者以"发热伴咳嗽、咳痰、流涕4周,颈前区疼痛2周"为主诉入院。4周前无明显诱因出现发热,伴咳嗽、咳痰、流涕,就诊于当地医院，诊断为“上呼吸道感染”，给予对症治疗，效果可。2周前出现颈前区疼痛，位于气管左侧，无放射性；伴发热，最高38.6℃。后至我院就诊。复查颈部超声（图5-3-8）示：①甲状腺左侧叶上极不均质低回声区（考虑甲状腺炎 建议进一步排查梨状窝瘘）；②甲状腺双侧叶多发微小囊性结节（TI-RADS分级 2级）。行超声引导下甲状腺针吸细胞穿刺活检术，病理（图5-3-9）示：（甲状腺左侧叶上极片状低回声区）未见明确恶性病变，亚急性甲状腺炎可能。颈部CT检查结果见图5-3-10。行食道钡餐造影（图5-3-11）结果回示：左侧梨状窝瘘？

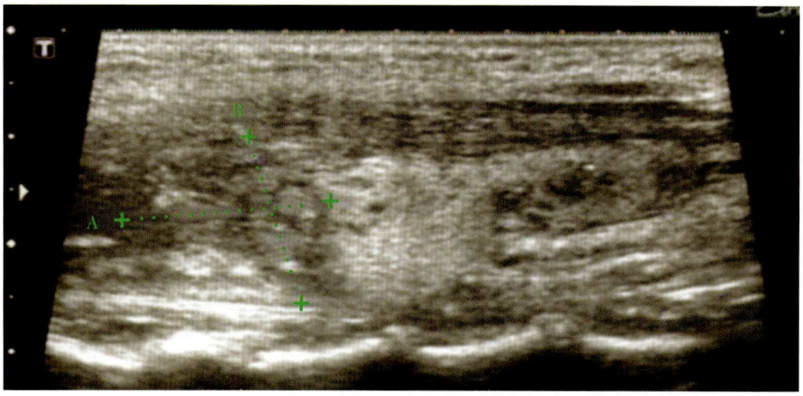

图5-3-8 甲状腺彩超

超声所见：

甲状腺大小形态正常。

于左侧叶上极可及一不均质低回声区，范围约19.0 mm×12.0 mm×16.0 mm，延至颈前肌，形态不规则，边界不清，内部回声不均匀，未及液性暗区；CDFI：内可见点状血流信号。

于双侧叶均可探及多个囊性结节，壁清，内可见点状强回声，后伴“彗尾”。直径1.0～4.0 mm。峡部未见具体结节。

双侧颈部未见明显肿大淋巴结回声。

双侧甲状旁腺区未见明显占位性病变。

超声提示：

甲状腺左侧叶上极不均质低回声区。

（考虑甲状腺炎，建议进一步检查排除梨状窝瘘）。

甲状腺双侧叶多发微小囊性结节（TI-RADS分级 2级）。

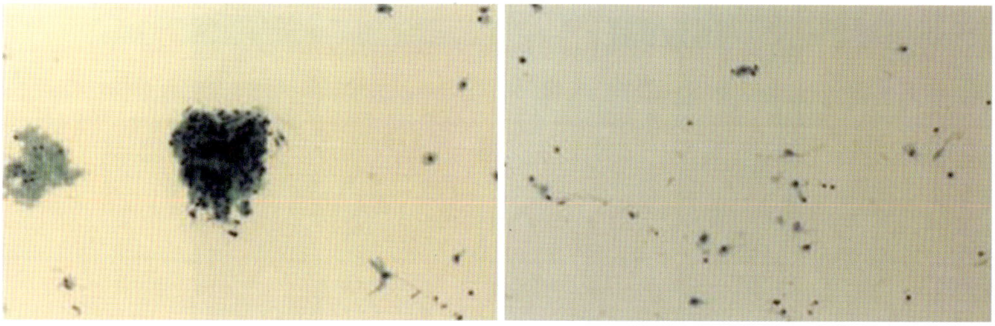

图5-3-9 TCT甲状腺细胞病理学检查

镜下所见：

（甲状腺左侧叶上极片状低回声区穿刺TCT）镜下见少量淋巴细胞、中性粒细胞和吞噬细胞，极少数滤泡上皮细胞，并见少数类上皮细胞和多核巨细胞。

病理诊断：

未见明确恶性病变，亚急性甲状腺炎可能，请结合临床、实验室及影像学检查。

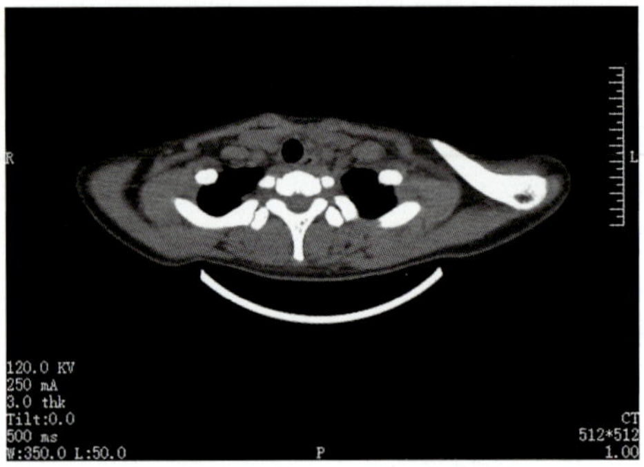

图5-3-10　颈部CT检查

影像表现：

左侧甲状腺外侧间隙可见不规则软组织密度影，边界不清。甲状腺实质密度未见明确异常。双侧鼻咽、口咽、喉咽部软组织对称，咽鼓管咽口及咽隐窝清晰，会厌、杓会厌皱襞、声带、室带光整。扁桃体及咽后壁软组织无肿大及异常密度影。双侧颈动脉鞘内未见肿大淋巴结影。

诊断意见：

左侧颈部间隙异常密度影，建议增强进一步检查。

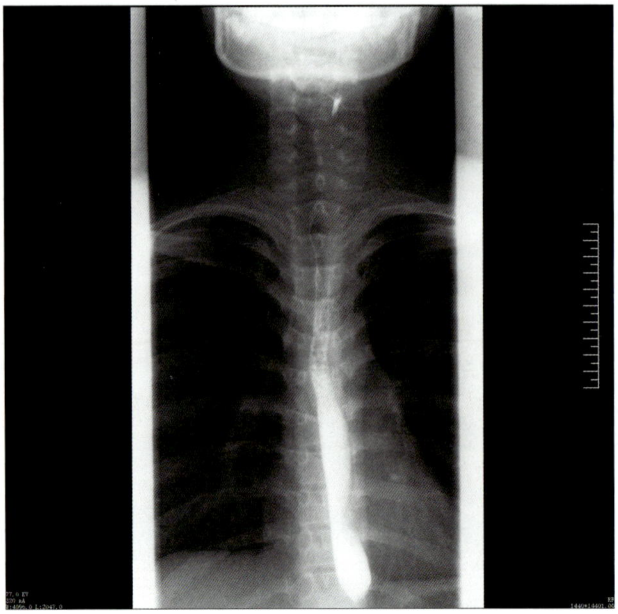

图5-3-11　上消化道造影

影像表现：

吞入对比剂后，左侧梨状窝见少许对比剂滞留影。食道黏膜完整，轮廓光滑，蠕动排空正常，未见明确充盈缺损及异常扩张。钡剂通过贲门顺利。

印象：

左侧梨状窝漏？请结合喉镜。

病例 32：

患者郭某某，住院号 307XXXX，男，54 岁，以"体检发现甲状腺结节 6 年余"为主诉入院。6 年前体检发现甲状腺结节，无声音嘶哑、饮水呛咳等；规律复查彩超。我院复查彩超（图 5-3-12）提示右侧甲状腺结节（TI-RADS 分级 4a 级）。行 FNAB，病理（图 5-3-13）示：（甲状腺右侧叶中部实性结）镜下见红细胞背景下有少数上皮细胞样细胞未见吞噬细胞、淋巴细胞和中性粒细胞，偶见胶质成分，未见明确恶性细胞。建议定期复查，必要时再次穿刺。后患者强烈要求手术，与患者沟通后，行"右侧甲状腺近全切除+右侧喉返神经探查术"，术后常规病理（图 5-3-14）示：（右侧）结节性甲状腺肿伴纤维化，局灶见坏死及胆固醇结晶形成。

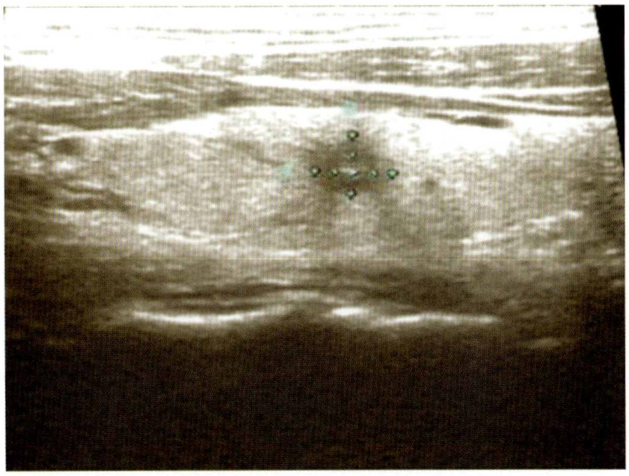

图 5-3-12 甲状腺彩超

超声所见：

甲状腺大小形态正常，于右侧叶中部可探及一实性结节，大小约 7.4 mm×3.7 mm×5.8 mm，边界不清晰，边缘不光整，似可及毛刺，形态不规则，内回声不均匀，内可及强回声；CDFI：内未见明显血流信号。

余实质回声均匀；CDFI：内未见明显异常血流信号。

双侧颈部未见明显异常肿大淋巴结回声。

超声提示：

甲状腺右侧叶实性结节伴钙化(TI-RADS 分级 4a 级)。

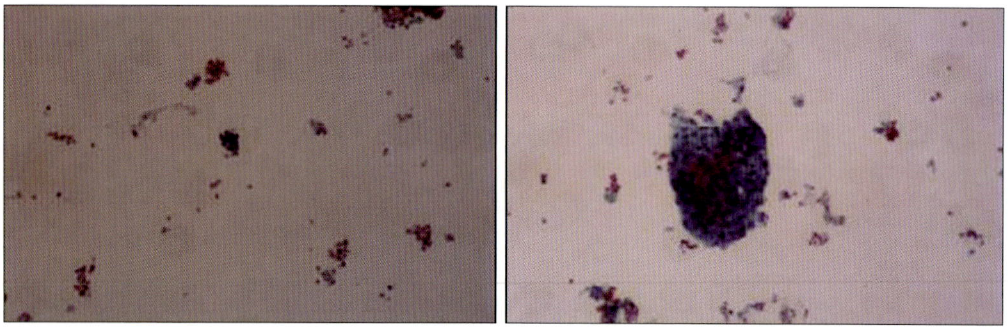

图 5-3-13 TCT 甲状腺细胞病理学检查

镜下所见及病理诊断：

(甲状腺右侧叶中部实性结节穿刺 TCT)镜下见红细胞背景上有少数上皮细胞样细胞，并见少量吞噬细胞、淋巴细胞和中性粒细胞，偶见胶质成分，未见明确恶性细胞，请结合临床及影像学检查综合诊断。

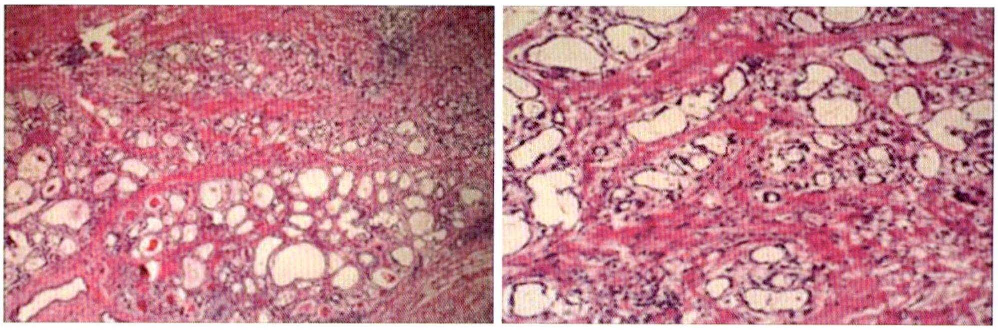

图 5-3-14 甲状腺组织病理学检查

肉眼所见：

(右侧)灰红组织一块，大小约 4.5 cm×2.2 cm×1.0 cm，多切面切开，可见一直径约 0.7 cm 灰白结节，切面灰白质硬界不清。

病理诊断：

冰余及冰冻常规：
(右侧)结节性甲状腺肿伴纤维化，局灶见坏死及胆固醇结晶形成。

思考：

对于细针穿刺细胞学病理提示为良性病变的，应遵照指南推荐处理。避免过度治疗。

91. 如何理解意义不明的非典型病变及其决策?

意义不明确的细胞非典型病变(AUS)/意义不明确的滤泡性病变(FLUS)是指那些具有结构或核异型性,但又不足以判读为可疑滤泡性肿瘤、可疑恶性肿瘤或恶性肿瘤的病例,但是,这些异型性又不能判读为良性。“非典型”这一术语的存在反应了细胞病理诊断存在灰色的区域,是客观存在的无奈。非典型不能作为提高阳性率的一项指标,应该尽量做出明确的判读。减少灰区报告量的方法包括:坚持不懈的业务学习和临床实践、耐心细致的临床沟通、持续进行的诊断质量控制。

标准:

(1)细胞非典型性

1)质:细胞仅表现为轻度非典型(细胞核轻度非典型,染色质略淡染,局限性核膜不规则);少数滤泡上皮细胞核增大,伴有显著核仁;标本仅由或几乎完全由嗜酸细胞组成,避免漏诊滤泡性肿瘤。

2)量:绝大多数细胞表现良性,只有少数细胞核增大、淡染或不规则。

(2)结构非典型性

1)质:微滤泡结构明显,呈灶性分布,但细胞核有轻度非典型性。

2)量:几乎均为微滤泡或三维立体结构,但细胞少而弥散。

备注:

(1)我院严把诊断标准,控制 AUS/FLUS 的比例达到国际认可的 10% 以下,AUS/FLUS 是一种排除性诊断,应谨慎使用。

(2)如果标本不符合诊断标准且无异型性,应判读为“标本无法诊断或标本不满意”。

(3)制片过程中人工假象可能会导致细胞呈现出非典型性,如果假象比较局限,并且其他区域为良性,应判读为良性病变,必要时重复制片。

文献报道的 US-FNA 细胞学结果不确定率为 2.0% ~36.4%(Bethesda Ⅲ ~ Ⅴ)。一项大样本(4077 例)的 US-FNA 研究中这一概率达到 16.1%。处理这种情况的最佳方法目前尚无定论,但由于这部分结节中恶性率仍高达 2% ~37%,建议这部分患者进行再次穿刺,尤其是超声上高度怀疑恶性的结节,再次穿刺能显著降低漏诊率。对这三类细胞学结果该如何解读和处理是当前临床上关注的问题。超声评估有助于 FNA 细胞学结果为意义不明的细胞非典型性病变或意义不明的滤泡性病变的风险评级和处理,应当综合考虑超声评估等级来制定下一步的临床处理,行再次 FNA 或者分子基因方面的检查。

病例 33:

患者周某某,住院号 381XXXX,女,33 岁,以“甲状腺结节”入院,当地彩超示:①双侧甲状腺结节(左侧评分:15 分,分级 4 级);②甲状腺实质回声不均;③双侧颈部淋巴结肿大。入院后行 FNAB,细胞病理(图 5-3-15)示:(左侧甲状腺下极近峡部实性结节穿刺 TCT)镜下见少量淋巴细胞,少数滤泡上皮细胞;(甲状腺右侧叶中部深方实性结节穿刺 TCT)考虑淋巴细胞性甲状腺炎,部分细胞增生活跃,请结合临床,建议密切随诊或行 BRAF 基因突变检测协助诊断。遂行 BRAF 基因检测(图 5-3-16),结果示:BRAF 基因 V600E 突变。遂行“双侧甲状腺腺叶切除术+双侧Ⅵ区淋巴结清扫术”。常规病理(图 5-3-17、图 5-3-18)示:冰余组织:①(左侧)桥本甲状腺炎;②(右侧)甲状腺乳头状癌(直径0.4 cm);

③淋巴结可见转移癌(左Ⅵ区 1/10,右Ⅵa 区 2/6,右Ⅵb区 0/6)。免疫组化:AE1/AE3(+)。

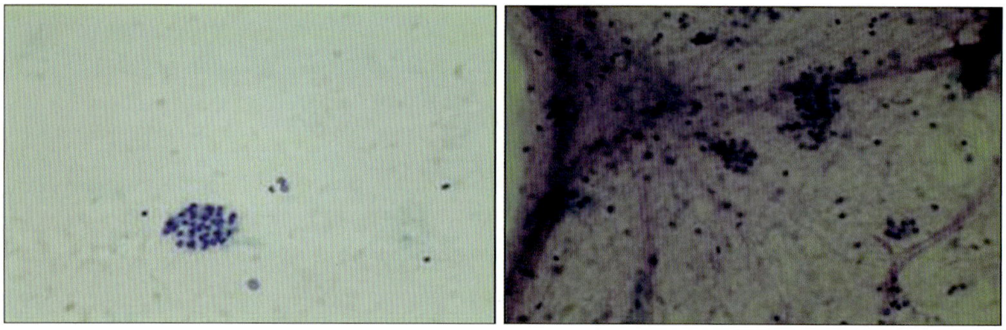

图 5-3-15　TCT 甲状腺细胞病理学检查

镜下所见:

(甲状腺右侧叶中部深方实性结节穿刺 TCT)镜下见少量淋巴细胞,少数滤泡上皮细胞,部分细胞核形稍不规则。

病理诊断:

考虑淋巴细胞性甲状腺炎,部分细胞增生活跃,请结合临床,建议密切随诊或行 BRAF 基因突变检测协助诊断。

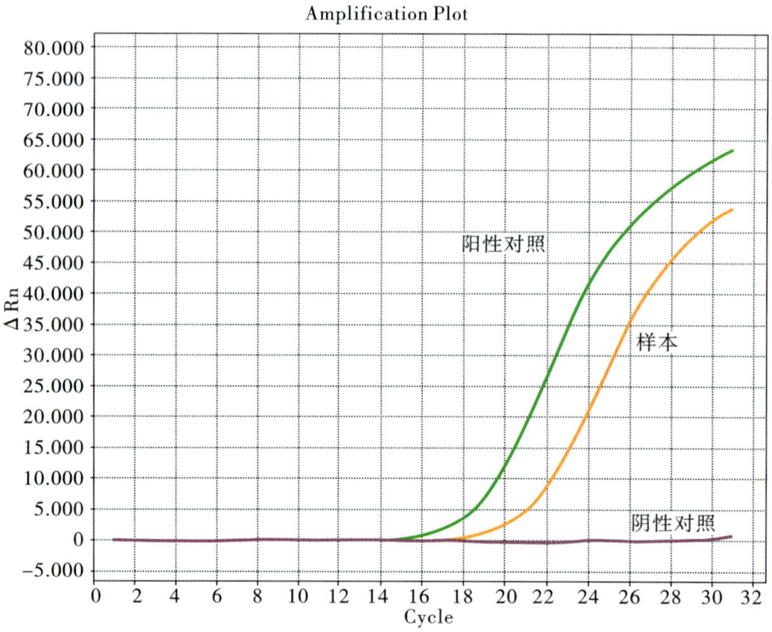

图 5-3-16　基因检测

基因检测结果:

发现 BRAF 基因 V600E 突变。

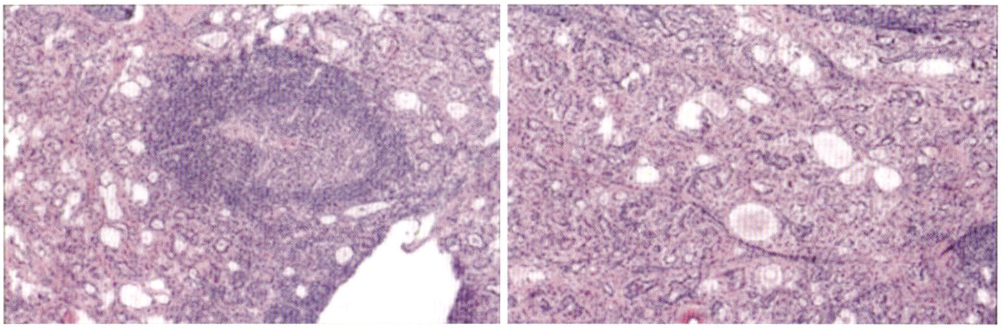

图 5-3-17 甲状腺细胞病理学检查

肉眼所见(1):

标一:(左侧)灰红系线组织一块,大小约 4.0 cm×2.5 cm×1.3 cm,切面灰白灰红,未见明确结节。

标二:(右侧)灰红组织一块,大小约 4.5 cm×3.0 cm×1.5 cm,紧邻被膜可见一灰白结节,直径约 0.6 cm,质软,界欠清。余组织切面均灰红质软。

病理诊断(1):

冰余组织:

1.(左侧)桥本氏甲状腺炎。

2.(右侧)甲状腺乳头状癌(直径约 0.4 cm)。

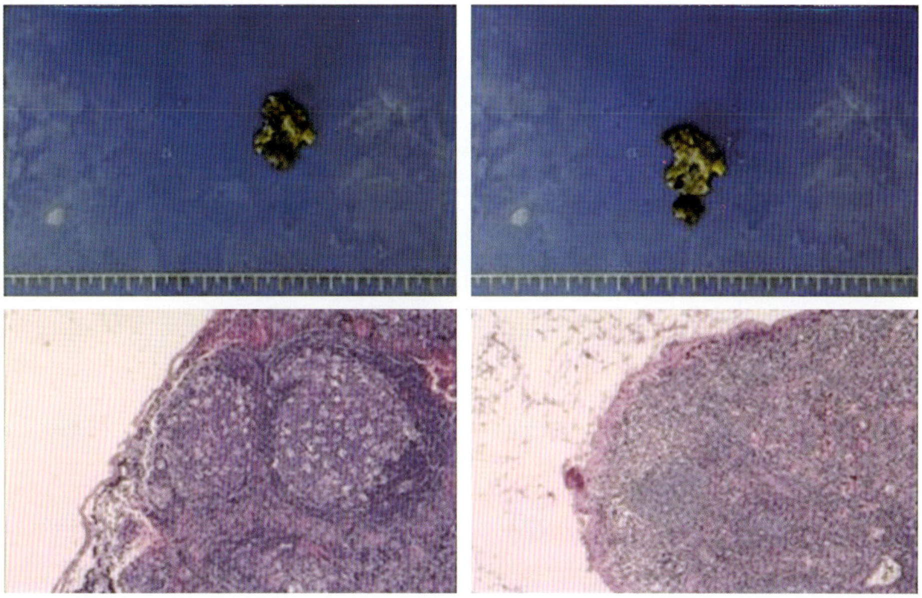

图 5-3-18 淋巴结组织病理学检查

肉眼所见(2):

标一:(左Ⅵ区淋巴结)灰黄脂肪样组织一堆,大小约 2.5 cm×2.0 cm×1.0 cm。内检出淋巴结样物数枚,直径 0.1 ~ 1.2 cm。

标二:(右Ⅵa 区淋巴结)灰黄脂肪样组织一块,大小约 3.5 cm×2.0 cm×0.8 cm。内检出淋巴结样物数枚,较小者约 1.0 cm×0.7 cm×0.5 cm,较大者约 1.1 cm×1.0 cm×0.5 cm。

标三:(右Ⅵb 区淋巴结)灰黄脂肪样组织一堆,大小约 3.0 cm×2.0 cm×0.6 cm。内检出淋巴结样物数枚,较小者直径约 0.3 cm,较大者约 1.2 cm×1.0 cm×0.3 cm。

病理诊断(2):

淋巴结可见转移癌(左Ⅵ区 1/10,右Ⅵa 区 2/6,右Ⅵb 区 0/6)。

免疫组化:AE1/AE3(+)。

病例 34:

患者李某某,住院号 294XXXX,女,29 岁,以“甲状腺结节”入院。甲状腺超声示:甲状腺体积增大、弥漫性回声改变并血流稍丰富、左侧叶实性低回声结节伴钙化(TI-RADS 分级 4a 级),查 TPOAB 121.3 IU/mL(↑)、TGAB 440.5 IU/mL(↑)。遂行 FNAB,病理(图 5-3-19)示:(甲状腺左侧叶上极背段实性结节)考虑结节性甲状腺肿,伴上皮细胞生长活跃。建议密切随诊。BRAF 基因检测阴性。嘱定期复查。3 个月后再次行 FNAB,病理(图 5-3-20)示:(甲状腺左侧叶上极实性结节)甲状腺乳头状癌。遂行“左侧甲状腺癌根治术+左侧喉返神经探查术”。术后常规病理(图 5-3-21、图 5-3-22)示:(左侧)甲状腺乳头状癌,另见淋巴结未见转移癌(0/5)。(左颈部)淋巴结 10 枚,未见癌转移。未检测到 BRAF 基因 V600E 突变;未检测到 TERT 基因启动子突变。

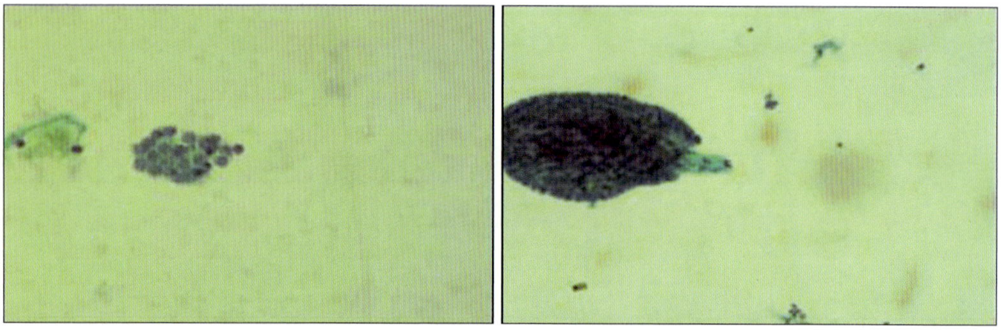

图 5-3-19　TCT 甲状腺细胞病理学检查(第一次穿刺)

镜下所见(1):

(甲状腺左侧叶上极背段实性结节穿刺 TCT)镜下见少量滤泡上皮细胞,部分细胞胞核略淡染,排列紧密;并见少量淋巴细胞。

病理诊断(1):

考虑结节性甲状腺肿,伴上皮细胞生长活跃,请结合临床,建议密切随诊。

基因检测结果：

未检测到 BRAF 基因 V600E 突变；未检测到 TERT 基因启动子突变。

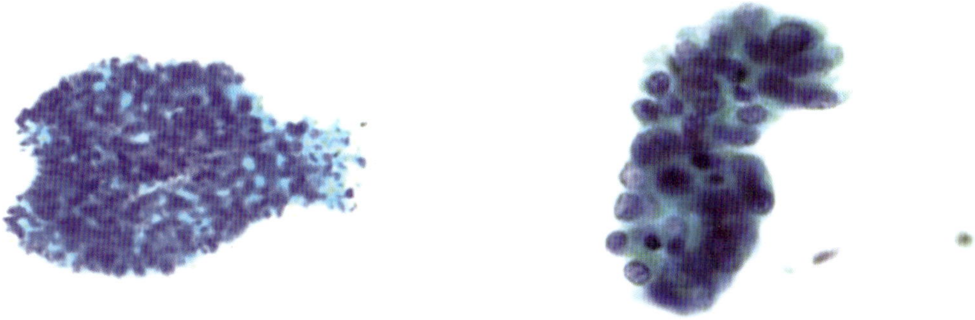

图 5-3-20　TCT 甲状腺细胞病理学检查（第二次穿刺）

镜下所见（2）：

（甲状腺左侧叶上极实性结节穿刺 TCT）镜下见少量滤泡上皮细胞，部分细胞排列拥挤，细胞核增大，核形不规则，偶见核沟及包涵体，并见少量淋巴细胞，少数中性粒细胞。

病理诊断（2）：

甲状腺乳头状癌可能，建议行 BRAF 基因突变检测；如手术，建议术中冰冻切片进一步明确诊断。

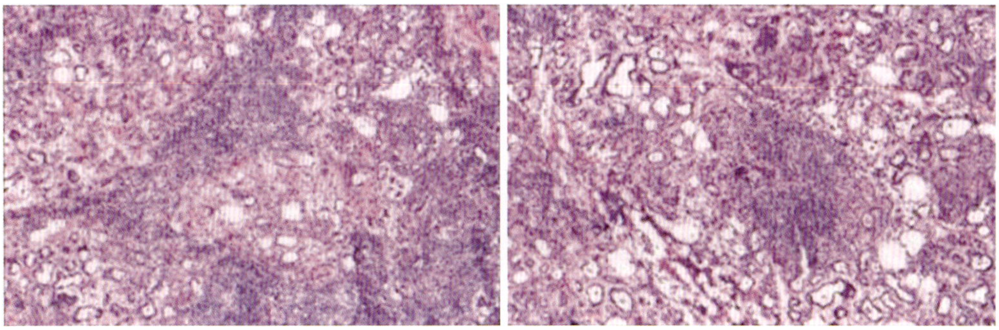

图 5-3-21　甲状腺常规病理学检查

肉眼所见（1）：

（左侧）灰红组织一块，上带一处系线，大小约 4.2 cm×3.6 cm×1.5 cm，书页状切开，呈多结节样，结节直径 0.4～0.6 cm，切面灰白灰红质软到中。

病理诊断（1）：

冰余组织：

（左侧）甲状腺乳头状癌，另见淋巴结未见转移癌（0/5）。

超声提示：

甲状腺弥漫性回声改变(请结合实验室检查)。
甲状腺左侧叶囊实性结节(较大者 TI-RADS 分级 4a 级,滤泡状肿瘤样结节不除外)。
甲状腺双侧叶余囊实性结节(TI-RADS 分级 3 级)。

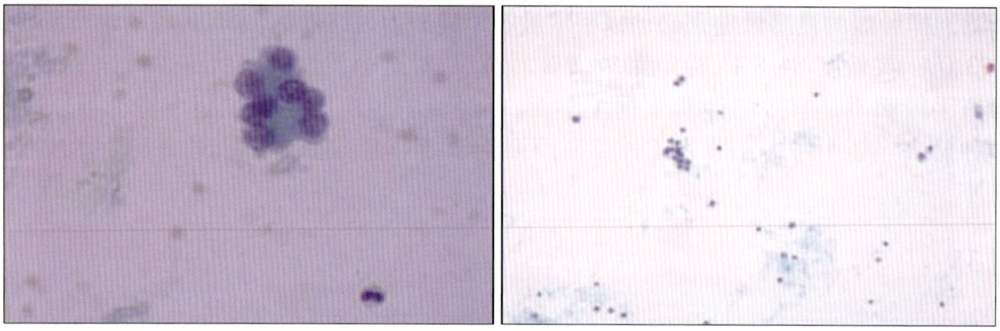

图 5-3-24 TCT 甲状腺细胞病理学检查

镜下所见：

(甲状腺左侧叶结节穿刺 TCT)镜下见少量散在或成小团分布的滤泡上皮细胞,部分细胞呈微滤泡状,并见少数淋巴细胞。

病理诊断：

滤泡上皮增生性病变,腺瘤样结节性甲状腺肿或滤泡性肿瘤均不能除外,请结合临床及影像学检查综合诊断。

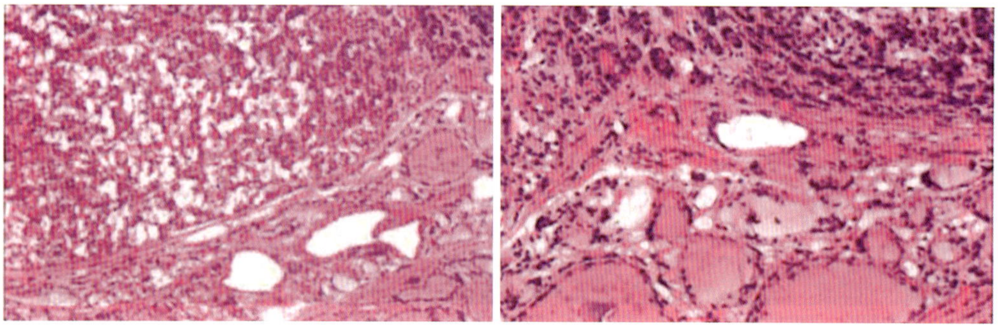

图 5-3-25 左侧甲状腺快速冰冻病理学检查

肉眼所见(1)：

(左侧甲状腺)灰红组织一块,大小约 4.8 cm×2.6 cm×1.5 cm。上带离断面面积约 1.7 cm×0.7 cm,多切面切开,距离断面约 2.0 cm,紧邻被膜,可见一直径约 3.0 cm 的灰红灰黄结节,结节切面灰红灰黄质软,可见出血,界尚清。另距离断面 1.0 cm,紧邻被膜可见一直径约 0.3 cm 灰黄结节,切面灰黄质中,界欠清。余组织切面灰红质软。

病理诊断(1)：

(左侧甲状腺)滤泡上皮增生性病变/肿瘤,倾向腺瘤样结节性甲状腺肿。

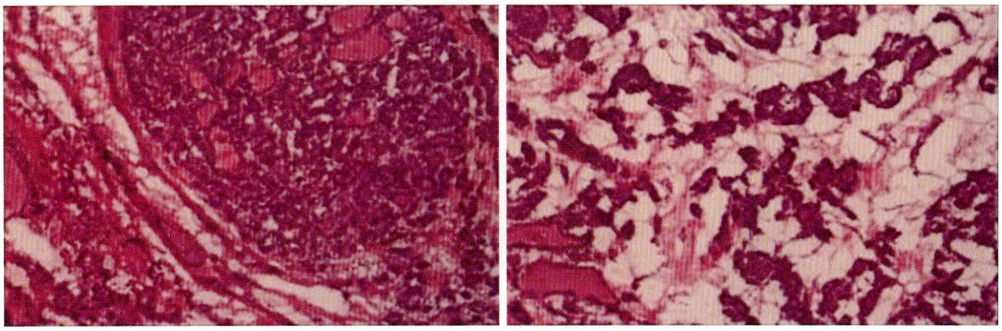

图 5-3-26　左侧甲状腺组织病理学检查

肉眼所见：

（左侧甲状腺）灰红组织一块，大小约 4.8 cm×2.6 cm×1.5 cm。上带离断面面积约 1.7 cm×0.7 cm，多切面切开，距离断面约 2.0 cm，紧邻被膜，可见一直径约 3.0 cm 的灰红灰黄结节，结节切面灰红灰黄质软，可见出血，界尚清。另距离断面 1.0 cm，紧邻被膜可见一直径约 0.3 cm 灰黄结节，切面灰黄质中，界欠清。余组织切面灰红质软。

病理诊断（2）：

第一次报告：

冰余组织：

（左侧）甲状腺滤泡性病变，待免疫组化协诊。

第二次报告：

（左侧）符合恶性潜能未定的高分化肿瘤。

免疫组化：

A6 号：CK8/18（+），CK19（+），CD56（部分+），Galectin-3（灶+），HBME-1（部分+）；A7 号：CK19（+），CD56（+），Galectin-3（-），HBME-1（-），CK8/18（+）。

分子检测：BRAF（-）。

病例 36：

患者谷某某，住院号 337XXXX，男，60 岁，以“发现颈部包块 3 个月”为主诉入院。3 个月前无意中发现颈部包块，未予治疗的。后至我院行颈部超声（图 5-3-27）示：①甲状腺右侧叶囊实性占位（TI-RADS 分级　3 级）；②甲状腺左侧叶中部微小囊实性结节（TI-RADS 分级　2 级）。行“右侧甲状腺腺叶切除+右侧喉返神经探查术”，术后病理结果（图 5-3-28）示：（右侧）符合恶性潜能未定的甲状腺滤泡性肿瘤，可疑包膜侵犯。

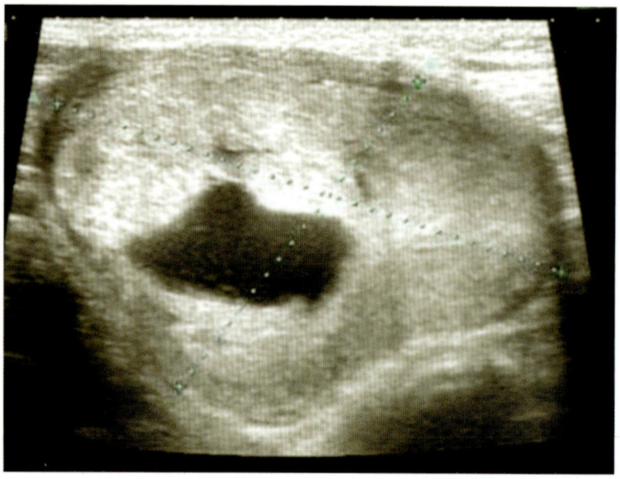

图 5-3-27　甲状腺彩超

超声所见：

甲状腺右侧叶体积增大，内可探及一囊实性结节，致使气管左移，大小约 59.0 mm×55.0 mm×44.0 mm（上下径×左右径×前后径），边缘光整，内以实性为主；CDFI：内可见Ⅲ级血流信号。

甲状腺左侧叶体积正常，于中部可探及一囊实性结节，大小约 4.0 mm×2.5 mm×2.0 mm，边缘光整，形态规则，内以实性为主；CDFI：内未见明显血流信号。

双侧颈部未见明显异常肿大淋巴结回声。

双侧甲状旁腺区可显示区域未见异常肿块回声

超声提示：

甲状腺右侧叶囊实性占位（TI-RADS 分级　3 级）。

甲状腺左侧叶中部微小囊实性结节（TI-RADS 分级　2 级）。

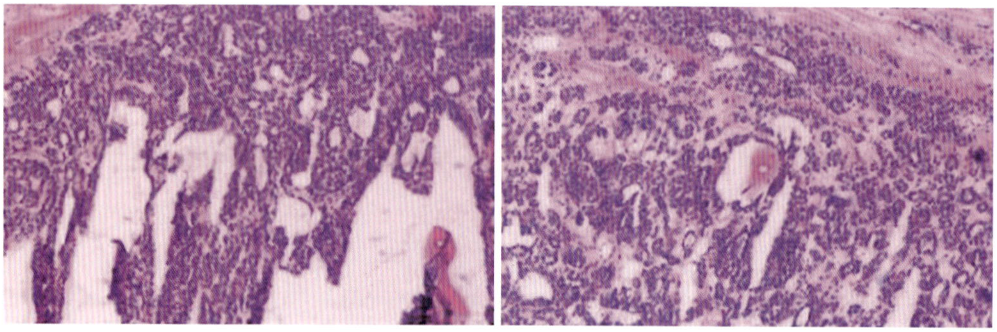

图 5-3-28　右侧甲状腺组织病理学检查

肉眼所见：

（右侧甲状腺）灰红组织一块，大小 4.5 cm×3.5 cm×2.5 cm，切开可见一直径 4.2 cm 灰红结节，结节切面灰红，质软，界清。外似有包膜，包膜厚约 0.1 cm。

病理诊断：

（右侧）符合恶性潜能未定的甲状腺滤泡性肿瘤，可疑包膜侵犯。

思考：

警惕滤泡性肿瘤，必要时手术。

93. 如何诊断可疑恶性肿瘤及其决策？

可疑恶性肿瘤（suspicious for malignancy，SFM）是一个组成多样的类别，当部分细胞形态学特征强烈提示恶性肿瘤，但又不足以明确诊断时，归类为可疑恶性肿瘤，它包括各种不同的恶性肿瘤：可疑甲状腺乳头状癌、可疑甲状腺髓样癌、可疑淋巴瘤、可疑恶性肿瘤，非特指。

可疑甲状腺乳头状癌诊断标准如下：

1. 质（核改变不充分）：①标本细胞核轻至中度增大，轻度核淡染；②核沟明显，但核膜不规则及核拥挤较少。

2. 量（斑片状核改变）：①标本中特征不明显的滤泡上皮细胞（占大部分）与具有核增大、核淡染、核沟、核膜不规则或核拥挤的细胞混合存在；②核内假包涵体少见或不存在；③标本量非常稀疏，但 PTC 核特征都存在。

3. 囊性变模式：①囊性变特征，存在吞噬含铁血黄素的吞噬细胞；②滤泡上皮细胞核增大，有核沟，但核内假包涵体少见或者不存在，没有砂砾体或乳头状结构；③偶见非典型组织细胞。

可疑甲状腺髓样癌诊断标准如下：

1. 标本细胞稀疏或中等。

2. 形态单一的散在分布的单个小到中等大小细胞；细胞核偏位；无可辨别的细胞质颗粒；可能存在淀粉样物。

可疑淋巴瘤断标准如下：

1. 标本中细胞丰富，由许多形态单一、小到中等大小的淋巴细胞组成。

2. 标本细胞稀疏，可见非典型淋巴样细胞。其他特殊情况：

（1）有时细胞核的变化范围是广泛而非斑片状，程度较轻而不彻底，故当核的改变广泛但较轻时最好诊断为可疑甲状腺乳头状癌。

（2）FNA 无法明确甲状腺乳头状癌的滤泡亚型（FVPTC）的诊断，镜下具有微滤泡结构和 PTC 细胞核特征，且具有不同的临床表现，从 NIFTP 的惰性生长到 PTC 的侵袭性滤泡型的浸润性生长，大多数 FVPTC 和 NIFTP 在细胞学上被诊断为可疑恶性肿瘤，可疑滤泡型肿瘤或意义明确的细胞非典型病变。

需要注意的是既往所有 PTC 中 NIFTP 所占的比例高低不一致，会导致其改变 AUS/FLUS 结节恶性风险的程度不一。与美国相比，亚洲人群中 NIFTP 在 PTC 中的比例低许多，来自我国山东和无锡的数据表明，该比例仅为 0.3%，因此新版 TBSRTC 的风险度估测是否适用于我国，很有研究的必要。NIFTP 的诊断十分严格，NIFTP 构成了一定比例的"恶性"会被诊断为可疑恶性肿瘤，部分（而不是全部）病例增加了 FVPTC 或 NIFTP 可能，这组可疑恶性患者，应建议行腺叶切除而不是甲状腺全切。目前确诊 NIFTP 主要依赖术后病理而非 FNA 细胞病理，即 NIFTP 和甲状腺癌一样，是手术干预为主的疾病，因此，即便细胞病理不能准确区分 NIFTP 和甲状腺癌，实际上并不影响是否手术的决策。

3. 标本细胞稀疏，诊断可疑甲状腺髓样癌时可结合临床资料，检测血清降钙素和 CEA 是否升高。

4. 其他甲状腺原发恶性肿瘤，如未分化癌，低分化癌及转移性恶性肿瘤，在 FNA 标本可诊断为恶性肿瘤，但进一步分类诊断需结合临床和免疫组化，细胞数量不足或标本处理不当均可能导致诊断的不确定性，进而只能诊断为可疑恶性肿瘤。

病例 37：

患者薛某，住院号 414XXXX，女，23 岁，以"发现甲状腺结节 7 月"为主诉入院。我院门诊颈部超声（图 5-3-29）示：①甲状腺体积增大并弥漫性回声改变（请结合实验室检查）；②甲状腺右侧叶低回声结节（TI-RADS 分级 4a 级）；③甲状腺左侧叶低回声结节（TI-RADS 分级 3 级）；④甲状腺右侧叶囊性结节（TI-RADS 分级 2 级）。入院行 FNAB，病理（图 5-3-30）示：甲状腺乳头状癌可能性大。基因检测 BRAF 突变阳性（图 5-3-31）。遂行手术治疗。

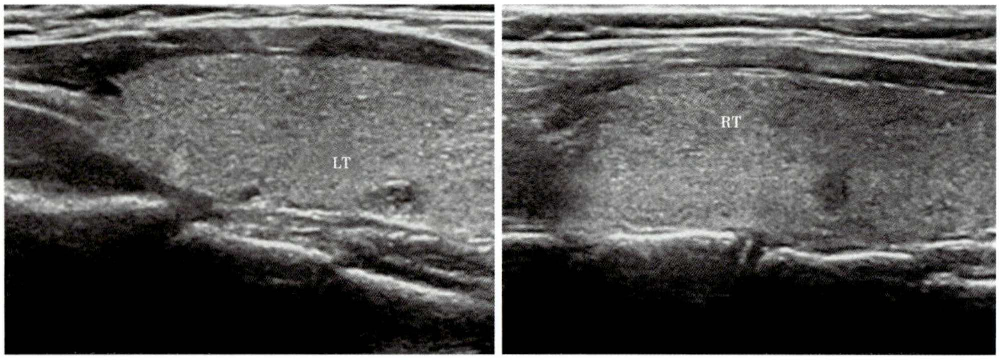

图 5-3-29 甲状腺彩超

超声所见：

甲状腺体积稍大，形态稍饱满。

于右侧叶中部深方可及一低回声结节，大小约 3.6 mm×2.8 mm×5.0 mm，纵横比>1，边界不清，形态不规则，周边有毛刺，内可及一枚点状强回声；CDFI：内未见明显异常血流信号。另于右侧叶可及一囊性结节，大小约 3.0 mm×2.0 mm×2.0 mm，边界清，内透声好。

于左侧叶中部深方可及一低回声结节，大小约 5.0 mm×4.0 mm×4.0 mm，边界尚清，内回声不均匀，可及环形强回声；CDFI：内可及点状血流信号。

余实质回声增粗、减低，分布不均匀；CDFI：内未见明显异常血流信号。

双侧颈部未见明显异常肿大淋巴结回声。

双侧甲状旁腺区未见明显异常包块回声。

超声提示：

甲状腺体积稍大并弥漫性回声改变（请结合实验室检查）。

甲状腺右侧叶低回声结节（TI-RADS 分级 4a 级）。

甲状腺左侧叶低回声结节（TI-RADS 分级 3 级）。

甲状腺右侧叶囊性结节（TI-RADS 分级 2 级）。

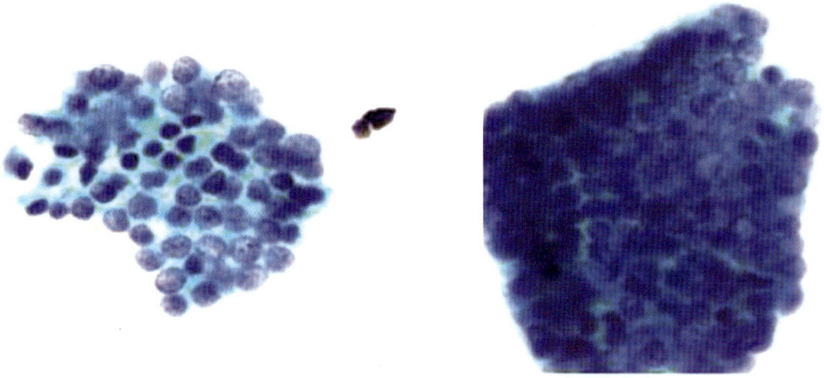

图 5-3-30　TCT 甲状腺细胞病理学检查

镜下所见：

（甲状腺右侧叶中部实性结节穿刺 TCT）镜下见少量滤泡上皮细胞，部分细胞排列拥挤，细胞核增大、淡染，细胞核形不规则，可见核沟，偶见包涵体，并见少量淋巴细胞和中性粒细胞。

病理诊断：

提示：甲状腺乳头状癌可能性大，建议行 BRAF 基因突变检测协诊，如手术，建议术中冰冻切片进一步明确诊断。

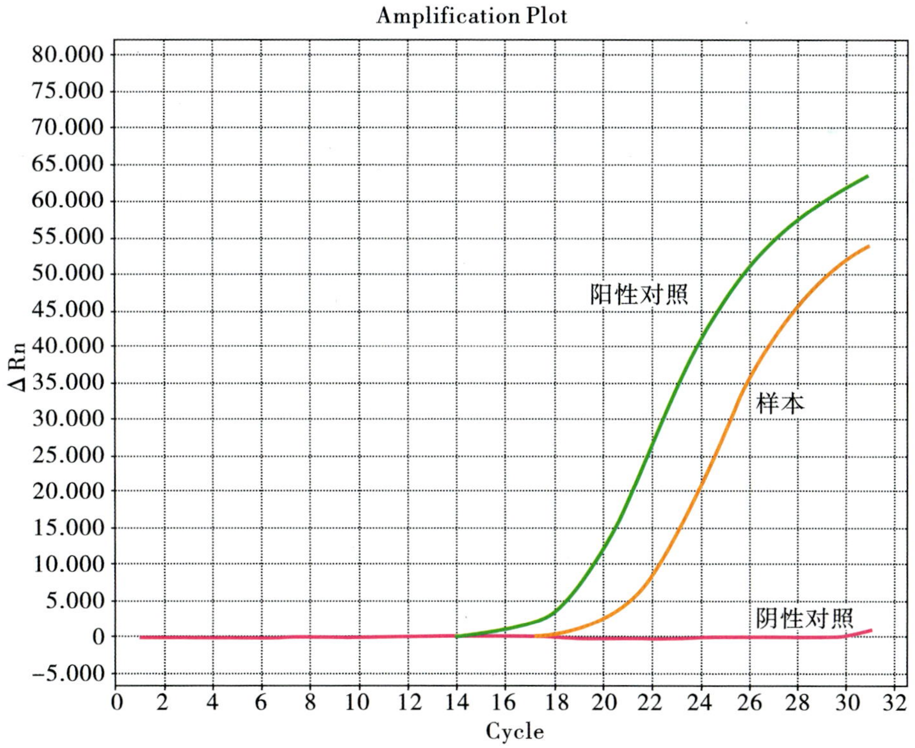

图 5-3-31　基因检测

基因检测结果：

发现 BRAF 基因 V600E 突变。

思考：

对于细胞学可疑恶性肿瘤应建议手术。

病例 38：

患者王某某，住院号 235XXXX，女，46 岁，6 年因左侧甲状腺结节在我院行“左侧甲状腺近全切除术+左侧喉返神经探查术”。术后病理示结节性甲状腺肿。1 月前复查，我院彩超（图 5-3-32）示：甲状腺弥漫性回声改变，甲状腺右侧叶实性结节（TI-RADS 分级 3 级），左侧颈部肿大淋巴结。行 FNAB，病理（图 5-3-33、图 5-3-34）示：（甲状腺右叶下极穿刺 TCT）镜下见少量滤泡上皮细胞、淋巴细胞及吞噬细胞，部分上皮细胞核淡染且增大，核形稍不规则。发现非典型滤泡上皮细胞，甲状腺乳头状癌不除外，建议短期复查。（左颈Ⅲ区淋巴结穿刺 TCT）镜下见少量淋巴细胞、中性粒细胞。未见肿瘤细胞。遂行“右侧甲状腺腺叶切除术+中央区淋巴结清扫术+喉返神经探查术”。常规病理（图 5-3-35）示：（右侧）结节性甲状腺肿，局灶滤泡上皮增生活跃，结合形态及免疫组化符合具有乳头状核特征的非浸润性滤泡性肿瘤，建议密切随诊。未发现 BRAF 基因 V600E 突变（图 5-3-36）。

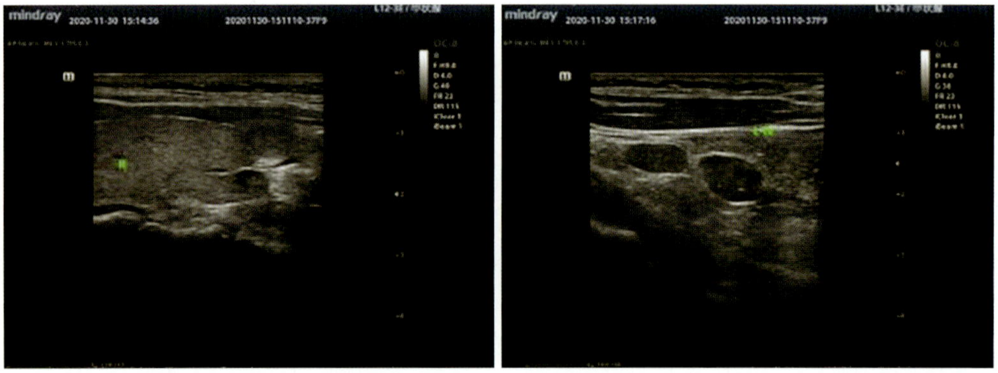

图 5-3-32　甲状腺彩超

超声所见：

甲状腺术后，残余甲状腺：

右侧叶大小约 40.0 mm×15.0 mm×15.0 mm，峡部厚约 4.5 mm，左侧叶大小约 16.0 mm×6.0 mm×5.0 mm，实质回声减低；CDFI：内未见明显血流信号。

右侧叶可见数个低回声结节，较大者约 8.5 mm×7.0 mm×5.5 mm，边界清，形态规则，内回声均匀；CDFI：内可及Ⅰ级血流信号。

左侧颈部Ⅱ、Ⅲ、Ⅳ区可及多个淋巴结回声，较大者约 13.0 mm×8.5 mm，类圆形，淋巴门消失；CDFI：内可及点状血流信号。

右侧颈部未见明显肿大淋巴结回声。

双侧甲状旁腺区未见具体结节。

超声提示：

甲状腺术后。
甲状腺弥漫性回声改变（请结合实验室检查）。
甲状腺右侧叶实性结节（TI-RADS 分级　3 级）。
左侧颈部肿大淋巴结。

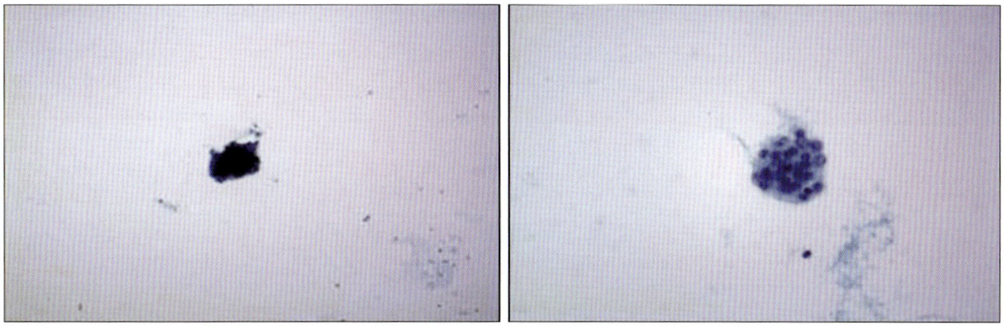

图 5-3-33　TCT 甲状腺细胞病理学检查

镜下所见（1）：

（甲状腺右叶下极穿刺 TCT）镜下见少量滤泡上皮细胞、淋巴细胞及吞噬细胞，部分上皮细胞核淡染且增大，核形稍不规则。

病理诊断（2）：

提示：发现非典型滤泡上皮细胞，甲状腺乳头状癌不除外，建议短期复查。

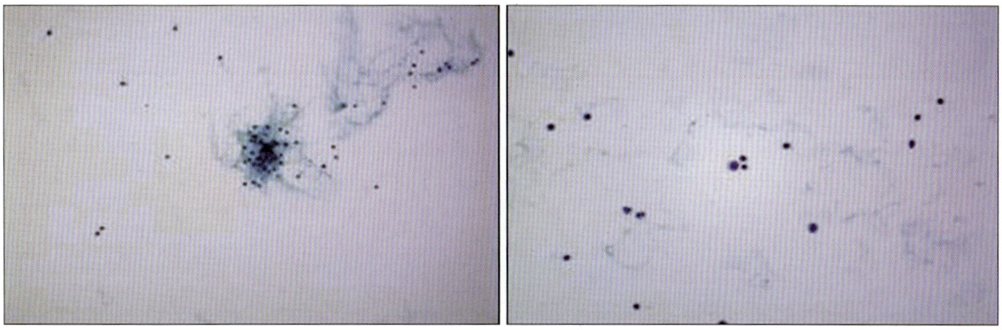

图 5-3-34　TCT 淋巴结细胞病理学检查

镜下所见（2）：

（左颈Ⅲ区淋巴结穿刺 TCT）镜下见少量淋巴细胞、中性粒细胞。

病理诊断(2):

未见肿瘤细胞,请结合临床。

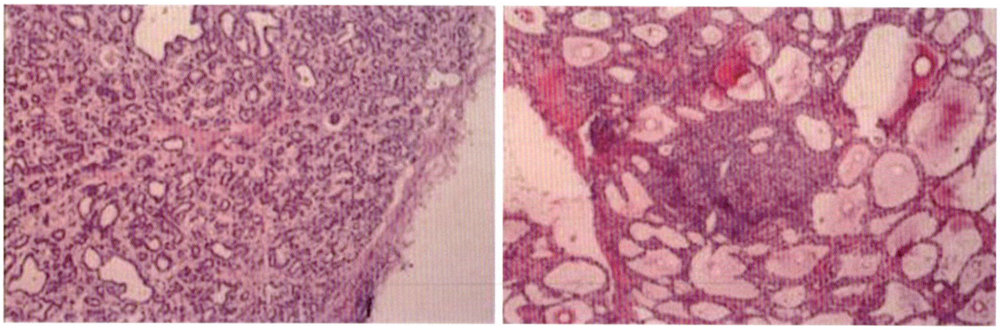

图 5-3-35　甲状腺组织病理学检查

肉眼所见:

(右侧甲状腺及中央区淋巴结)送灰红组织一块,大小约 4.5 cm×2.7 cm×2.5 cm,峡部离断面面积约 1.3 cm×0.6 cm,被膜尚完整,多切面切开可见灰白结节 1 枚,直径约 0.5 cm,结节切面灰白质中界欠清,结节紧邻被膜,余组织灰红质软。

另见灰黄脂肪样组织一块,大小约 1.0 cm×1.0 cm×0.8 cm,其内检出淋巴结样物数枚,直径 0.2～0.3 cm。

病理诊断:

第一次报告:

冰余组织:

1. (右侧)结节性甲状腺肿局灶滤泡上皮增生活跃,待免疫组化协诊。
2. 自检淋巴结 2 枚,均呈慢性炎。

第二次报告:

(右侧)结节性甲状腺肿,局灶滤泡上皮增生活跃,结合形态及免疫组化符合具有乳头状核特征的非浸润性滤泡性肿瘤,建议密切随诊。

免疫组化:CK19(少数+),Galectin-3(灶+),HBME-1(+),CD56(+),Ki-67(3%+)。

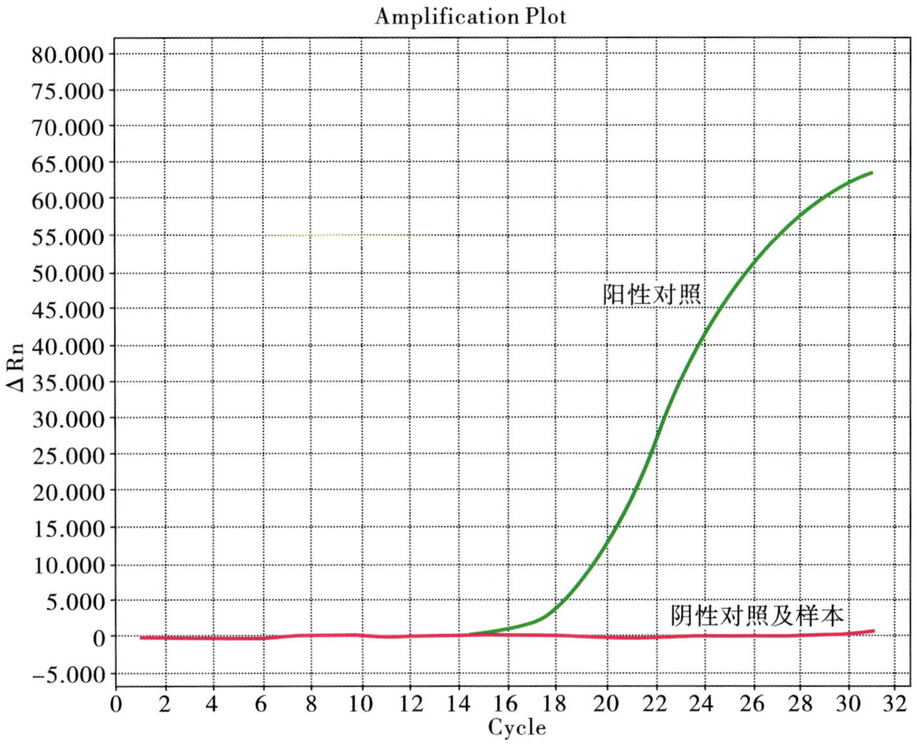

图 5-3-36 基因检测

基因检测结果：

未发现 BRAF 基因 V600E 突变。

思考：

对于具有乳头状核特征的非浸润性滤泡性肿瘤，细针穿刺细胞学能发现其核的异常。

94. 如何诊断恶性肿瘤及其决策？

恶性肿瘤包括乳头状癌、髓样癌、未分化癌、滤泡癌、低分化癌、鳞状细胞癌、转移性肿瘤、淋巴瘤及罕见肿瘤。以下仅介绍最常见的甲状腺乳头状癌、髓样癌、未分化癌。

1. 甲状腺乳头状癌

甲状腺乳头状癌（papillary thyroid carcinoma，PTC）是甲状腺最常见的恶性肿瘤，约占所有甲状腺恶性肿瘤的 85%。经典型甲状腺乳头状癌的组织学特征是大量乳头状结构，被覆立方状或低柱状滤泡上皮，并有特征性核改变，与甲状腺乳头状癌其他亚型相比，经典型甲状腺乳头状癌最常见。（图 5-3-38）

甲状腺乳头状癌经典型诊断标准：

- 细胞排列呈乳头状、单层平铺和旋涡状结构。
- 细胞核呈椭圆形或不规则。
- 细胞核增大、拥挤，常见核重叠。
- 可见纵形核沟。

●核内细胞质假包涵体。
●核淡染苍白，染色质粉尘状（毛玻璃样核）。
●核膜增厚。
●单个或多个小核仁，位于细胞核周边。
●砂粒体。
●多核巨细胞。
●胶质量多少不一。
●可见嗜酸细胞、鞋钉样细胞、鳞状化生、组织细胞样细胞。

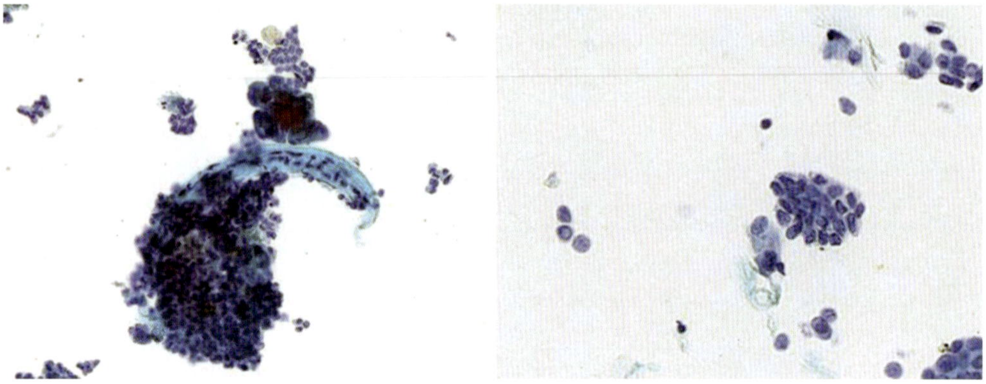

细胞呈乳头状或片状排列，细胞核淡染、核型不规则，可见核沟、包涵体和砂粒体（巴氏染色；左图×20，右图×40）

图 5-3-38　甲状腺乳头状癌

备注：

（1）上述细胞核形态特征是用于判断甲状腺乳头状癌的典型形态学改变，但当其中一种形态改变单独或者少量出现时，均不足以明确诊断，只有当这些细胞核特征相对广泛又组合出现时，才对甲状腺乳头状癌具有诊断意义。

（2）甲状腺乳头状癌亚型定义为至少具有部分甲状腺乳头状癌的经典型核特征，但具有不同的结构、少见的胞质或不同的背景特点，已报道有超过 10 种的甲状腺乳头状癌亚型，但是，在甲状腺细针穿刺诊断时识别甲状腺乳头状癌亚型不是必要的，其精确分型几乎很难或者不可靠，因为穿刺时未必能获取病变的主要结构。

2. 甲状腺髓样癌

甲状腺髓样癌是一种起源于甲状腺滤泡旁细胞（C 细胞）的恶性神经内分泌肿瘤（图 5-3-38）。

标准：

●标本细胞量中等到丰富。
●可见单个散在分布的细胞和合胞体样细胞簇。
●细胞呈浆细胞样、多角形、梭形或圆形。
●细胞核常偏位，呈圆形或椭圆形，核染色质呈椒盐样。
●核仁一般不明显。
●双核常见，多核相对少见。
●可见少量怪异的大细胞。
●可见淀粉样物。

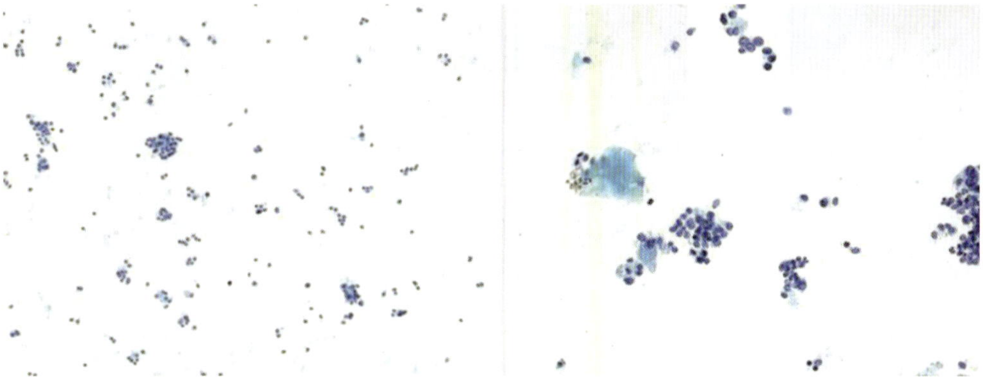

中等量松散排列的细胞，细胞核卵圆形，染色质呈椒盐样，可见淀粉样物（巴氏染色；左图×10，右图×20）

图 5-3-38 甲状腺髓样癌

备注：

（1）部分病例（20% ~50% 病例）可见核内细胞质假包涵体，与甲状腺乳头状癌中的核内细胞质假包涵体无法区分。核内细胞质假包涵体本身并不具有诊断特异性，其也可见于甲状腺乳头状癌、甲状腺低分化癌、甲状腺间变性癌、具有乳头状核特征的非浸润性甲状腺滤泡性肿瘤，极罕见情况下，可见于甲状腺良性结节（如结节性甲状腺肿）、淋巴细胞性甲状腺炎。故核内细胞质假包涵体用于诊断时必须结合其他结构和细胞核形态特征。

（2）极少数甲状腺乳头状癌和淀粉样甲状腺肿都会出现淀粉样物，因此，不能单凭淀粉样物诊断甲状腺髓样癌。

（3）由于甲状腺髓样癌多样的细胞形态特点及其与其他肿瘤的形态学交叉，FNA 诊断 MTC 具有一定的挑战性，结合穿刺液或血清的降钙素或 CEA（C 细胞标志物）表达水平可辅助诊断 MTC。

3. 甲状腺未分化癌（undifferentiated thyroid carcinoma，UTC）

甲状腺未分化癌是一种极具侵袭性的甲状腺恶性肿瘤，也被称为巨细胞癌或梭形细胞癌，预后也是所有甲状腺癌中最差的（图 5-3-39）。

标准：

●细胞排列不均匀，单个散在或成团分布。

●细胞呈圆形至多角形的上皮样或梭形，细胞体积大小不一。

●可见浆细胞样和横纹肌样细胞。

●细胞核明显异形性，细胞核增大、核型不规则、染色质团块状，可见明显不规则核仁、核内细胞质假包涵体、偏位核和多位核。

●背景中可见坏死和大量中性粒细胞聚集的炎症反应。

●核分裂像多见，可见病理性核分裂象。

备注：

（1）当肿瘤出现广泛坏死，或纤维化明显，FNA 取样较少，导致诊断困难。

（2）甲状腺未分化癌同时有局灶的高分化或低分化的甲状腺癌，常见的是 PTC、滤泡癌、髓样癌或其他类型。因此，充分取样并注意观察是否有多种肿瘤成分并存，才能更明确诊断。

病例 39：

患者刁某某，住院号 413XXXX，男，34 岁，因“发现甲状腺结节 8 d”入院。8 d 前于我

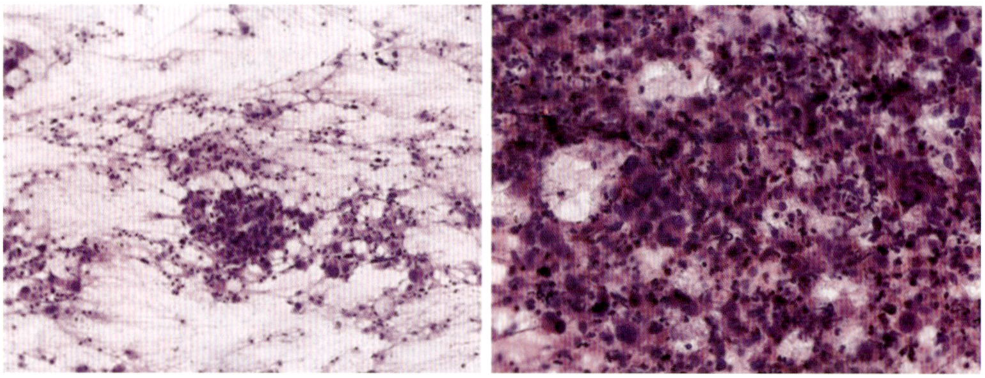

多角形上皮细胞,细胞核大,核型不规则,染色质粗块状,背景中可见坏死和炎症反应(HE 染色;左图×10,右图×20)

图 5-3-39　甲状腺未分化癌

院行颈部彩超发现甲状腺结节,超声(图 5-3-40)示:甲状腺右侧叶极低回声结节(TI-RADS 分级　4a 级,炎症不除外)。遂行 FNAB,病理(图 5-3-41)示:(甲状腺右侧叶中下部实性结节)提示:甲状腺乳头状癌。行"右侧甲状腺腺叶切除术+右侧喉返神经探查术+右侧Ⅵ区淋巴结清扫术",常规病理(图 5-3-42)示:(右侧)甲状腺乳头状癌。未检测到 BRAF 基因 V600E 突变;未检测到 TERT 基因启动子突变。

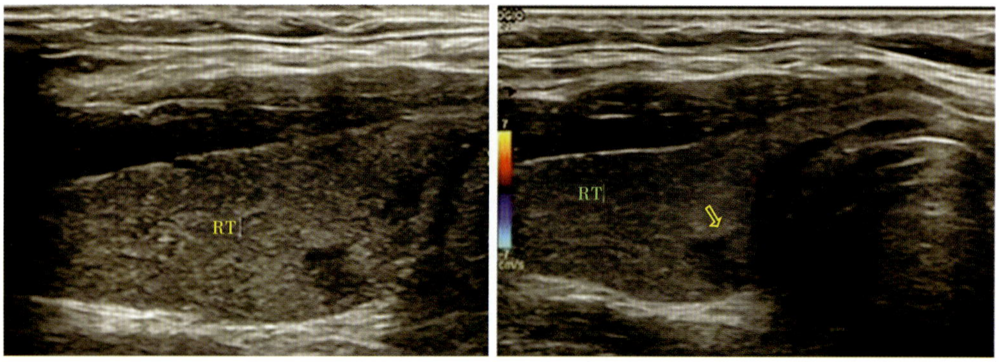

图 5-3-40　甲状腺彩超

超声所见:

甲状腺大小形态正常,包膜光滑。

右侧叶中下部深方可及一极低回声结节,大小约 4.3 mm×3.7 mm×4.8 mm,纵横比>1,边缘不光整,形态欠规则,内回声不均匀;CDFI:内未见明显血流信号。

余实质回声均匀;CDFI:内未见明显异常血流信号。

双侧部未见明显异常肿大淋巴结。

双侧甲状旁腺区未见明显异常占位性病变。

超声提示:

甲状腺右侧叶极低回声结节(TI-RADS 分类　4a 类,炎症不除外)。

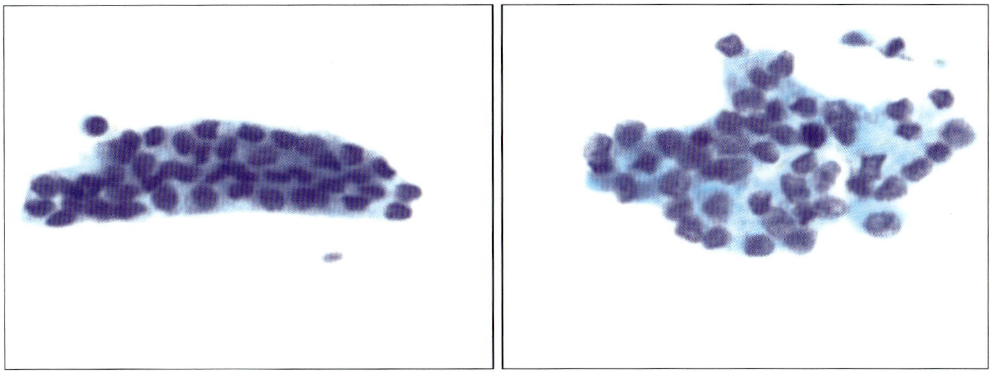

图 5-3-41　TCT 甲状腺细胞病理学检查

镜下所见：

（甲状腺右侧叶中下部实性结节穿刺 TCT）镜下见中等量滤泡上皮细胞，细胞核形不规则，可见核沟，核内包涵体。

病理诊断：

甲状腺乳头状癌。

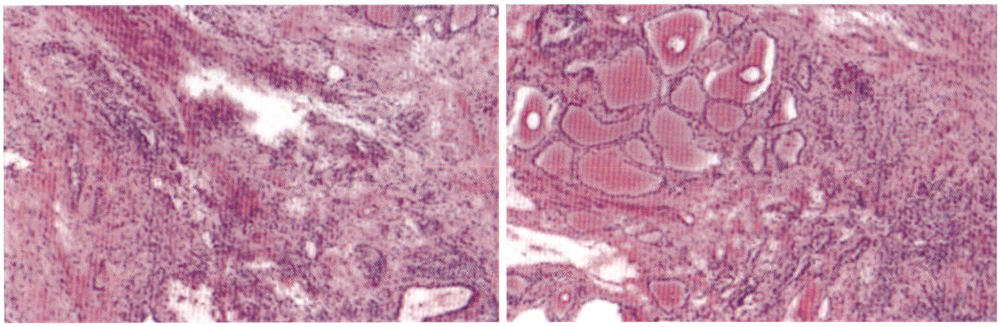

图 5-3-42　甲状腺组织病理学检查

肉眼所见：

右侧甲状腺及右Ⅵ区淋巴结：送灰红组织一块，大小约 4.2 cm×3.0 cm×1.5 cm，上带峡部离断面面积约 1.5 cm×0.6 cm。多切面切开，距离断面约 0.5 cm，紧邻被膜可见一直径约 0.3 cm 的灰白结节，结节切面灰白、质中、界欠清。余组织切面灰红质软。另见灰黄脂肪样组织一块，大小约 2.5 cm×2.0 cm×0.5 cm，内检出淋巴结样物数枚，直径 0.2～0.3 cm。

病理诊断：

冰余组织：

（右侧）甲状腺乳头状癌，离断面未见癌；（右Ⅵ区）淋巴结未见转移癌（0/5）。

基因检测结果：

未检测到 BRAF 基因 V600E 突变；未检测到 TERT 基因启动子突变。

病例 40：

患者张某某，住院号 326XXXX，女，27 岁，患者以"发现颈部包块 20 d"为主诉入院。入院行甲状腺超声（图 5-3-43）后行 FNAB，病理（图 5-3-44、图 5-3-45）示：①（甲状腺左侧叶中下部实性结节）甲状腺髓样癌；②（甲状腺右侧叶中下部实性结节）甲状腺髓样癌。血降钙素>7861.2 pg/mL。遂行"双侧甲状腺腺叶切除+双侧喉返神经探查+中央区淋巴结清扫术"治疗。术后常规病理（图 5-3-46）示：①双侧甲状腺癌，结合免疫组化符合髓样癌；②（中央区）淋巴结见癌转移（1/6）。

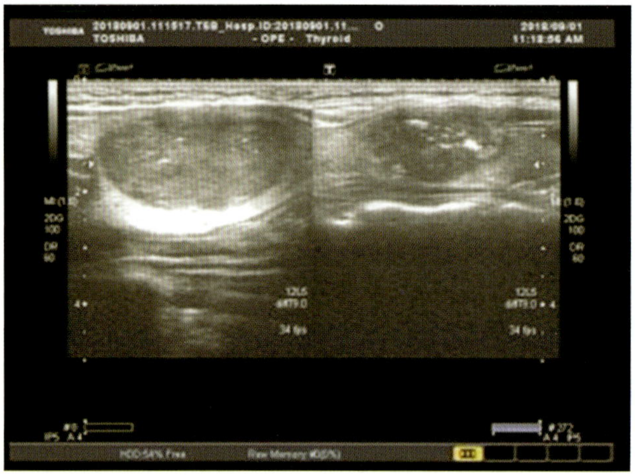

图 5-3-43　甲状腺彩超

超声所见：

甲状腺左侧叶体积增大，内可探及数个实性及囊实性结节，较大者位于中部，为实性，大小约 35.0 mm×28.0 mm×18.5 mm（上下径左右径前后径），边缘光整，凸向包膜外，内部回声不均匀，内可及多个点状强回声；CDFI：内可见Ⅲ级血流信号。

甲状腺右侧叶体积增大，内可探及数个实性及囊实性结节，较大者位于中部，为实性，大小约 24.5 mm×21.5 mm×14.0 mm（上下径×左右径×前后径），边缘模糊，凸向包膜外，内部回声不均匀，内可及多个强回声光点及光斑；CDFI：内可见Ⅱ级血流信号。

双侧甲状旁腺区可显示区域未见异常肿块回声。

双侧颈部Ⅵ区可探及数个淋巴结回声，较大者约 4.5 mm×2.5 mm，淋巴门消失；CDFI：内未见明显血流信号。

超声提示：

甲状腺双侧叶中部实性结节并钙化（TI-RADS 分级　4b 级）。
余甲状腺双侧叶实性及囊实性结节（TI-RADS 分级　3 级）。
双侧颈部Ⅵ区淋巴结肿大。

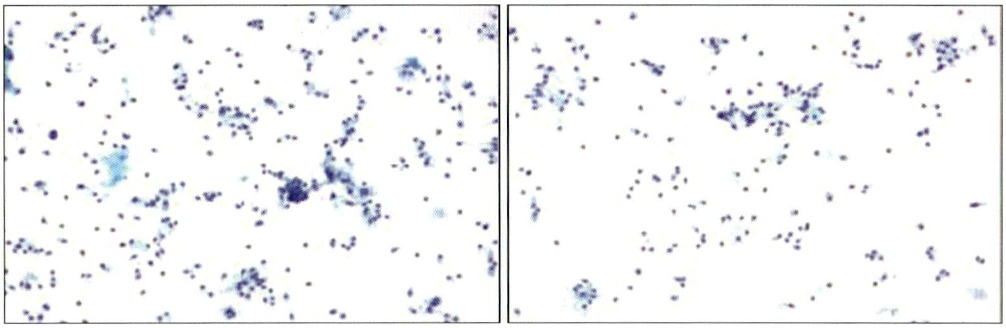

图 5-3-44　TCT（右侧）甲状腺细胞病理学检查

镜下所见（1）：

（甲状腺右侧叶中下部实性结节穿刺 TCT）镜下见中等量散在分布的形态较一致的上皮细胞样细胞，核偏位。

病理诊断（1）：

甲状腺髓样癌，请结合临床及实验室检查。

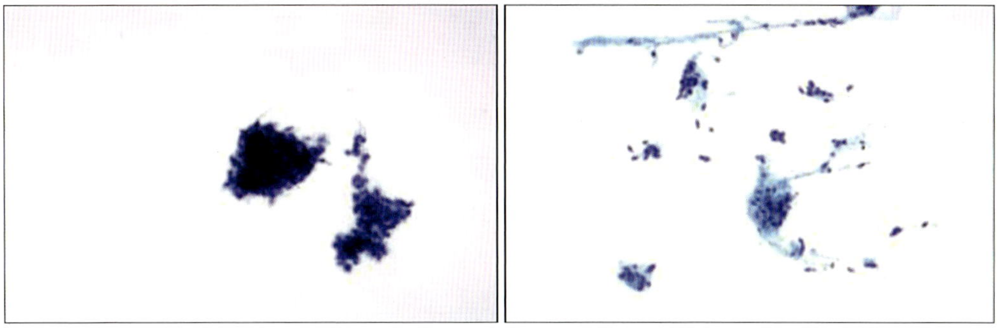

图 5-3-45　TCT（左侧）甲状腺细胞病理学检查

镜下所见（2）：

（甲状腺左侧叶中下部实性结节穿刺 TCT）镜下见中等量散在分布或片状排列的形态较一致的上皮细胞样细胞，核呈短梭样。

病理诊断（2）：

甲状腺髓样癌，请结合临床及实验室检查。

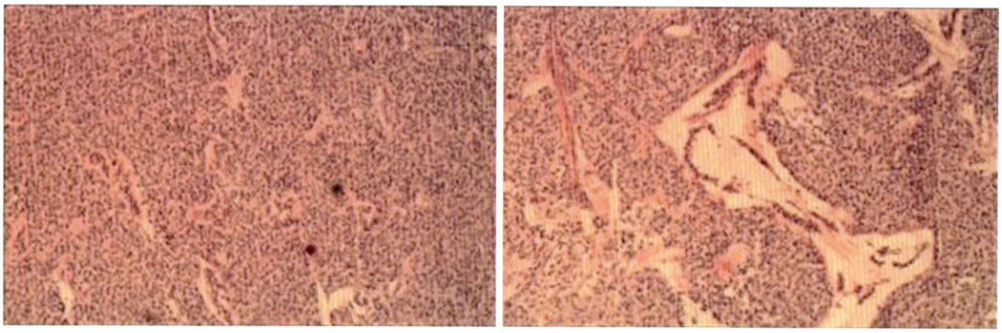

图 5-3-46　术后甲状腺组织病理学检查

肉眼所见：

标一：（左侧）灰红组织一块，大小约 4.0 cm×2.5 cm×2.5 cm，切开可见一大小约 2.5 cm×2.5 cm×2.0 cm 的结节，结节切面灰白灰黄质软界清，结节局部似有出血。

标二：（右侧）灰红组织一块，大小约 4.5 cm×2.5 cm×2.0 cm，切开可见一大小约 2.0 cm×2.0 cm×1.5 cm 的结节，结节切面灰白灰黄质软界清。

病理诊断：

冰余及冰冻常规：

（双侧）甲状腺癌，结合形态及免疫学标记符合髓样癌。

免疫组化：AE1/AE3（+），CD56（+），Syn（+），CgA（+），PTH（-），TG（-），TTF-1（+），CT（+），SMA（-），Ki-67（约 2%+）。

病例 41：

患者杨某某，住院号 320XXXX，男，50 岁，患者以“发现颈部包块 1 月”为主诉入院，伴声音嘶哑、发热、局部压痛、吞咽困难，无饮水呛咳等不适；无手颤、消瘦等伴随症状。至我院行 FNAB（图 5-3-47）提示：甲状腺区恶性肿瘤，倾向未分化癌，建议术中冰冻进一步明确诊断。

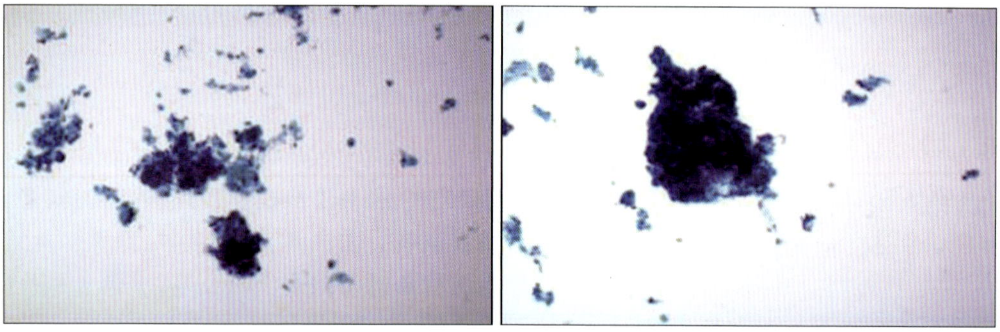

图 5-3-47　TCT 甲状腺细胞病理学检查

镜下所见：

（甲状腺左侧叶实性结节穿刺 TCT）镜下见少量核大深染细胞，背景上见坏死及中性粒细胞。

病理诊断：

甲状腺区恶性肿瘤，倾向未分化癌，建议术中冰冻进一步明确诊断。

思考：

细胞学提示恶性肿瘤，应建议手术。

95. 为何细针穿刺细胞病理学在甲状腺应用较其他科广泛？

甲状腺癌是最常见的内分泌系统恶性肿瘤，其中甲状腺乳头状癌（papillary thyroid carcinoma，PTC）是最常见的甲状腺癌病理类型，占所有甲状腺恶性肿瘤的 90% 以上。PTC 的发病率呈逐年上升趋势，全球范围内的甲状腺癌患者以 4% 的增长率增长，在新发肿瘤中的比例已经达到 1.3%。由于发病率增长迅速，甲状腺癌受到了临床工作者的普遍重视。细针穿刺的细胞学检查用于具有典型的细胞核异型性的甲状腺乳头状癌是合适的。诊断甲状腺癌有多种临床辅助方式，如细针穿刺细胞学检查（FNA）、CT、MRI 及超声造影（CEUS）等等。但综合起来，甲状腺细针穿刺细胞学检查度高而明显优于其他辅助检查。并且 US-FNAB 的细胞学病理与手术病理相符率也较高。细针穿刺活检因其微创安全、取材方便、诊断迅速，并且敏感度好、特异度高，而得到临床广泛认可，大大提高了甲状腺癌的诊断准确率。超声引导下 FNA 可对病灶进行多方位、多切面的切割，操作者可以在进针的方向及深度上灵活把握，从而降低了 FNA 的并发症并提高了 FNA 诊断的安全性。在国内外多部指南中均将 FNA 是列为术前评价甲状腺结节性质的常规检查，且相关文献报道 FNA 在对甲状腺结节良恶性鉴别上具有准确性和性价比高的特点。FNA 在甲状腺癌鉴别诊断中优于其他辅助检查已被公认。

96. 甲状腺细针穿刺细胞病理学能诊断什么病、不能诊断什么疾病？

甲状腺细针穿刺细胞病理学在诊断甲状腺癌应用上有着无可比拟的优势，对于甲状腺乳头状癌、甲状腺髓样癌、甚至低分化癌等都能诊断（图 5-3-48），但是也有着它的不足和短板，由于取材所限，这项技术在诊断滤泡性肿瘤的实际应用中，准确度不高。组织学范畴的滤泡性肿瘤和一些甲状腺良性结节（比如腺瘤样结节性甲状腺肿）的区分有时候要靠结节是否有包膜来判断。高分化的滤泡癌往往需要靠镜下看到肿瘤包膜浸润（图 5-3-49，黄色框所示）或者血管的侵犯才能够确诊，要想确诊依赖于组织病理学上的完整取材。甲状腺细针穿刺细胞病理学由于技术本身的特点无法取到包膜成分，所以无法十分准确的区分某些结节性增生、滤泡性肿瘤和滤泡癌。因为滤泡性肿瘤的良恶性仅仅是靠肿瘤是否浸润基膜和血管来鉴别，穿刺病理不能提供这些信息，滤泡癌的诊断必须依靠术后完整的石蜡切片才能确定。

例：

细胞学诊断：良性病变，考虑结节学甲状腺肿。

冰冻组织学诊断：滤泡性肿瘤，不除外滤泡癌。

常规组织学诊断：滤泡癌。

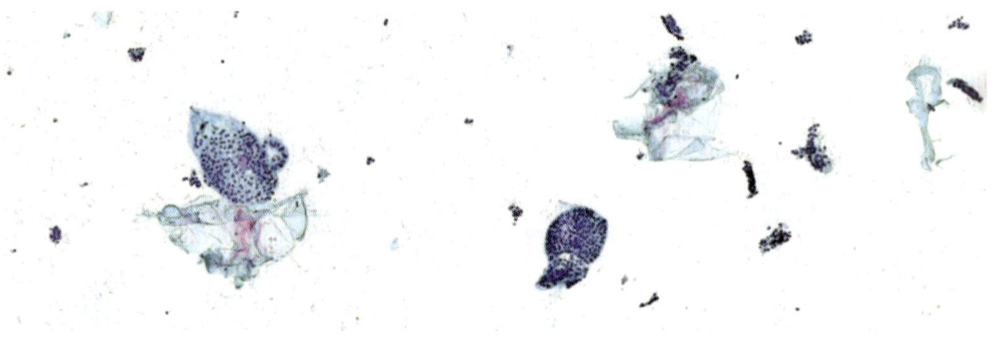

图 5-3-48　细胞学表现呈现良性病变，可见良性滤泡成分及水样（薄纸样）胶质成分

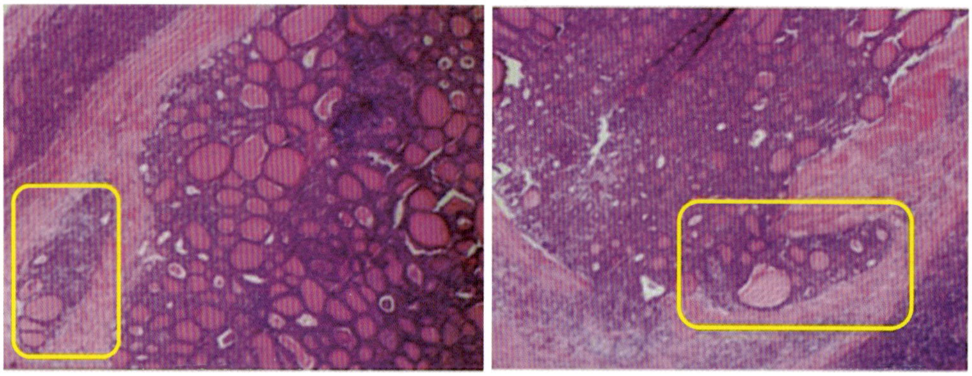

常规组织病理诊断为滤泡癌，因常规取材可看见肿瘤有包膜且有包膜浸润（黄框区域所示）；但从常规组织学上也可以看出，包膜内的大部分区域呈现与良性结节性增生一致的病理学改变

图 5-3-49　常规组织病理诊断：滤泡癌

同时我们也应注意，甲状腺结节的细针穿刺活检也有假阴性的情况。囊性变及退行性变可能导致细胞出现显著非典型，从而出现假阳性诊断。囊壁衬覆上皮出现反应性改变时细胞分界清楚，胞质颗粒状，偶见单侧或双侧的胞质凸起；细胞核增大，圆形或卵圆形，但一般轮廓规则，可出现核沟及深染、伴显著核仁。如异型性显著时，需注意与甲状腺乳头状癌鉴别，可诊断为意义不明的非典型（atypia of undetermined significance，AUS）或意义不明的滤泡性病变（follicular lesions of undetermined significance，FLUS）。鳞状上皮化生可能也是假阳性诊断的原因之一，如鳃裂来源的甲状腺内淋巴上皮囊肿等。混杂背景中（如少许鳞状上皮、滤泡细胞及胶质，混有炎症细胞及巨噬细胞）出现细胞学的非典型，则最大可能是囊性改变或淋巴细胞性甲状腺炎背景下的反应性鳞状上皮化生。

急性甲状腺炎可出现触痛、发热、红细胞沉降率高等临床表现，但类似临床表现可能会使得临床医师考虑为生长较快的间变性癌。部分间变性癌由于炎症显著，有时可掩盖其中的恶性细胞；而恶性细胞有时又会呈现为组织细胞样或纤维母细胞样表现，更是难以与急性化脓性甲状腺炎鉴别。穿刺标本中出现组织细胞及中性粒细胞时应鉴别上述情况；出现明确的恶性细胞则应诊断为间变性癌.

淋巴细胞性甲状腺炎具有典型临床及细胞形态学表现。病变早期为抗体介导的甲状腺滤泡破坏及淋巴细胞浸润，晚期滤泡相对减少并萎缩，间质出现纤维化。细胞学标本中的诊断陷阱会因病程的不同以及是否伴有 Graves′病而有所不同。细胞丰富时表现为具有嗜酸性特点的细胞增生，而嗜酸性改变使得细胞核具有一定非典型，如核增大、染色质细腻、核膜明显、出现较大核仁等。淋巴细胞性甲状腺炎中可见核沟甚至假包涵体。纤维化期除上述表现外，还可出现滤泡上皮的鳞状化生，这也是误判为恶性的原因之一。

需要指出的是，淋巴细胞性甲状腺炎基础上发生的甲状腺乳头状癌并非罕见，因此细胞学特征明确可以诊断为乳头状癌的病例不要仅判为不典型，或可疑恶性。部分情况下淋巴细胞性甲状腺炎细胞学标本中可表现为嗜酸性细胞形成大滤泡、小滤泡、梁状、实性片状等结构，并可能会因此而诊断为嗜酸性滤泡性肿瘤而进行腺叶切除。这种情况下仔细寻找背景中的淋巴细胞成分有助于鉴别。反之，淋巴细胞丰富时又可能会误判为低级别淋巴瘤，此时临床信息如抗体升高等有助于鉴别，且流式细胞学等检测可以排除淋巴瘤。

Graves´病时细胞也可表现为嗜酸性，并出现水样胶质、淋巴细胞等。由于这类病变可出现部分甲状腺乳头状癌的细胞核特征，因此需注意在有 Graves´病的情况下诊断甲状腺乳头状癌需严格掌握标准。

病例 42：

患者张某某，住院号 366XXXX，女，42 岁，以“发现甲状腺结节 1 年余”为主诉入院。1 年前彩超（图 5-8-50）提示桥本合并结节；行 FNAB，病理（图 5-3-51）示：（甲状腺左侧叶上极）镜下见少量淋巴细胞，个别组织细胞。3 d 前复查甲状腺超声（图 5-3-52）并再次行 FNAB，病理（图 5-3-53）示：（甲状腺左侧叶上极）少量淋巴细胞、胶质成分、滤泡上皮细胞，部分细胞排列拥挤，核淡染；考虑结节性甲状腺肿，部分细胞生长活跃，不完全除外合并甲状腺乳头状癌，请结合临床，建议密切随诊或行 BRAF 基因突变协诊。基因检测 BRAF 阴性（图 5-3-54）。（甲状腺右侧叶上极实性结节）镜下见少量淋巴细胞、中性粒细胞，偶见胶质成分，未见明确滤泡上皮细胞，请结合临床及影像学资料综合诊断。遂行“左侧甲状腺腺叶切除术+左侧喉返神经探查术+左Ⅵ区淋巴结清扫术”，术后病理（图 5-3-55）示：（左侧）结节性甲状腺肿，伴坏死、纤维化，局部滤泡上皮生长活跃，建议随诊；（左Ⅵ区）淋巴结 6 枚，呈反应性增生。

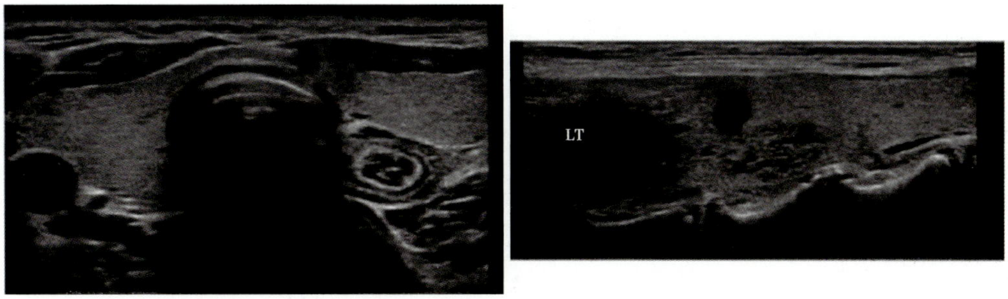

图 5-3-50　患者 1 年前彩超

超声所见(1)：

甲状腺大小形态正常，包膜光滑。

右侧叶下部深方可及一大小约3.8 mm×2.7 mm×2.3 mm的囊实性结节，边界清，形态规则，内以实性为主；CDFI：内可及Ⅰ级血流信号。

峡部偏左侧可及一低回声结节，大小约2.4 mm×3.5 mm×3.3 mm，边界不清，形态不规则；CDFI：内可见点状血流信号。

左侧叶可及一囊性及一囊实性结节，较大者为囊实性，位于上极深方，大小约16.6 mm×10.6 mm×6.6 mm，边界清，形态规则，内以实性为主；CDFI：内可及Ⅰ级血流信号。

另左侧叶上极浅部可及一实性低回声结节，大小约3.4 mm×3.7 mm×5.1 mm，边界欠清，形态不规则，纵横比>1；CDFI：内可及Ⅰ级血流信号。

余实质回声增粗、减低，分布不均匀；CDFI：内可及增多血流信号。

右侧颈部未见明显异常肿大淋巴结回声。

左侧颈部Ⅲ区可及一淋巴结回声，大小约10.7 mm×3.5 mm，淋巴门偏心；CDFI：内可及Ⅰ级血流信号。

双侧甲状旁腺区未见明显异常回声。

超声提示(1)：

甲状腺弥漫性回声改变伴血流增多(请结合实验室检查)。

甲状腺左侧叶上极浅层及峡部偏左侧低回声结节(TI-RADS分级　4a级)。

甲状腺双侧叶囊实性结节(TI-RADS分级　3级)。

甲状腺左侧叶囊性结节(TI-RADS分级　2级)。

左侧颈部淋巴结可见。

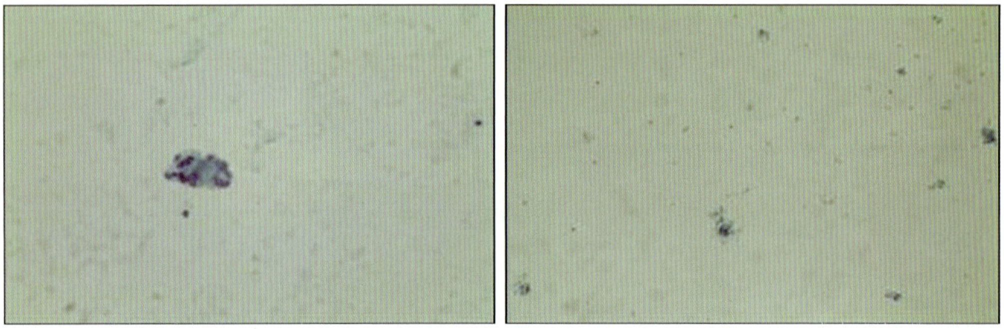

图5-3-51　TCT甲状腺细胞病理学检查(第一次穿刺)

镜下所见及病理诊断(1)：

(甲状腺左侧叶上极实性结节穿刺TCT)镜下见少量淋巴细胞，个别组织细胞。

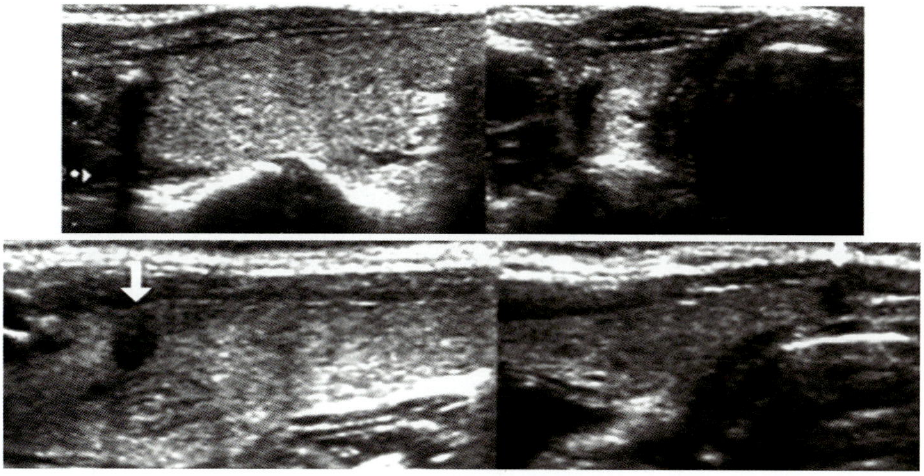

图 5-3-52　复查甲状腺彩超

超声所见(2):

甲状腺体积增大,左侧叶大小约 48.0 mm×18.0 mm×18.0 mm(上下径×左右径×前后径),右侧叶大小约 47.0 mm×17.0 mm×19.0 mm,峡部厚 3.0 mm,实质回声增粗、减低,分布不均匀,CDFI:腺体内部血流增多。

于左侧叶探及两个实性结节,其一位于近峡部,较大者位于上极,大小约 5.0 mm×4.5 mm×5.0 mm,边缘模糊,内可及点状强回声;CDFI:内可见Ⅱ级、边缘型血流信号。

于右侧叶上极探及一实性结节,大小约 5 mm×4.5 mm×4 mm,边缘模糊,内可及点状强回声,后伴声影,CDFI:内可见Ⅰ级、边缘型血流信号。

于双侧叶均探及多个囊实性结节,较大者分别约 16.5 mm×13.5 mm×9.5 mm(左侧上极)、4.5 mm×4 mm×2.5 mm(右侧下极),边缘光整,内以实性为主,囊性部分内可见点状强回声,后伴彗尾;CDFI:内可见Ⅱ-Ⅲ级血流信号。

双侧颈部Ⅵ区探及数个淋巴结回声,较大者约 7.0 mm×3.0 mm,淋巴门消失;CDFI:内未见明显血流信号。

双侧甲状旁腺区可显示区域未见异常肿块回声。

超声提示(2):

甲状腺体积增大并弥漫性回声改变伴血流增多(请结合实验室检查)。

甲状腺左侧叶实性结节并钙化(两个 TI-RADS 分级　5 级)。

甲状腺右侧叶上极实性结节钙化(TI-RADS 分级　4a 级)。

甲状腺双侧叶多发囊实性结节(TI-RADS 分级　3 级)。

双侧颈部Ⅵ区淋巴结肿大。

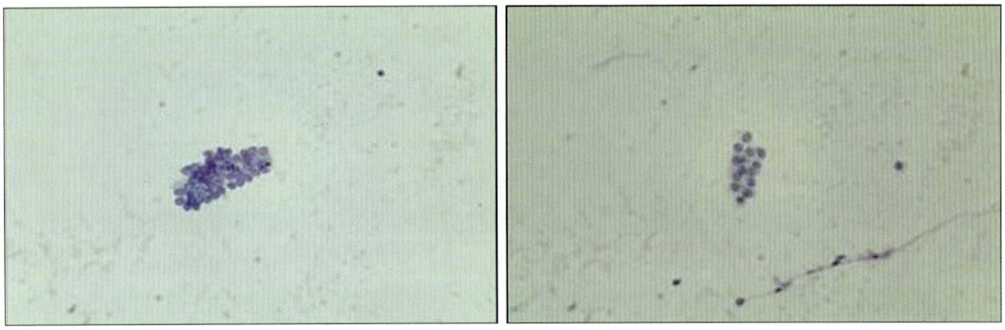

图 5-3-53　TCT 甲状腺细胞病理学检查(第二次穿刺)

镜下所见(2):

(甲状腺左侧叶上极实性结节穿刺 TCT)镜下见少量淋巴细胞、胶质成分、滤泡上皮细胞,部分细胞排列拥挤,核淡染。

病理诊断(2):

考虑结节性甲状腺肿,部分细胞生长活跃,不完全除外合并甲状腺乳头状癌,请结合临床,建议密切随诊或行 BRAF 基因突变协诊。

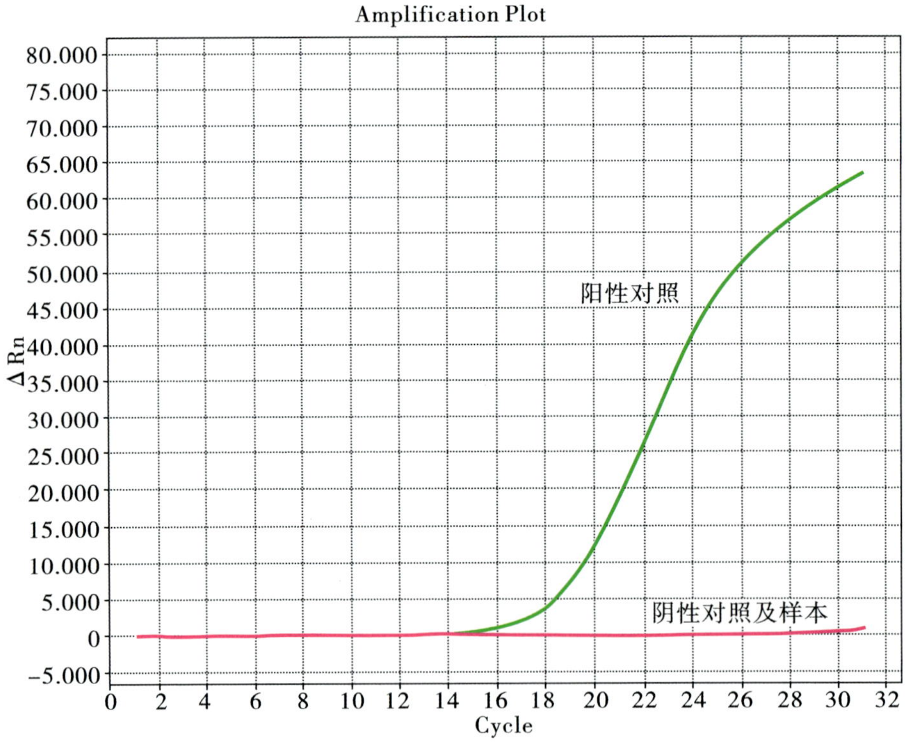

图 5-3-54　基因检测

基因检测结果：

未发现 BRAF 基因 V600E 突变。

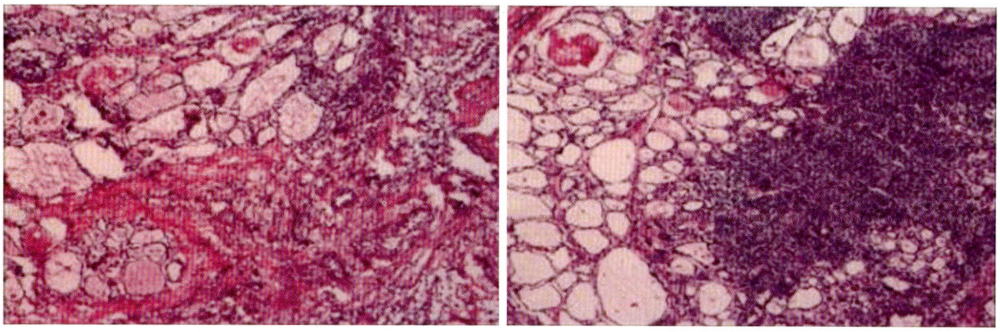

图 5-3-55　左侧甲状腺及中央区淋巴结组织病理学检查

肉眼所见：

标一：（左侧甲状腺）送灰红组织一块，大小约 4.0 cm×2.5 cm×1.0 cm，峡部离断面面积约 1.0 cm×0.5 cm，被膜尚完整，多切面切开，可见灰白结节 1 枚，直径约 0.5 cm，临床已将结节切碎，结节切面灰白 质中，结节紧邻被膜，余组织灰红质软。

标二：（中央区淋巴结）灰黄脂肪样组织一堆，大小约 3.0 cm×2.5 cm×1.0 cm，其内检出淋巴结样物数枚，直径约 0.5 ~ 1.0 cm。

病理诊断：

第一次报告：

冰余组织：

（左侧）结节性甲状腺肿伴坏死、纤维化，局部滤泡上皮生长活跃，需免疫组化及分子检测协诊（已做），离断面未见特殊，（中央区）淋巴结 6 枚，呈反应性增生。

第二次报告：

（左侧）结节性甲状腺肿，伴坏死、纤维化，局部滤泡上皮生长活跃，建议随诊，必要时外出会诊除外癌可能。

免疫组化：

1+3 号：CK19（+），CD56（+），HBME-1（+/-）；2 号：CK19（弱+），CD56（+），HBME-1（-），Ki-67（1%+）。

思考：

若桥本甲状腺炎合并结节，桥本的背景无论对于超声、细胞病理、组织病理等都有干扰，值得研究。

第四节　颈淋巴结及颈部包块的细胞学诊断标准

97. 颈淋巴结转移癌的诊断及鉴别要点有哪些?

FNA 已经被证实在诊断淋巴结转移性恶性肿瘤方面,具有较高的敏感性和特异性,颈部淋巴结转移是甲状腺癌最常见的转移方式。淋巴结转移癌的细胞学形态和甲状腺原发肿瘤的细胞学形态基本保持一致,结合病史及穿刺部位综合诊断容易判读来源及类型。一般来说,淋巴结细针穿刺涂片的细胞形态学通常可以分为三种类型:单一型、异质型和多形性。颈部淋巴结转移癌的细胞学形态具有异质性和多形性,可明显与淋巴结原发疾病(反应性淋巴结炎、淋巴组织增生性疾病、淋巴瘤等)区分。

甲状腺乳头状癌转移标准:

●标本细胞中等量到丰富。

●细胞形态学与 PTC 相同。

●背景中可见散在淋巴细胞,有的病例淋巴细胞缺乏或无。

备注:

(1)PTC 极易出现局部淋巴结转移。

(2)抽吸物多为血性,伴有出血及囊性变时可为深黑色或深咖啡色。

(3)结合细胞学形态需与异位甲状腺及涎腺的淋巴瘤样腺瘤鉴别。

甲状腺髓样癌转移标准:

●标本细胞中等量到丰富。

●细胞形态学与 MTC 相同。

●背景中可见散在淋巴细胞,有的病例淋巴细胞缺乏或无。

备注:

(1)超过 50% 的患者表现为颈部淋巴结转移,而原发肿瘤可隐匿。

(2)肿瘤细胞形态温和,缺乏明显异型,易漏诊。

鳞状细胞癌转移:鳞状细胞癌的细胞学表现取决于肿瘤的分化程度,转移性高分化的鳞状细胞癌需与腮裂囊肿、毛母质瘤鉴别,非角化型鳞状细胞癌需与其他类型的转移癌及淋巴瘤鉴别。

病例 43:

患者党某某,住院号 354XXXX,女,60 岁,因“颈部肿物”入院。颈部超声(图 5-4-1)示:甲状腺双侧叶囊性及囊实性结节(TI-RADS 分级　2 级),左侧颈部Ⅴ区低回声。行 FNAB(图 5-4-2)示:(左颈Ⅴa 区包块穿刺)梭形细胞增生性病变,肿瘤病变不除外。

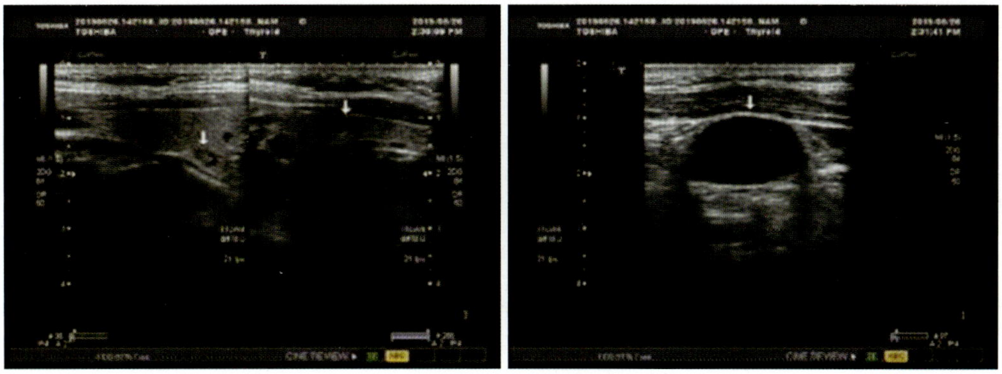

图 5-4-1　甲状腺彩超

超声所见：

甲状腺大小形态正常。

双侧叶可探及数个囊性及囊实性回声，较明显处位于右侧叶，为囊实性，大小约 5.1 mm×3.6 mm×4.7 mm（上下×前后×左右径），边界清，以囊性为主；CDFI：周边及实性部分可及少量血流信号。

余实质回声尚均匀；CDFI：内未见异常血流信号。

双侧甲状旁腺区未见异常肿块回声。

右侧颈部未见明显异常肿大淋巴结回声。

左侧颈部胸锁乳突肌深方可及低回声，边界清，内回声欠均匀，大小约 21.0 mm×13.0 mm；CDFI：未见明显血流信号。

超声提示：

甲状腺双侧叶囊性及囊实性结节（TI-RADS 分级　2 级）。

左侧颈部 V 区低回声（建议必要时 FNA 定性）。

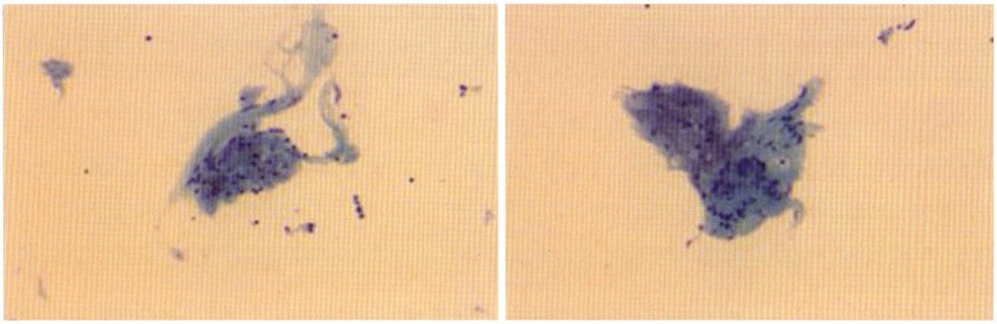

图 5-4-2　TCT 甲状腺细胞病理学检查

镜下所见：

（左颈 Va 区包块穿刺 TCT）镜下见少数梭形细胞，少量淋巴细胞、中性粒细胞。

病理诊断：

梭形细胞增生性病变，肿瘤性病变不除外；建议必要时活检进一步明确诊断。

病例 44：

患者邢某某，住院号 378XXXX，女，64 岁，因"肺占位"收入我院胸外科。肺穿刺提示肺癌。颈部超声（图 5-4-3）示：右侧颈部Ⅳ区（15.0 mm×12.0 mm）、Ⅴ区异常肿大淋巴结（考虑 Met），甲状腺弥漫性回声改变（请结合实验室检查）甲状腺左侧叶囊实性结节（TI-RADS 分级 3 级），双侧颈部Ⅵ区肿大淋巴结（反应性?）。行颈部淋巴结细针穿刺，病理（图 5-4-4）结果示：发现极少数核异质细胞，结合形态及穿刺部位不除外淋巴结癌浸润或转移（非甲状腺来源）。遂行肺穿刺组织病理学检查（图 5-4-5），示：非小细胞癌、腺癌。

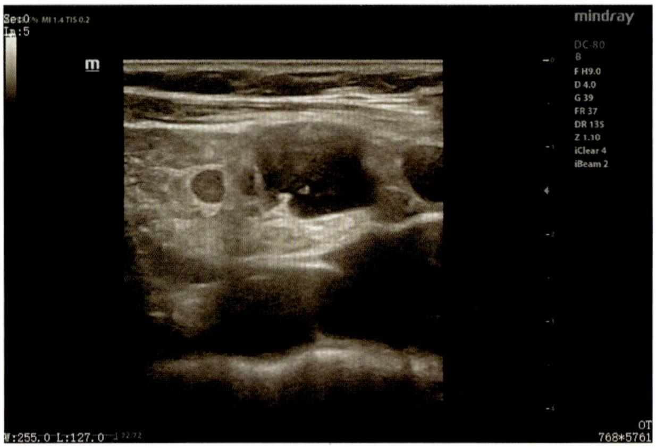

图 5-4-3　甲状腺彩超

超声所见：

甲状腺大小形态正常。

于左侧叶中部可及一囊实性结节，大小约 7.0 mm×4.5 mm×4.5 mm（上下径×左右径×前后径），边界清，形态规则，内以囊性为主；CDFI：未见明显血流信号。

余实质回声增粗，分布不均匀；CDFI：内未见异常血流信号。

右侧颈部Ⅵ区、Ⅴ区可及数个淋巴结回声，边界清，呈类圆形，淋巴门偏心；CDFI：内可及点状血流信号，较大者大小约 15.0 mm×12.0 mm。

双侧颈部Ⅵ区可及数个淋巴结回声，边界清，淋巴门消失；CDFI：未见明显血流信号，较大者位于左侧，大小约 6.0 mm×4.0 mm。

双侧甲状旁腺区未见明显异常回声。

超声提示：

右侧颈部Ⅳ、Ⅴ区异常肿大淋巴结（考虑 Met）。
甲状腺弥漫性回声改变（请结合实验室检查）。
甲状腺左侧叶囊实性结节（TI-RADS 分级　3 级）。
双侧颈部Ⅵ区肿大淋巴结（反应性？）。

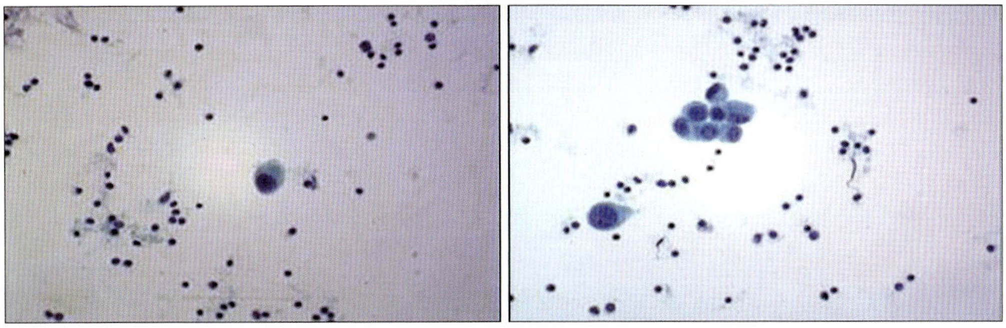

图 5-4-4　TCT 淋巴结细胞病理学检查

镜下所见：

（右颈Ⅳ区淋巴结穿刺 TCT）镜下见中等量淋巴细胞，少量组织细胞，另见极少数散在分布的核大细胞，有一定异型性。

病理诊断：

发现极少数核异质细胞，结合形态及穿刺部位不除外淋巴结癌浸润或转移（非甲状腺来源），建议查找肿物并活检以明确诊断。

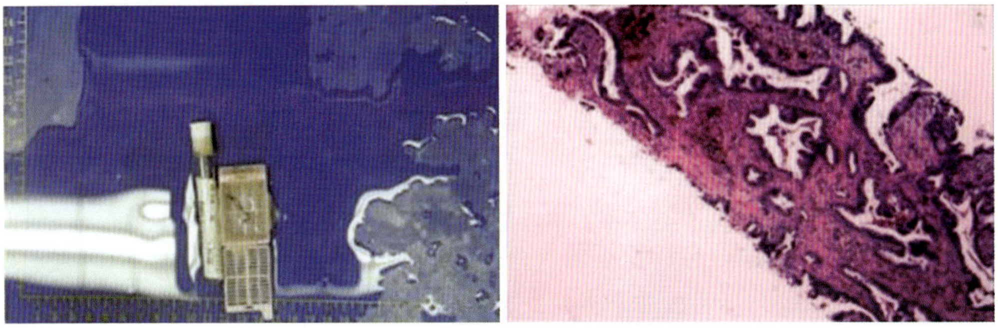

图 5-4-5　肺穿刺组织病理学检查

肉眼所见：

灰黄灰褐条状组织 3 条，长 1.2～1.4 cm，直径均约 0.1 cm。

病理诊断：

第一次报告：

（肺穿刺组织）非小细胞癌，待免疫组化后再报。

第二次报告：

（肺穿刺组织）腺癌，建议2号蜡块行EGFR基因检测。

免疫组化：AE1/AE3(+)，TTF-1(+)，NapsinA(+)，p40(-)，CK5/6(-)，Syn(-)，PD-1(-)，PD-L1(-)，Ki-67(60%+)。

病例45：

患者屈某某，住院号395XXXX，女，38岁，入院1周前于当地医院体检发现甲状腺结节，今至我院行甲状腺超声（图5-4-6）示：甲状腺右侧叶实性结节（TI-RADS分级 5级），右侧颈淋巴结异常肿大（MET）。行FNAB（图5-4-7、图5-4-8）示：①（甲状腺右侧叶中部实性结节）甲状腺恶性肿瘤，髓样癌可能；②（右颈Ⅵ区淋巴结）结合穿刺部位，癌浸润或转移不除外。洗脱液血降钙素：2523.6 pg/mL。于我科行"右侧甲状腺癌根治术+喉返神经探查术+左侧甲状腺腺叶切除术"。术后病理（图5-4-9、图5-4-10）示：（左侧）结节性甲状腺肿；（右侧）甲状腺髓样癌；淋巴结可见转移癌（右Ⅲ、Ⅳ区3/19，右Ⅵ区4/8）。

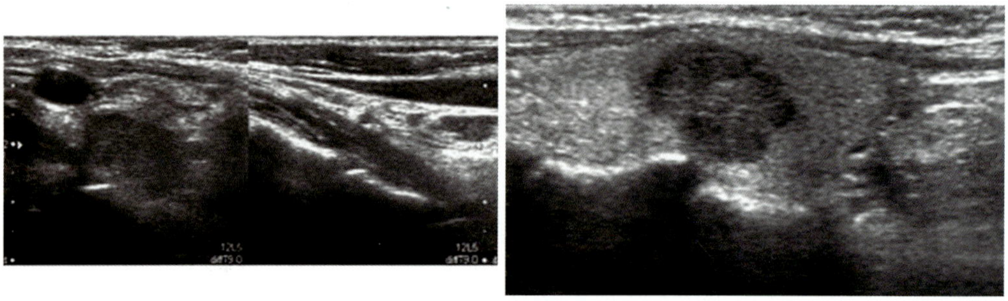

图5-4-6 甲状腺彩超

超声所见：

甲状腺大小形态正常。

于右侧叶中部探及一实性结节，大小约16.0 mm×14.0 mm×14.0 mm（上下径×左右径×前后径），边缘模糊，内可及点状强回声，呈簇状分布；CDFI：内可见Ⅰ级、边缘型血流信号。

左侧叶及峡部未见具体结节。

双侧甲状旁腺区可显示区域未见异常肿块回声。

右侧颈部Ⅳ、Ⅵ区探及多个肿大淋巴结回声，淋巴门消失，呈不均质低回声，并内可及点状强回声；CDFI：可见Ⅰ级血流信号。较大者约115.0 mm×5.5 mm（Ⅳ区），21.0 mm×13.5 mm（Ⅵ区）。

左侧颈部未见明显肿大淋巴结回声。

超声提示：

甲状腺右侧叶实性结节并簇状钙化(TI-RADS 分级 5 级)。
右侧颈部多发异常肿大淋巴结(Met)。

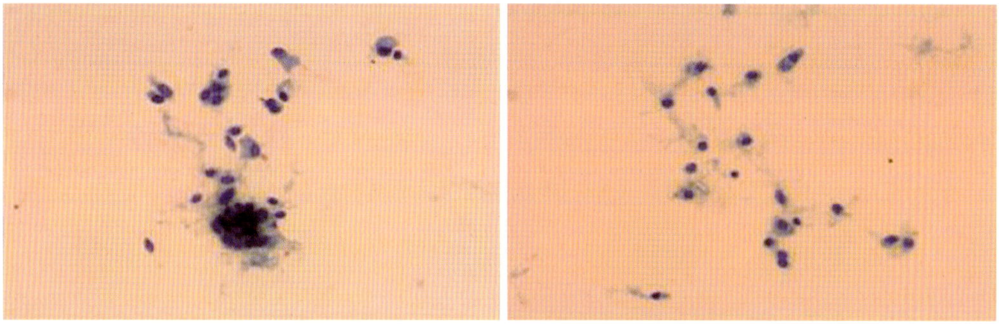

图 5-4-7 TCT 甲状腺细胞病理学检查

镜下所见(1)：

(甲状腺右侧叶中部实性结节穿刺 TCT)镜下见中等量梭形细胞，形态稍显单一。

病理诊断(1)：

甲状腺恶性肿瘤，髓样癌可能，建议术中冰冻进一步明确诊断。

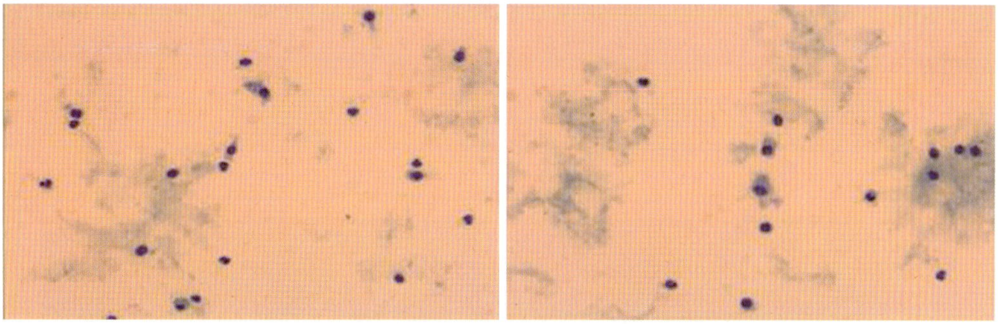

图 5-4-8 TCT 右侧淋巴结细胞病理学检查

镜下所见(2)：

(右颈Ⅵ区淋巴结穿刺 TCT)镜下见少数梭形细胞，中等量淋巴细胞。

病理诊断(2)：

结合穿刺部位，癌浸润或转移不除外，建议活检进一步明确诊断。

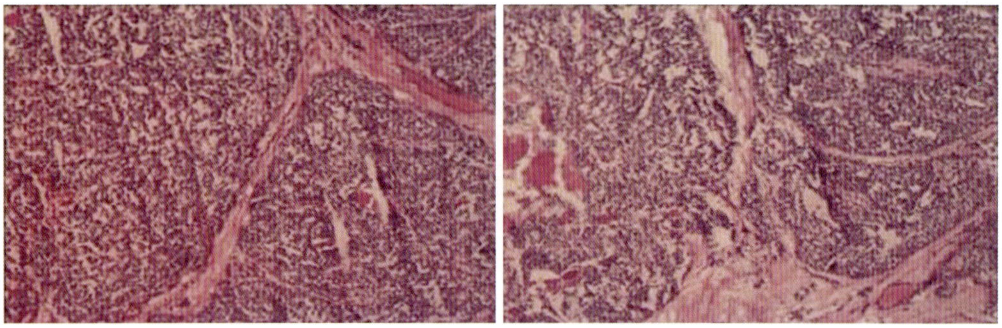

图 5-4-9　甲状腺组织病理学检查

肉眼所见(1)：

标一：(左侧)灰红组织一块，大小约 4.6 cm×2.4 cm×1.0 cm，所有组织切面灰红质软。

标二：(右侧)灰红组织一块，大小约 4.8 cm×2.8 cm×1.3 cm，多切面切开，距被膜 0.6 cm 可见一直经约 1.5 cm 的灰黄结节，结节切面灰黄质中界不清，余组织切面灰红质软。

病理诊断(1)：

第一次报告：

冰余组织：

1.(左侧)结节性甲状腺肿。

2.(右侧)甲状腺癌，待免疫组化协诊。

第二次报告：

(右侧)甲状腺髓样癌。

免疫组化：AE1/AE3(+)，CT(+)，TG(+)，Syn(+)，CD56(+)，CgA(+)，CK19(-)，HBME-1(-)，TTF-1(-)，CEA(+)，(+)，Ki-67(约 5%+)。

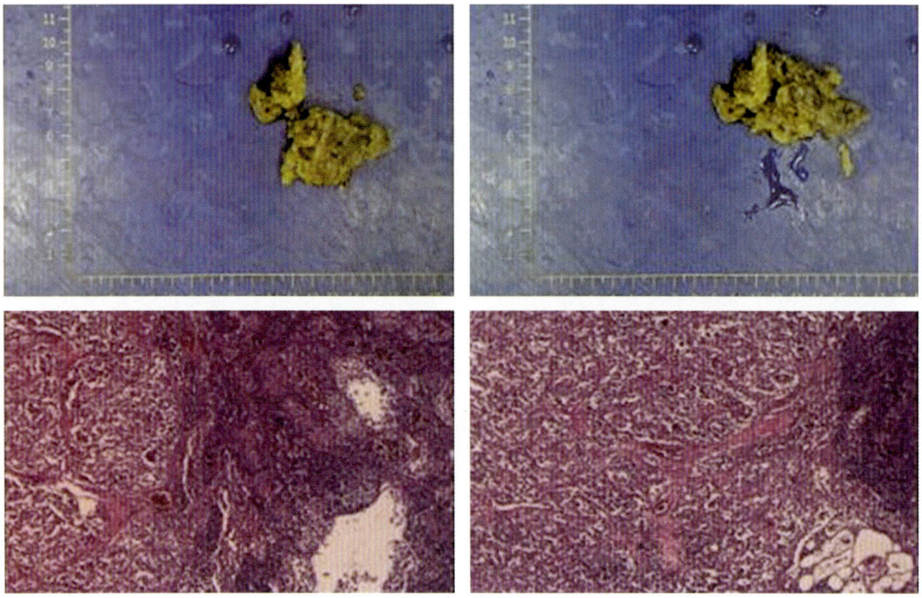

图 5-4-10　淋巴结组织病理学检查

肉眼所见(2)：

标一：(右Ⅲ、Ⅳ区淋巴结)灰黄脂肪样组织一堆，大小约4.5 cm×3.0 cm×2.0 cm，内检出淋巴结数枚，直径0.2～1.2 cm。

标二：(右Ⅵ区淋巴结)灰黄脂肪样组织一堆，大小0.2～1.5 cm，内检出淋巴结数枚，直径0.2～1.8 cm。

病理诊断(2)：

淋巴结清扫术：

淋巴结可见转移癌(右Ⅲ、Ⅳ区3/19，右Ⅵ区4/8)。

病例46：

患者谢某某，住院号408XXXX，女，38岁，因外院彩超发现甲状腺结节、颈部淋巴结肿大入院。入院后复查彩超(图5-4-11)示：甲状腺右侧叶实性结节(TI-RADS分级　5级)，双侧颈部淋巴结肿大，遂行颈淋巴结FNAB(图5-4-12、图5-4-13)示：(左颈Ⅴ区淋巴结)发现恶性肿瘤细胞；(右颈淋巴结)见中等量淋巴细胞。遂于我科行"右侧甲状腺腺叶切除术+右侧喉返神经探查术+左侧颈部淋巴结活检术"治疗。术后病理示：①甲状腺乳头状癌；②(左颈部)淋巴结转移癌，免疫学标记提示鳞状细胞癌(图5-4-14)。行PET-CT，结果回示：鼻咽左侧咽隐窝增厚代谢活跃，考虑鼻咽癌；(左鼻咽部肿物活检)非角化性鳞状细胞癌。行鼻咽部活检(图5-4-15)，示：非角化性鳞状细胞癌。

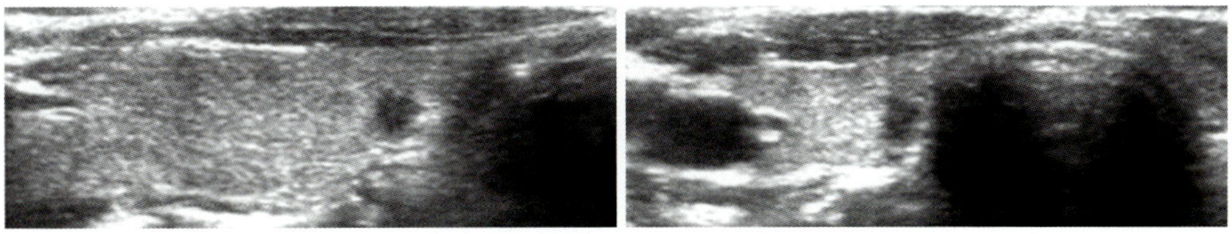

图5-4-11　甲状腺彩超

超声所见：

甲状腺大小形态正常。

于右侧叶下极气管旁探及一实性结节，大小约4.0 mm×4.0 mm×4.5 mm(上下径×左右径×前后径)，纵横比>1，边缘模糊，有毛刺，内可及点状强回声；CDFI：内可见Ⅰ级、边缘型血流信号。

于左侧叶可探及数个囊性结节，壁清，内可见点状强回声，后伴彗尾，较大者约5.0 mm×4.5 mm×3.0 mm。

峡部未见具体结节。

双侧颈部Ⅱ、Ⅲ、Ⅴa区探及多个肿大淋巴结回声，大部分皮髓质分界清，部分淋巴门消失，可及弱回声；CDFI：可见Ⅰ级血流信号。较大者约19.0 mm×9.0 mm(右侧)，29.0 mm×19.0 mm(左侧)。

双侧甲状旁腺区可显示区域未见异常肿块回声。

超声提示：

甲状腺右侧叶下极气管旁实性结节并钙化(TI-RADS 分级 5 级)。
甲状腺左侧叶多发囊性结节(TI-RADS 分级 2 级)。
双侧颈部多发肿大淋巴结(炎性?)。

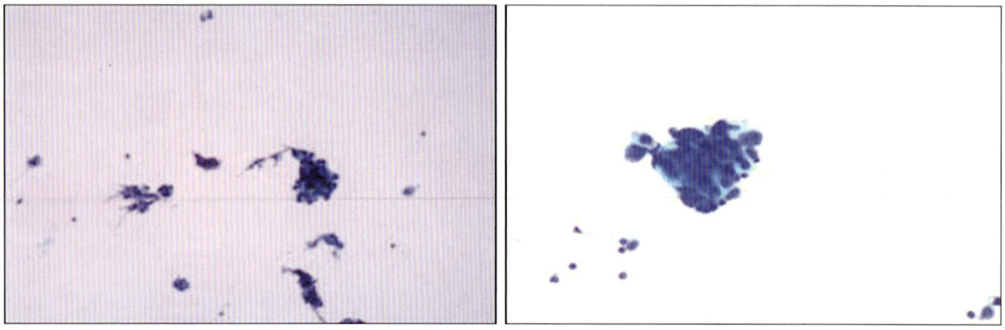

图 5-4-12 TCT 左颈部淋巴结细胞病理学检查

镜下所见(1)：

(左颈Ⅴ区域淋巴结穿刺 TCT)镜下见少量核大深染细胞,并见少量炎细胞、组织细胞。

病理诊断(1)：

发现恶性肿瘤细胞,建议活检进一步明确类型及来源。

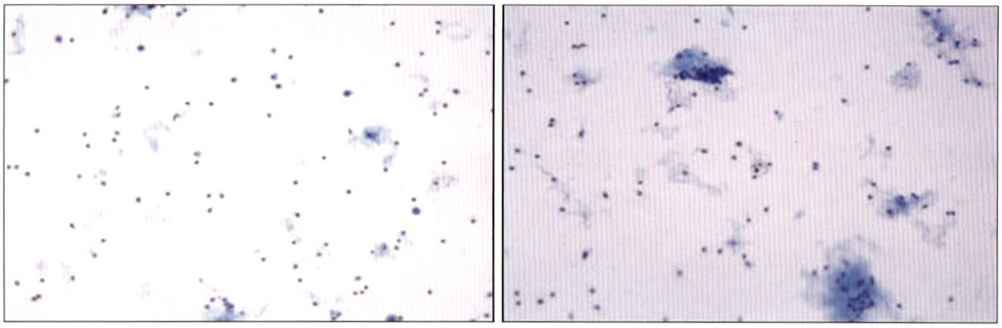

图 5-4-13 TCT 右颈部淋巴结细胞病理学检查

镜下所见及病理诊断(2)：

(右颈Ⅴ区淋巴结穿刺 TCT)镜下见中等量淋巴细胞,少数组织细胞。

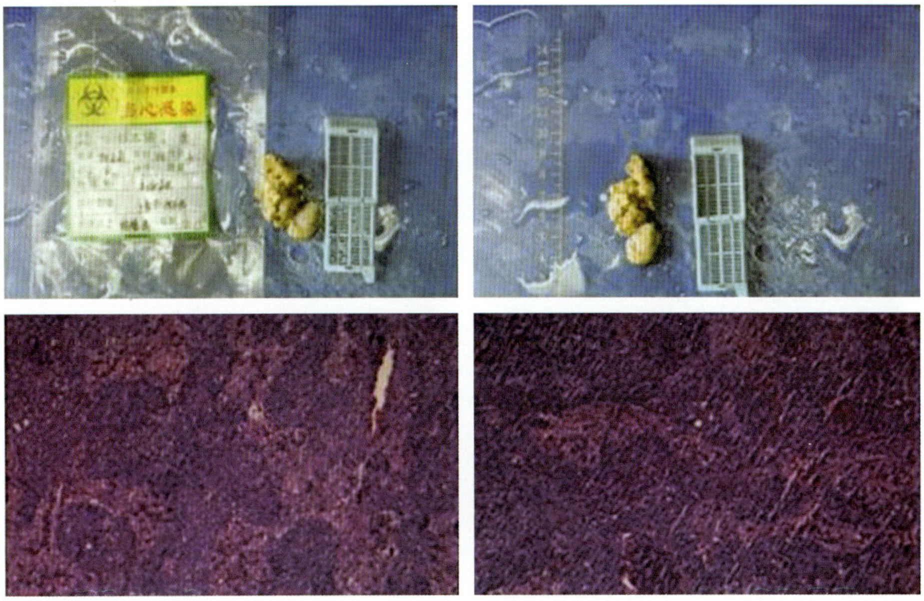

图 5-4-14　左侧淋巴结组织病理学检查

肉眼所见(1):

左侧颈部淋巴结活检术。

(左颈部淋巴结)灰黄脂肪样组织一块,大小约 3.0 cm×2.0 cm×0.8 cm,内检出淋巴结 2 枚,直径 0.6～1.5 cm。

病理诊断(1):

第一次报告:

左颈部淋巴结切除标本:

(左颈部)淋巴结转移癌(1/3)。

第二次报告:

(左颈部)淋巴结转移癌(1/3),免疫学标记提示鳞状细胞癌,请查找鼻咽等有无原发灶。

免疫组化:CK(+),CK8/18(+),TTF-1(-),TG(-),Pax-8(-),CK5/6(+),P40(+),P63(+),CD56(-),Syn(-),CgA(-),Ki-67(80%+),GATA-3(-),Vimentin(-),S-100(散在+)。

原位杂交:EBER(+)。

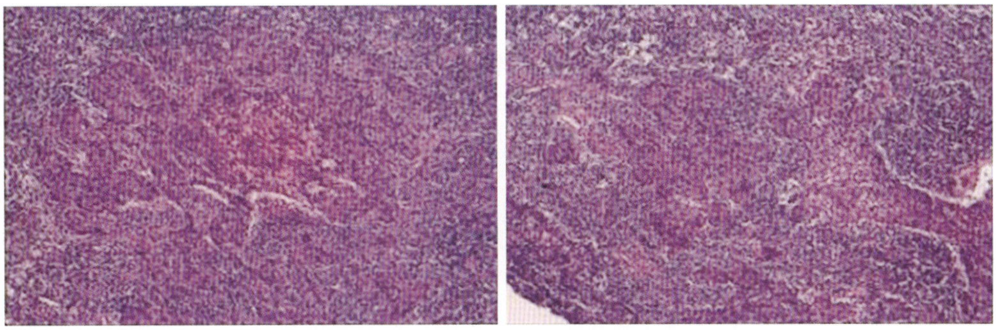

图 5-4-15　鼻咽部活检病理学结果

肉眼所见(2):

(左鼻咽部肿物)灰红组织数粒,大小共约0.6 cm×0.5 cm×0.3 cm。

病理诊断(2):

第一次报告:
冰余组织:
(左鼻咽部肿物)考虑非角化性鳞状细胞癌,需免疫组化协诊(已做)。
第二次报告:
(左鼻咽部肿物)非角化性鳞状细胞癌。
免疫组化:AE1/AE3(+),CK5/6(+),P40(+),P63(+),P16(+),Syn(-),Ki-67(80%+)。
原位杂交:EBER(+)。

思考:

颈淋巴结肿大应结合病史综合考虑。

参考文献

[1] HAUGEN BR, ALEXANDER EK, BIBLE KC, et al. 2015 American Thyroid Association Management Guidelines for Adult Patients with Thyroid Nodules and Differentiated Thyroid Cancer: The American Thyroid Association Guidelines Task Force on Thyroid Nodules and Differentiated Thyroid Cancer[J]. Thyroid, 2016, 26(1): 1.

[2] POLYZOS S, ANASTASILAKIS AD. A systematic review of cases reporting needle tract seeding following thyroid fine needle biopsy[J]. World J Surg, 2010, 34(4): 844.

[3] WATTS NB, BILEZIKIAN JP, CAMACHO PM, et al. American Association of Clinical Endocrinologists Medical Guidelines for Clinical Practice for the diagnosis and treatment of postmenopausal osteoporosis: executive summary of recommendations[J]. Endocr Pract, 2010, 16(6): 1016.

[4] GHARIB H, PAPINI E, GARBER JR, et al. American Association of Clinical Endocrinologists, American College of Endocrinology, and Associazione Medici Endocrinologe Medical Guidelines for Clinical Practice for the Diagnosis and Management of Thyroid Nodules: 2016 UPDATE[J]. Endocr Pract: 2016, 22(5): 622.

[5] MACHAŁA E, SOPIŃSKI J, IAVORSKA I, et al. Correlation of fine needle aspiration cytology of thyroid gland with histopathological results[J]. Pol Przegl Chir, 2018, 90(6): 1.

[6] YU Z, WEINBERGER PM, HAFFTY BG, et al. Cyclin d1 is a valuable prognostic marker in oropharyngeal squamous cell carcinoma[J]. Clin Cancer Res, 2005, 11(3): 1160.

[7] DUNđEROVIĆ D, LIPKOVSKI JM, BORIČIC I, et al. Defining the value of CD56, CK19, Galectin-3 and HBME-1 in diagnosis of follicular cell derived lesions of thyroid with systematic review of literature[J]. Diagn Pathol, 2015, 10: 196.

[8] SUNG JY, NA DG, KIM KS, et al. Diagnostic accuracy of fine-needle aspiration versus core-needle biopsy for the diagnosis of thyroid malignancy in a clinical cohort[J]. Eur Radiol, 2012, 22(7): 1564.

[9] PARK YJ, KWAK SH, KIM DC, et al. Diagnostic value of galectin-3, HBME-1, cytokeratin 19, high molecular weight cytokeratin, cyclin D1 and p27(kip1) in the differential diagnosis of thyroid nodules

[J]. J Korean Med Sci, 2007, 22(4): 621.

[10] CHOI SH, HAN KH, YOON JH, et al. Factors affecting inadequate sampling of ultrasound-guided fine-needle aspiration biopsy of thyroid nodules[J]. Clin Endocrinol (Oxf), 2011, 74(6): 776.

[11] MAI KT, LANDRY DC, THOMAS J, et al. Follicular adenoma with papillary architecture: a lesion mimicking papillary thyroid carcinoma[J]. Histopathology, 2001, 39(1): 25.

[12] DOS SANTOS SN, SHELDON H, PEREIRA JX, et al. Galectin-3 acts as an angiogenic Switch to induce tumor angiogenesis via Jagged-1/Notch activation[J]. Oncotarget, 2017, 8(30): 49484.

[13] DRALLE H, MUSHOLT TJ, SCHABRAM JA, et al. German association of endocrine surgeons practice guideline for the surgical management of malignant thyroid tumors[J]. Langenbecks Arch Surg, 2013, 398(3): 347.

[14] PERROS P, BOELAERT K, COLLEY S, et al. Guidelines for the management of thyroid cancer[J]. Clin Endocrinol (Oxf), 2014, 81(Suppl 1): 1.

[15] GRANI G, CALVANESE A, CARBOTTA G, et al. Intrinsic factors affecting adequacy of thyroid nodule fine-needle aspiration cytology[J]. Clin Endocrinol (Oxf), 2013, 78(1): 141.

[16] Richards ML, Bohnenblust E, Sirinek K, et al. Nondiagnostic thyroid fine-needle aspiration biopsies are no longer a dilemma[J]. Am J Surg, 2008, 196(3): 398.

[17] KULKARNI MB, PRABHUDESAI NM, DESAI SB, et al. Scrape cell-block technique for fine needle aspiration cytology smears[J]. Cytopathology, 2000, 11(3): 179.

[18] CIBAS ES, ALI SZ. The 2017 Bethesda system for reporting thyroid cytopathology[J]. J Am Soc Cytopathol, 2017, 6(6): 217.

[19] EDMUND SC, SYED ZA. The Bethesda system for reporting thyroid cytopathology[J]. Thyroid, 2009, 19(11): 1159

[20] MOON HJ, SON E, KIM EK, et al. The diagnostic values of ultrasound and ultrasound-guided fine needle aspiration in subcentimeter-sized thyroid nodules[J]. Ann Surg Oncol, 2012, 19(1): 52.

[21] YOO WS, CHOI HS, CHO SW, et al. The role of ultrasound findings in the management of thyroid nodules with atypia or follicular lesions of undetermined significance[J]. Clin Endocrinol (Oxf), 2014, 80(5): 735.

[22] PACINI F, CASTAGNA MG, BRILLI L, et al. Thyroid cancer: ESMO clinical practice guidelines for diagnosis, treatment and follow-up[J]. Ann Oncol, 2010, 21(Suppl 5): v214.

[23] 吕淑兰，罗克文，谢铁. 超声对咽食管憩室的临床诊断价值分析[J]. 中外医疗，2018，37(3)：25.

[24] 王丽荟，陈路增，高莹，等. 超声引导下甲状腺结节粗针穿刺活检与细针抽吸取材满意率比较[J]. 中国超声医学杂志，2017，33(3)：199.

[25] 田文，孙辉，贺青卿. 超声引导下甲状腺结节细针穿刺活检专家共识及操作指南(2018 版)[J]. 中国实用外科杂志，2018，38(3)：241.

[26] 章建全，詹维伟. 超声引导下甲状腺结节细针穿刺细胞学检查实践指南(2019 版)[J]. 中华超声影像学杂志，2020，29(5)：369.

[27] 赵立志. 超声引导下细针穿刺活检对甲状腺结节的诊断价值[J]. 中国民康医学：下半月，2008，20(10)：2438.

[28] 赵美丽，杨炜，李金凤，等. 超声引导下细针穿刺细胞学检测不同大小可疑甲状腺癌结节的阳性率及准确率[J]. 南方医科大学学报，2020，40(5)：693.

[29] 肖晶. 甲状腺穿刺全细胞学诊断的优越性(附 236 例诊断分析)[J]. 吉林医学，2008，29(23)：2179.

[30]滕卫平,刘永峰.甲状腺结节和分化型甲状腺癌诊治指南[J].中国肿瘤临床,2012(17):1249.

[31]韩志江,吴颖为.甲状腺结节影像检查流程专家共识[J].中华放射学杂志,2016,50(12):911

[32]中国医师协会介入医师分会超声介入专业委员会,中国医师协会介入医师分会肿瘤消融治疗专业委员会,中国抗癌协会肿瘤消融治疗专业委员会,等.甲状腺良性结节解剖位置分类与热消融风险防控专家共识[J].中华医学超声杂志:电子版,2020,17(1):6.

[33]杨敏,王昌敏.甲状腺乳头状癌分子标志物研究进展[J].标记免疫分析与临床,2019,26(10):1782.

[34]戴军.甲状腺细胞病理图谱[M].北京:人民军医出版社,2013.

[35]Syed ZA,Edmund SC.甲状腺细胞病理学 Bethesda 报告系统[M].北京:北京科学技术出版社,2010.

[36]钟绍斌,彭川,邹学彬,等.美国甲状腺协会超声分类与细针穿刺细胞学检查诊断良恶性甲状腺结节[J].中国医学影像技术,2017,33(11):1647.

[37]周立娟,苏丹,张莉,等.全自动免疫组化仪检测 ALK 融合基因蛋白的应用体会[J].诊断病理学杂志,2015,22(6):378.

[38]王玉环,方庆全.全自动免疫组化仪在甲状腺细针穿刺细胞块诊断中的应用[J].诊断病理学杂志,2017,24(6):468.

[39]林凡,晋雯.实用细针穿刺病理学[M].北京:科学出版社,2008.

[40]刘树范 阚秀.细胞病理学[M].北京:中国协和医科大学出版社,2011.

[41]周乐,孙辉.细针穿刺活检诊断甲状腺微小癌[J].中国实用外科杂志,2016,36(5):582.

[42]章建全,陈红琼,闫磊,等.咽食管憩室对甲状腺结节热消融治疗的威胁及其口服超声造影快速诊断[J].中华超声影像学杂志,2019(2):127.

[43]程柳柳,李俊,仲飞.液基细胞学技术在颈部非甲状腺肿块针吸细胞学中的应用[J].实用医学杂志,2014,30(17):2748.

[44]杨汶士,邹汉青,徐龙江,等.液基细胞制片在甲状腺结节诊断中的应用价值[J].江苏医药,2014,40(11):1315.

[45]章建全,盛建国,刁宗平,等.液体隔离法在颈部结节性病变经皮热消融治疗中的应用[J].第二军医大学学报,2014,35(10):1045.

第六章

甲状腺结节细针穿刺的辅助诊断技术

一个好汉三个帮，辅助诊断技术的意义在于其为细胞病理的灰色区域提供了进一步评估恶性风险的可能。为减少不确定结果的出现，一方面要提高穿刺取材成功率避免缺乏细胞成分，另一方面则是利用辅助诊断技术提高诊断敏感性。

第一节 洗脱液

98.洗脱液检测技术在细针穿刺活检中有哪些应用?

甲状腺癌是内分泌系统最常见的恶性肿瘤,其有颈淋巴结转移发生早、早期诊断困难,但预后相对较好等的特点。对于分化型甲状腺癌颈淋巴结清扫策略已有共识:cN1 患者须行颈淋巴结清扫术;不主张行预防性颈侧区淋巴结清扫术。因此,提高术前淋巴结转移的诊断是关键所在。新近研究发现细针穿刺细胞学(FNAC)联合细针穿刺洗脱液测量甲状腺球蛋白(FNA-Tg)即 FNAC-Tg 可提高颈部淋巴结转移的诊断敏感度和准确率。细针穿刺抽吸活检(Fine needle aspiration biopsy,FNAB)是目前诊断甲状腺癌转移性淋巴结的金标准,但可能出现假阴性结果。细针穿刺洗脱液的检测技术因其高诊断效能近年来倍受青睐。淋巴结的精确评估是临床决策的基础,美国甲状腺协会(ATA)指南将 FNA-Tg 作为甲状腺癌术前术后淋巴结评估的新技术加以推荐,为侧清策略的制定提供新的依据。

目前,FNA-Tg 检测可用于辅助诊断分化型甲状腺癌淋巴结转移,细针穿刺洗脱液-降钙素(fine needle aspiration washout fluid -calcitonin,FNA-CT)检测用于辅助诊断甲状腺髓样癌及淋巴结转移。FNA-Tg 检测极大补充了细针穿刺抽吸活检结果,FNAB 和 FNA-Tg 二者结合可以显著提高转移性淋巴结诊断的准确性。有研究选取 139 例 PTC 患者的 140 枚淋巴结,进行细针穿刺洗脱液甲状腺球蛋白(FNA-Tg)浓度测定及 FNAB,以术后病理作为金标准,绘制受试者工作特征曲线(ROC),寻找 FNA-Tg 诊断转移淋巴结的最佳诊断值,并比较 FNA-Tg、FNAB 对淋巴结转移的诊断效能。结果显示:FNA-Tg 诊断转移淋巴结的敏感度为 95.5%,特异度为 97.3%,准确度为 96.4%;FNAC 诊断转移淋巴结的敏感度为 66.7%,特异度为 100%,准确度 84.3%。研究结果表明:FNA-Tg 检测可以作为诊断 PTC 颈部淋巴结是否转移的方法,该检测方法显著提高了 FNAB 诊断的敏感性和准确性。

穿刺活检须在超声引导下完成,超声的筛查水平直接影响到穿刺目标的选择,而且作为有创检查,对多个淋巴结的诊断受到一定限制。近 20 年来,国内外开展了大量关于 FNA-Tg 技术的研究,无一例外肯定了其诊断价值,但最佳诊断标准值尚不统一。目前在临床及科研工作中常用的 FNA-Tg 标准值的确定方法有:①比值法 FNA-Tg/同期血清 Tg>1;②测量均值±2 倍标准差;③ROC 曲线分析下得到的最佳诊断标准值;④检测试剂的功能敏感度等。为了更好地将 FNA-Tg 应用于临床实践,还需要更多研究。对于阴性的结果未行颈侧区淋巴结清扫的患者仍须长期随访,必要时进一步处理。

甲状腺乳头状癌首次治疗时彻底合理的淋巴结清扫术是治疗关键,坚持减少预防性侧清的原则,须制定个体化的侧清策略。而临床决策中始终面临着减少不必要侧清和避免漏诊的矛盾。通过影像学检查或综合分析疾病危险因素来筛查目标淋巴结,需要仔细超声筛查,不要遗漏病变及病变的细节,做到对侧颈各区的扫查,包括Ⅴ区、健侧淋巴结,分析所有可疑征象,并在术前做好标记。在影像学检查有可疑征象时,通过 FNA-Tg 获取确切证据后决定是否侧清。穿刺时不应为了减小操作难度而选择较大的淋巴结,而应重视可疑程度高的典型淋巴结。在较大淋巴结的穿刺时,注意多位点、多角度取材,尤其是覆盖尽可能多的皮质区,有利于发现较早期的转移灶。在 FNA-Tg 与

FNAC 联合诊断时,若二者结果不一致,通常二者其一为阳性选择行侧颈区淋巴结清扫术,不过需要注意当 FNA-Tg 阳性而 FNAC 阴性时可能是异位甲状腺,术前需要与患者充分沟通。详细的超声、CT 筛查,结合病变转移的高危因素评估目标淋巴结,决定了个体化的颈侧区淋巴结清扫决策,最终基于 FNAC-Tg 的诊断结果决定是否行侧清,使手术范围趋于更合理。

我院穿刺物洗脱液制备常规方法:用穿刺针在彩超引导下穿刺目标结节,将吸有穿刺物的穿刺针连接与事先准备好的装有 1 mL 生理盐水的注射器上,即可制成细针穿刺物洗脱液,插入干燥试管中送检。

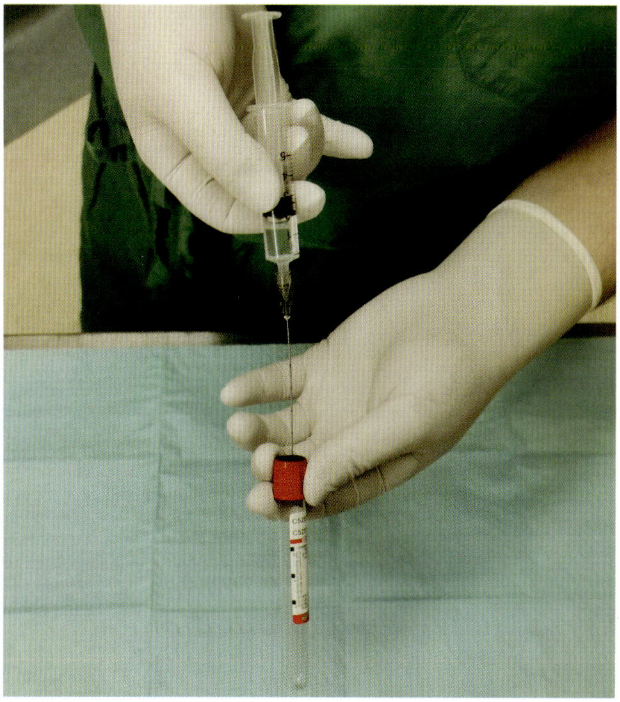

图 6-1-1 洗脱液的制备

甲状腺髓样癌(Medullary thyroid carcinoma,MTC)恶性程度高,浸润性强,易转移和复发,预后差,其诊断目前主要依靠血清降钙素(calcitonin,CT)、超声及 FNAB,但这些方法的诊断敏感性有限,易于漏诊。研究表明,对甲状腺 FNA-CT 检测可以显著提高 MTC 诊断的敏感性,故美国甲状腺协会(American Thyroid Association,ATA)及美国临床内分泌医师学会(American Association of Clinical Endocrinologists,AACE)均推荐 FNA-CT 用于协助 MTC 的诊断。FNA-CT 的测定对 MTC 淋巴结转移的诊断价值仍有待确定。最近,Bernardo Marques 课题组究发现,针对 MTC 淋巴结转移的诊断,FNA 细胞学检查显示敏感性为 81.8%,特异性为 97.9%,FNA-CT 的敏感性为 100%,特异度为 97.9%,并通过 ROC 曲线分析确定,诊断 MTC 淋巴结转移的 cut-off 值为 23 pg/mL(敏感性:100%;特异性:100%),尽管该研究仅仅入组了 43 例患者,但该研究结果提示,FNA-CT 的测定对 MTC 淋巴结转移的诊断具有重要的应用价值。

对于旁腺病变,细胞涂片中以滤泡状结构为主,或细胞类似 Hürthle 细胞的情况下,可能很难鉴别细胞是来自甲状腺还是甲状旁腺。对于甲状腺背侧的结节,当超声不好鉴别结节位于甲状腺包膜内还是甲状腺包膜外时,不好区分结节来源于甲状腺亦或甲状旁腺,若穿刺时加做 PTH 的洗脱液送检,对于排除是否是甲状旁腺来源有一定帮助。但需要注意的是,因为针道可能经过甲状腺组织,此时做 Tg 洗脱液并不能一定确定是甲状腺来源,除非明确针道没有甲状腺细胞干扰。

病例 47：

患者杨某某，住院号 156XXXX，男，36 岁，以“甲状腺癌术后 5 年余，发现淋巴结肿大 4 d”为主诉入院。5 余年前行“双侧甲状腺腺叶切除术+双侧喉返神经探查术+右Ⅵ区淋巴结清扫术”，术后规律口服优甲乐并定期复查。4 d 前复查超声（图 6-1-2）示：甲状腺术后，右侧颈部多发异常肿大淋巴结（Met）。行淋巴结 FNAB，病理（图 6-1-3）示：（右颈Ⅲ区淋巴结）淋巴结癌浸润或转移，形态学倾向甲状腺来源。FNA-Tg：24611 μg/L。遂行“右颈部淋巴结清扫术”。术后常规病理（图 6-1-4）示：（右颈部）淋巴结可见癌转移（4/7），形态符合甲状腺乳头状癌。

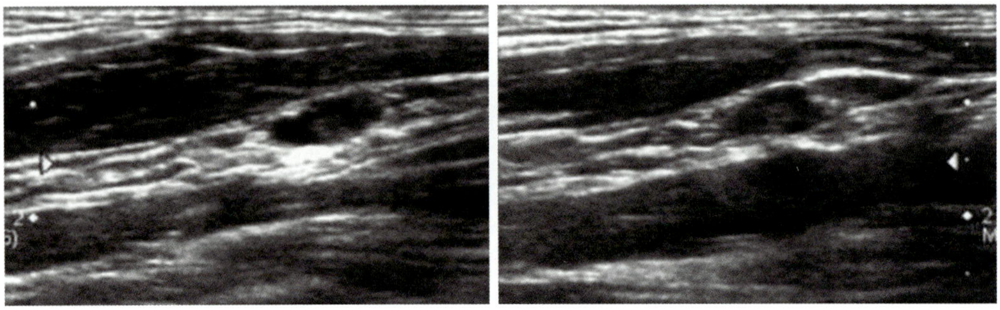

图 6-1-2　甲状腺彩超

超声所见：

甲状腺术后：

甲状腺区未探及典型腺体回声。

右侧颈部Ⅲ区可探及多个肿大淋巴结回声，内结构紊乱，内可见团块样高回声并可及点状强回声及液性暗区，CDFI：可见Ⅰ级血流信号。较大者约 11.0 mm×4.5 mm。

左侧颈部未见明显肿大淋巴结回声。

超声提示：

甲状腺术后：

右侧颈部多发异常肿大淋巴结（Met）。

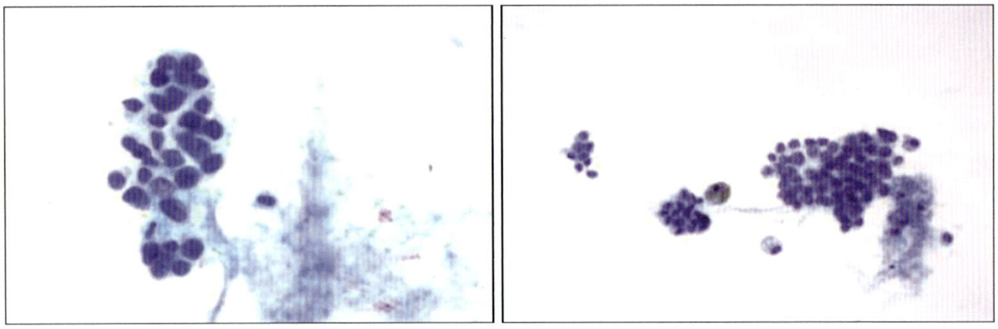

图 6-1-3　TCT 淋巴结细胞病理学检查

镜下所见：

（右颈Ⅲ区淋巴结穿刺 TCT）镜下见少量片状排列的上皮细胞，并见少量淋巴细胞及吞噬细胞。

病理诊断：

淋巴结癌浸润或转移，形态学倾向甲状腺来源。

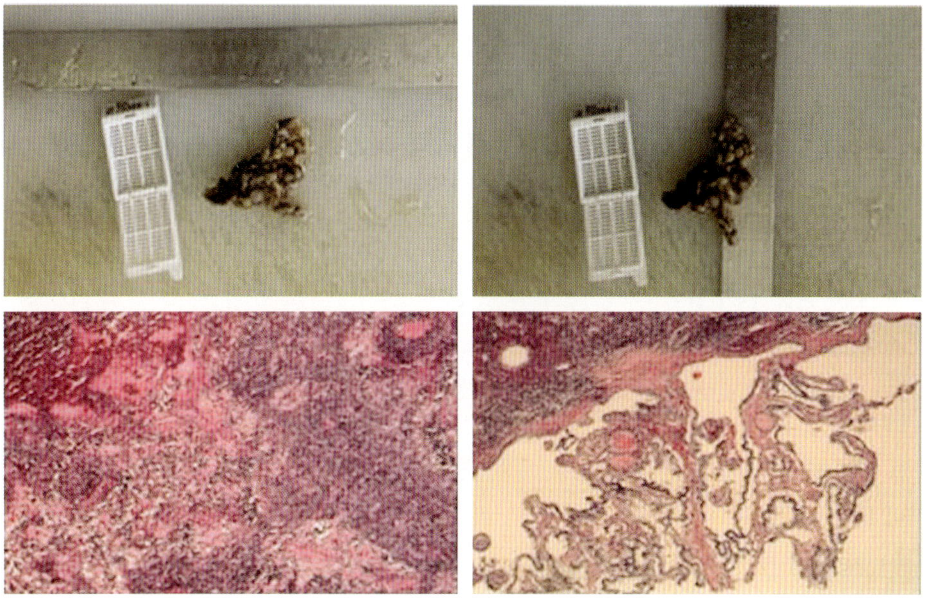

图 6-1-4　颈淋巴结清扫常规病理

肉眼所见：

送灰黄脂肪样组织一堆，大小约 4 cm×3 cm×2.5 cm。内检出淋巴结样物数枚，直径 0.5～1.0 cm。

病理诊断：

（右颈部）淋巴结可见癌转移(4/7)，形态符合甲状腺乳头状癌。

病例 48：

患者杨某某，住院号 396XXXX，男，年龄 20 岁，以“体检发现甲状腺结节 6 d”为主诉入院。入院 6 d 前于当地医院体检发现甲状腺结节，彩超（图 6-1-5）示：甲状腺左侧叶低回声结节（TI-RADS 分级　4a 级），甲状腺左侧叶囊性结节（TI-RADS 分级　3 级），甲状腺右侧叶低回声结节（TI-RADS 分级　2 级），双侧颈部淋巴结可见。遂至我院，收入日间病房，行甲状腺穿刺活检，穿刺中考虑到彩超征象不典型，不排除有甲状腺髓样癌可能，遂穿刺液同时送检降钙素洗脱液[左侧下极结节 CT 降钙素（洗脱液）：>5733.1（参考值范围 0～18）pg/mL，左侧中部结节 CT 降钙素（洗脱液）：3688.3 pg/mL]，结果（图 6-1-6、

图6-1-7)示:(甲状腺左侧叶结节)考虑髓样癌。后完善检查,行"双侧甲状腺腺叶切除术+左Ⅵ区淋巴结清扫术"。术后病理(图6-1-8)示:(双侧)甲状腺髓样癌;(左Ⅵ区)淋巴结可见转移癌(2/4)。

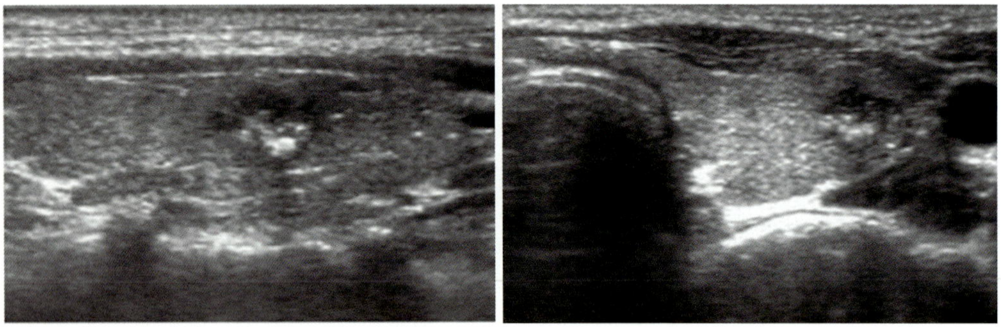

图6-1-5　甲状腺彩超

超声所见:

甲状腺大小形态正常。

于左侧叶中下部探及一实性结节,大小约13.5 mm×10.5 mm×8.5 mm(上下径×左右径×前后径),边缘模糊,边缘及其内可及点状强回声,呈簇状分布;CDFI:内可见Ⅰ级、边缘型血流信号。

于右侧叶内探及数个囊实性结节,较大者位于中部,大小约4.5 mm×3.0 mm×2.5 mm,边缘光整,内以实性为主,囊性部分内可见点状强回声,后伴彗尾;CDFI:内可见Ⅰ级血流信号。

于双侧叶均可探及多个囊性结节,壁清,内可见点状强回声,后伴"彗尾"。较大者分别约4.0 mm×4.0 mm×2.5 mm(右侧)、4.0 mm×4.0 mm×2.0 mm(左侧)。

峡部未见具体结节。

双侧甲状旁腺区可显示区域未见异常肿块回声。

左侧颈部Ⅵ区探及数个淋巴结回声,较大者约10.0 mm×4.5 mm,淋巴门消失;CDFI:内未见明显血流信号。

右侧颈部未见明显异常肿大淋巴结回声。

超声提示:

甲状腺左侧叶中下部实性结节并簇状钙化(TI-RADS分级　5级)。

甲状腺右侧叶多发囊实性结节(TI-RADS分级　3级)。

甲状腺双侧叶多发囊性结节(TI-RADS分级　2级)。

左侧颈部Ⅵ区淋巴结肿大。

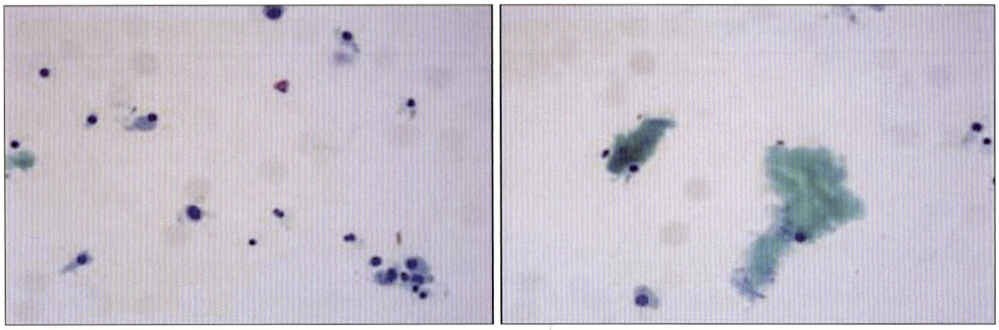

图6-1-6　TCT甲状腺细胞病理学检查

镜下所见(1)：

（甲状腺左侧叶下极结节穿刺TCT）镜下见少量滤泡上皮细胞和胶质成分，部分细胞核偏位，偶见淀粉样物。

病理诊断(1)：

髓样癌不除外，建议术中冰冻切片进一步明确诊断。

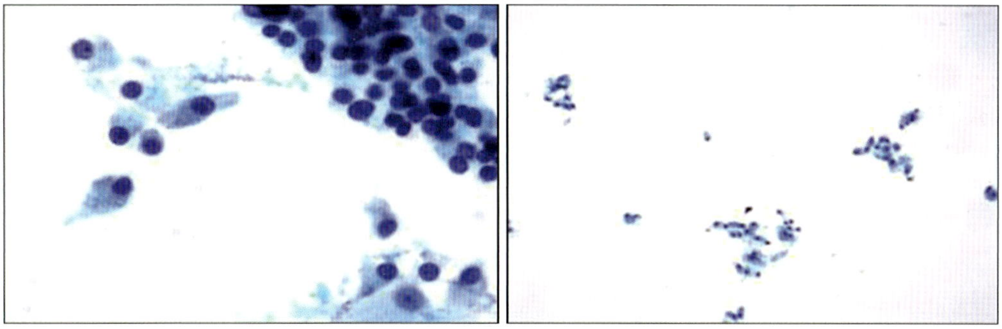

图6-1-7　左甲中部结节细胞病理学检查

镜下所见(2)：

（甲状腺左侧叶中部结节穿刺TCT）镜下见中等量散分布的核偏位细胞或梭形细胞。

病理诊断(2)：

考虑髓样癌，建议术中冰冻切片进一步明确诊断。

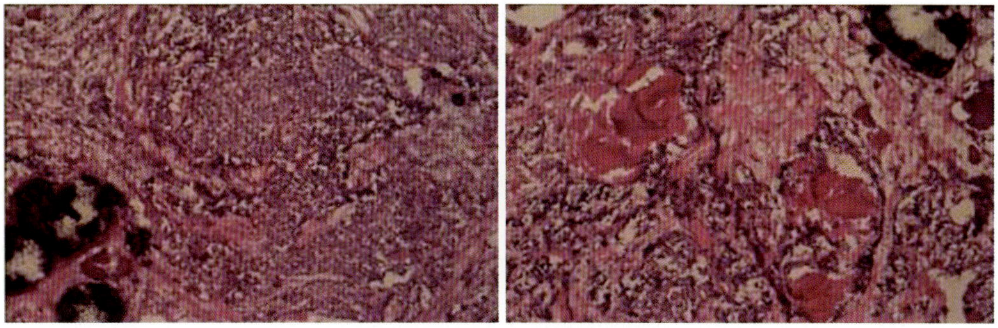

图6-1-8　甲状腺常规病理

肉眼所见：

标一：（左侧）灰红系线组织一堆，大小约4.0 cm×2.5 cm×2.0 cm；多切面切开，距被膜0.3 cm可见直径0.8 cm灰白结节，切面灰白质中界不清，余组织切面灰红质软。

标二：（右侧）灰红组织一块，大小约4.5 cm×2.5 cm×2.5 cm；多切面切开，距被膜0.2 cm可见直径0.6 cm灰白结节，切面灰白质硬界不清，余组织切面灰红质软。

病理诊断：

第一次报告：

冰余组织：

（双侧）甲状腺癌，需行免疫组化协诊分型。

第二次报告：

（双侧）甲状腺髓样癌。

免疫组化：5 号 AE1/AE3（+），CD56（+），Syn（+），CgA（+），TTF-1（少量+），CT（少量弱+），PTH（-），Ki-67（约 5%+），CEA（+），TG（-），HBME-1（-），PAX-8（-）；1 号 CT（少量弱+）。

病例 49：

患者韩某某，住院号 386XXXX，女，57 岁，以“体检发现甲状腺结节 1 年余”为主诉入院。入院 1 年余前于当地医院体检发现甲状腺结节（未见报告单）。4 d 前我院复查甲状腺超声（图 6-1-9）示：甲状腺右侧叶下极囊实性结节（TI-RADS 分级 3 级），甲状腺右侧叶中部后方实性结节（甲状旁腺瘤可能）。行 FNAB（图 6-1-10、图 6-1-11）示：（甲状腺右侧叶下极囊实性结节）考虑结节性甲状腺肿。（甲状腺右侧叶中部背侧实性结节）结节性甲状腺肿不除外。穿刺洗脱液 PTH>5000 pg/mL。洗脱液 Tg>500.00 μg/L，结合彩超（右侧叶中部背侧实性结节），考虑旁腺病变。

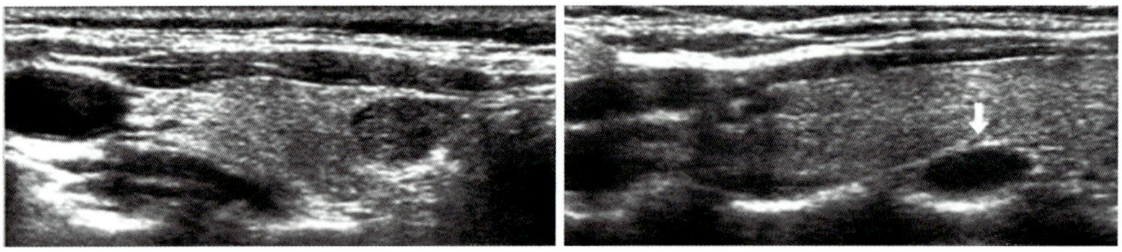

图 6-1-9　甲状腺彩超

超声所见：

甲状腺大小形态正常。

于右侧叶下极探及一囊实性结节，大小约 12.5 mm×12.0 mm×7.0 mm（上下径×左右径×前后径），边缘光整，内以实性为主，囊性部分内可见点状强回声，后伴彗尾；CDFI：内可见Ⅲ级血流信号。

左侧叶及峡部未见具体结节。

双侧颈部未见明显异常肿大淋巴结回声。

于右侧叶中部后方可探及一实性低回声结节，大小约 12.0 mm×4.5 mm，边界清，形态规则，内部回声均匀；CDFI：内可见点状血流信号。

左侧甲状旁腺区未见明显占位性病变。

超声提示：

甲状腺右侧叶下极囊实性结节（TI-RADS分级　3级）。
甲状腺右侧叶中部后方实性结节（甲状旁腺腺瘤可能）。

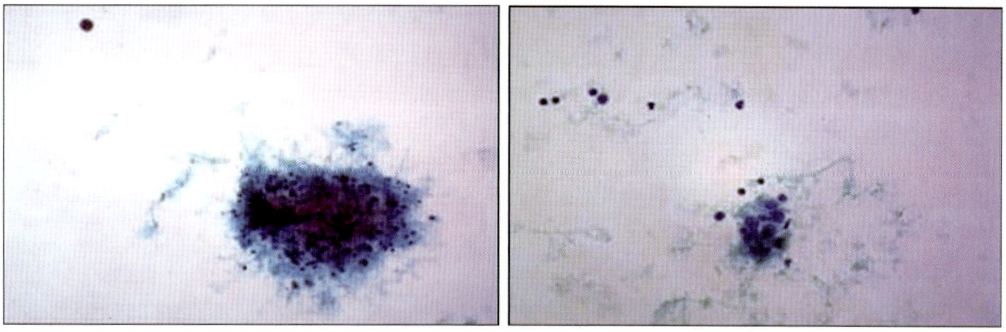

图6-1-10　右侧甲状腺右侧叶下极细胞病理学检查

镜下所见（1）：

（甲状腺右侧叶下极囊实性结节穿刺TCT）镜下见少量滤泡上皮细胞、淋巴细胞、噬细胞及胶质。

病理诊断（1）：

考虑结节性甲状腺肿，请结合临床。

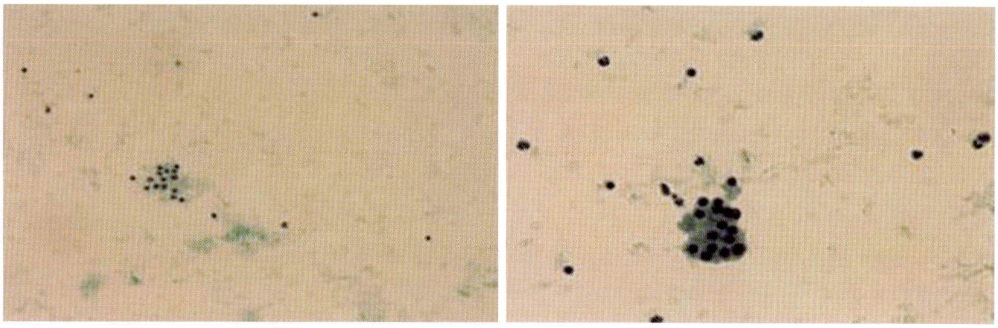

图6-1-11　右侧甲状腺中部背侧结节细胞病理学检查

镜下所见（2）：

（甲状腺右侧叶中部背侧实性结节穿刺TCT）镜下见个别滤泡上皮细胞，少许淋巴细胞、胶质成分。

病理诊断（2）：

未见明确特异性病变，结节性甲状腺肿不能除外，请结合临床及影像学综合诊断。

病例 50：

患者于某某，住院号 299XXXX，男，61 岁，以“体检发现甲状腺结节 3 年，声音嘶哑 1 月余”为主诉入院。行超声（图 6-1-12）示：①甲状腺右侧叶体积增大，探及多个实性及囊性结节；②左侧叶体积正常。行 FNAB（图 6-1-13、图 6-1-14）示：①（甲状腺右侧叶下方实性占位）恶性肿瘤，不除外转移性；②（右颈Ⅳ区淋巴结）结合穿刺部位，考虑淋巴结癌浸润或转移。穿刺液 Tg：0.17 μg/L。颈部 CT（图 6-1-15）考虑食管癌，行粗针穿刺组织病理学检查（图 6-1-16），示：低分化鳞状细胞癌。

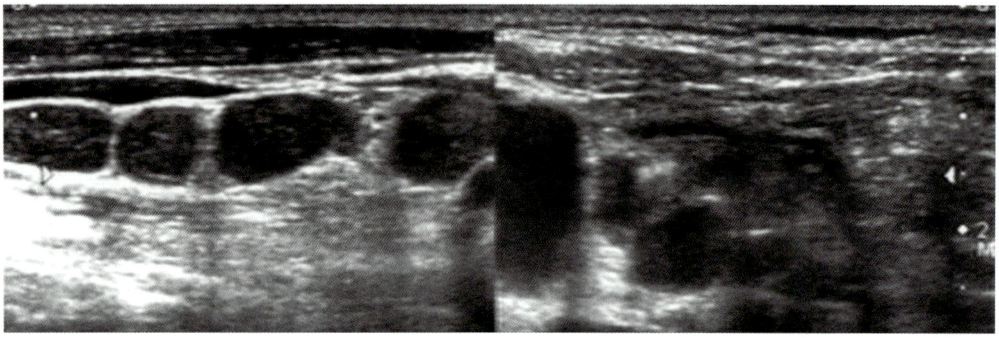

图 6-1-12　甲状腺彩超

超声所见：

甲状腺右侧叶体积增大，探及多个实性及囊实性结节，较大者位于下极下方，为实性，大小约 55.0 mm×46.5 mm×42.0 mm，凸被膜，边缘模糊，内可及点状强回声；CDFI：内可见Ⅱ级血流信号。

甲状腺左侧叶体积正常，于中部探及一囊实性结节，大小约 14.5 mm×10.0 mm×8.0 mm（上下径×左右径×前后径），边缘光整，内以实性为主，实性部分内可及探及片状强回声，后伴声影，并可见点状强回声，后伴彗尾；CDFI：内可见Ⅲ级血流信号。

右侧颈部Ⅲ、Ⅳ区及双侧颈部Ⅵ区探及多个肿大淋巴结回声，淋巴门消失，呈不均质低回声，并内可及点状强回声；CDFI：可见Ⅰ级血流信号。较大者约 15.5 mm×8.0 mm（Ⅳ区），10.5 mm×8.0 mm（左侧Ⅵ区）。

双侧甲状旁腺区可显示区域未见异常肿块回声。

超声提示：

甲状腺右侧叶下极下方实性占位并钙化（TI-RADS 分级　5 级）。

余甲状腺双侧叶实性及囊实性结节并左侧钙化（TI-RADS 分级　3 级）。

双侧颈部多发异常肿大淋巴结（Met）。

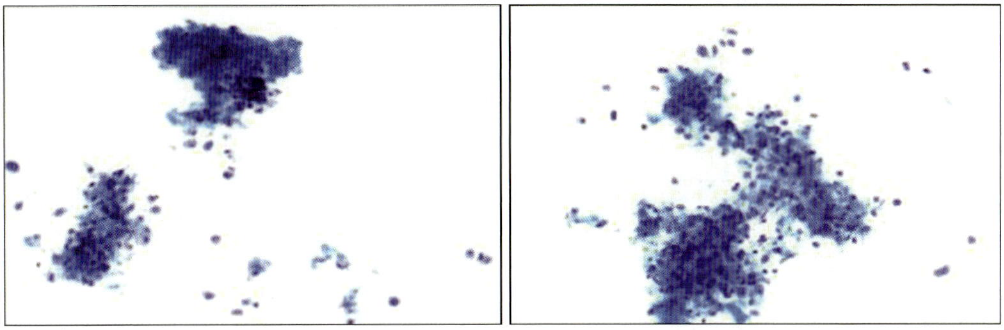

图 6-1-13 甲状腺右侧叶细针穿刺细胞病理学检查

镜下所见(1):

(甲状腺右侧叶下方实性占位)镜下见较多散在分布或片状排列的异型细胞，并见少许坏死成分及淋巴细胞。

病理诊断(1):

恶性肿瘤，形态学不除外转移性，建议活检进一步明确类型及来源。

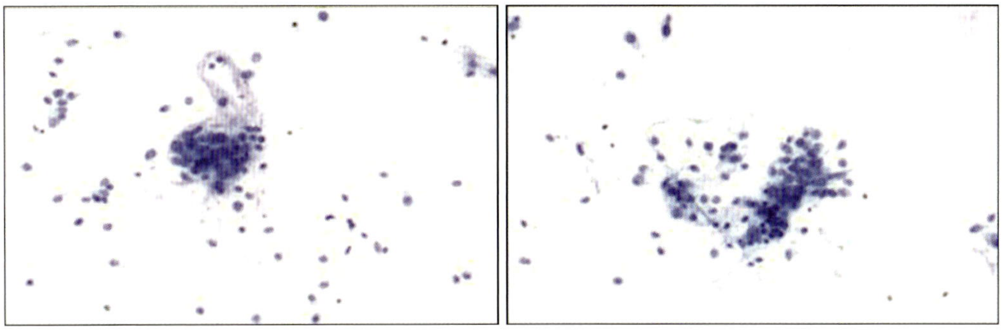

图 6-1-14 TCT 淋巴结细胞病理学检查

镜下所见(2):

(右颈V区淋巴结穿刺 TCT)镜下见中等量散在分布的异型细胞，并见少量淋巴细胞。

病理诊断(2):

结合穿刺部位，考虑淋巴结癌浸润或转移，建议活检进一步明确类型及来源。

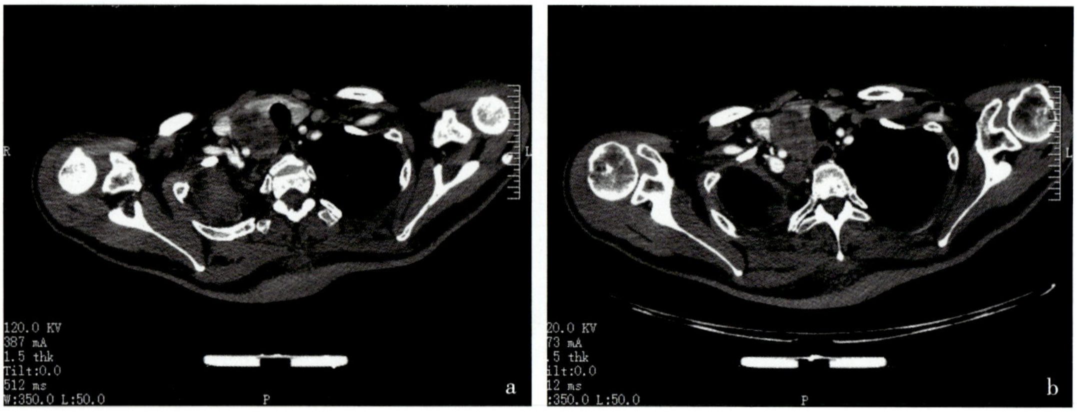

图 6-1-15　颈部 CT 检查

影像表现：

甲状腺右叶旁见不规则混杂密度影，气管受压，大小约 52.0 mm×35.0 mm，增强可见不均匀强化，与甲状腺右叶关系密切。双侧鼻咽、口咽、喉咽部软组织对称，咽鼓管咽口及咽隐窝清晰，会厌、杓会皱襞、声带、室带光整。扁桃体及咽后壁软组织无肿大及异常密度影。咽旁间隙清晰，翼内外肌群分界清晰。双侧颈动脉鞘内未见肿大淋巴结影。

胸廓不对称，纵隔右移。两肺多发小囊状低密度影，两肺可见索条状高密度影，左上肺见多发结节影。右下肺胸膜见包裹性积液影，右侧胸膜不规则增厚，部分胸膜钙化，增强轻度强化。两肺门影不大，气管及支气管通畅胸廓对称，纵隔无偏移。纵隔内可见多发肿大淋巴结。心影不大。两侧胸腔未见明显液体。食管中段壁增厚，轻度增强。所示肝胃间见多发肿大淋巴结影。

诊断意见：

甲状腺右叶旁占位，与甲状腺关系密切，建议结合超声检查。

两肺炎症，左上肺多发结节，建议密切随诊。

纵隔内淋巴结肿大，考虑转移。

食管中段占位，考虑癌。

右侧胸膜不规则增厚，转移待排。

所示肝胃间肿大淋巴结，考虑转移。

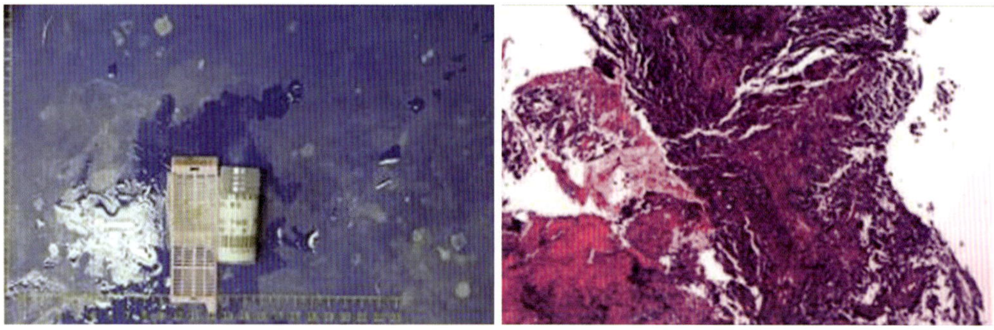

图 6-1-16　食管粗针穿刺组织病理学检查

肉眼所见：

灰黄组织5粒，直径0.1~0.2 cm。

病理诊断：

第一次报告：

（食管活检）考虑恶性肿瘤，正在行免疫组化协诊。

第二次报告：

（食管活检）低分化癌，符合低分化鳞状细胞癌。

免疫组化：AE1/AE3（+），CK5/6（+），P63（+），p40（+），CK7（-），CEA（-），Syn（-），TTF-1（-），Ki-67（约50%+），PAX-8（-）。

思考：

穿刺物洗脱液可以明确肿物是否来源甲状腺，排除髓样癌以及甲状旁腺病变等。

第二节　分子生物学

99. 分子生物学检测技术在细针穿刺活检中有哪些应用?

对细胞学结果为 Bethesda Ⅲ ~ Ⅴ(意义不明确的细胞非典型性病变或意义不明确的滤泡性病变、滤泡性肿瘤或怀疑滤泡性肿瘤、可疑恶性)的病例,如若希望得到更明确的术前诊断,有条件时可以用 FNA 获取的组织标本进行分子标记物检测。目前较成熟的分子标记物包括 RAS,RET/PTC,PAX8/PPAR 和 BRAF,其中 BRAF 基因 V600E 突变对于无法诊断和可疑标本的检测,有助于提高 FNA 诊断的准确性。微 RNAs(microRNAs,miRNAs)是近年分子生物学研究的另一热点,因其调控基因表达而备受关注,在各类型甲状腺癌中均可出现高表达,尤其是在乳头状癌中,FNA 联合分子标记物检测可以进一步减少漏诊的可能性。

《超声引导下甲状腺结节细针穿刺细胞学检查实践指南(2019 版)》中指出,目前研究比较成熟的与甲状腺癌的发生相关甲状腺癌特异性分子标记物包括:RET/PTC、RAS、PAX8/PPARγ 和 BRAF。其中,BRAF 突变、RET/PTC 重排与甲状腺乳头状癌高度相关;RAS 突变、PAX8/PPARγ 重排可能与甲状腺滤泡癌有关。FNA 穿刺物洗脱液可用于检测甲状腺癌特异性分子标记物。最近来自上海的一组病例发现,术前单纯 FNA 的敏感性和准确性分别为 76% 和 79%,如联合应用术前 BRAF 基因检测可分别上升至 92% 和 91%。华中科技大学同济医学院课题组通过回顾性分析 61 例甲状腺结节手术病例,根据术后病检分为良性结节和恶性结节,运用 Logistic 回归分析和 ROC 工作曲线评价诊断指标:术前 FNAB、甲状腺癌基因检测、彩色超声特征及其联合诊断模型的 AUC、灵敏度、特异度,评价甲状腺癌基因检测及其联合细针穿刺抽吸活检(FNAB)和彩色超声在甲状腺结节早期诊断中的临床价值发现,癌基因检测的 *AUC* 值为 0.915(95% *CI*:0.814 ~ 0.971),联合诊断模型(术前 FNAB、甲状腺癌基因检测及彩色超声特征基因检测)的 *AUC* 为 0.957(95% *CI*:0.871 ~ 0.993),该联合诊断模型可显著提高甲状腺癌的检出率,减少不必要的手术。分子标记物的检测能有效提高诊断的敏感性和准确性,尤其是在细胞学阴性、不能诊断或细胞学结果不典型结果中,阳性表达有助于诊断。

BRAF 是 PTC 非常重要的肿瘤标志物,BRAF 突变甲状腺结节恶性风险达到 99.8%。研究显示,Bethesda Ⅰ类和Ⅲ类结节中 BRAF 突变的病例占 15% ~ 39%。BRAF 突变假阳性非常低,因此,FNA 细胞标本伴 BRAF 突变可以高度怀疑恶性结节。回顾性研究显示,RET/PTC 重排对 Bethesda Ⅲ类结节恶性诊断率为 60%,无假阳性存在,提示 RET/PTC 重排是 PTC 诊断特异性非常高的标志物。TERT 突变在 DTC 中的发生率为 10% ~ 15%,而在良性结节中比较罕见。TP53 基因突变多发于 5 ~ 9 号外显子,在各种侵袭型较强的 FVPTC 中常见,如 PTC 柱状细胞-高细胞亚型等,而在正常甲状腺组织以及甲状腺滤泡腺瘤、慢性甲状腺炎等良性病变中未检出突变型 P53。因此,目前认为 TP53 基因与甲状腺癌去分化有关,提示预后不良。US-FNA 细胞学诊断不确定类型进行基因检测,根据不同基因变异特点与临床相关性,可协助甲状腺结节良恶性诊断和甲状腺癌亚类分型。

所以,我们应结合客观条件和诊治需要选择不同的基因检测。推荐检测可包括 BRAF、KRAS、NRAS、HRAS、TERT、PIK3CA、TP53、RET、PAX8/PPARγ、AKT1、PTEN、CTNNB1、NTRK、ALK、EIF1AX

等具有重要临床意义的基因。同时，我们需要发现更多分子标志物用于诊断、预后评估以及治疗靶点：随着基础医学研究的不断进展，越来越多的分子标志物被应用于甲状腺癌的诊断、预后评估及治疗靶点中。

病例 51：

女性，33 岁。以“体检发现甲状腺结节 2 周”为主诉入院。彩超示：①甲状腺双侧叶实行结节并钙化（TI-RADS 分级　4b 级）；②双侧颈部淋巴结肿大。行超声引导下甲状腺结节细针穿刺活检术。左侧甲状腺结节细针穿刺液基细胞学结果回示：镜下见少量淋巴细胞，少数滤泡上皮细胞；右侧甲状腺结节细针穿刺液基细胞学结果示：考虑淋巴细胞性甲状腺炎，部分细胞增生活跃，请结合临床，建议密切随诊或行 BRAF 基因突变检测协助诊断。针对右侧甲状腺结节细针穿刺标本应用荧光定量 PCR 方法检测 BRAF 基因 V600E 是否突变，检测到 BRAF 基因 V600E 突变阳性（图 6-2-1）。该患者术后病理（图 6-2-2）结果：①（左侧）桥本甲状腺炎；②（右侧）甲状腺乳头状癌（直径 0.4 cm）；③淋巴结可见转移癌（3/22）。

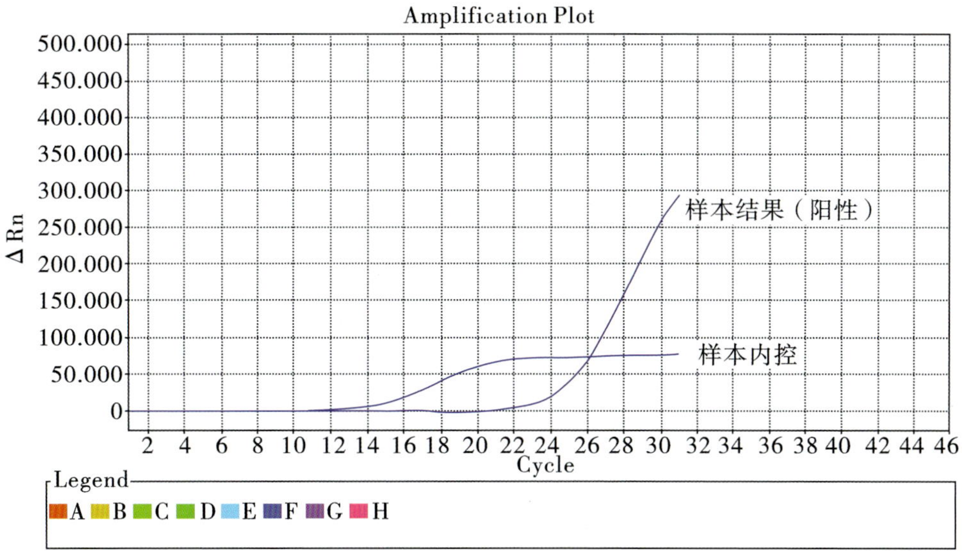

图 6-2-1　荧光定量 PCR 方法检测 BRAF 基因 V600E 突变

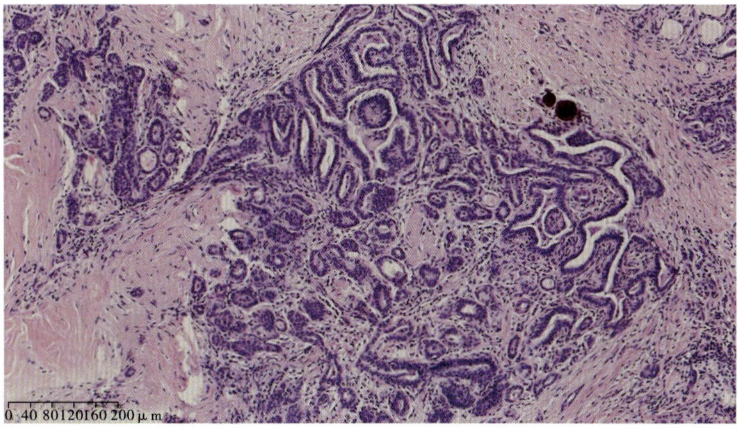

图 6-2-2　术后组织病理学检查

思考：

对细胞学结果为 BethesdaⅢ(意义不明确的细胞非典型性病变)的结节，分子标记物的检测能有效提高诊断的敏感性和准确性，BRAF 是 PTC 非常重要的肿瘤标志物，但我们临床中应该努力提高穿刺技术和细胞学诊断技术，努力减少非典型病变的比例，前面的病例中不乏 BRAF 阴性的甲状腺恶性肿瘤(例如病例 16、病例 34、病例 39)。

第三节 免疫组织化学

100. 免疫组织化学在细针穿刺活检中有哪些应用?

甲状腺 FNAB 是目前评价甲状腺结节良恶性敏感性及特异性最高的检查手段,欧美医学中心 FNA 是诊断甲状腺结节的首选检查方法(假阴性率 1% ~2%,假阳性率 1% ~7%)。尽管 FNAB 备受推崇,但是 FNAB 只是细胞形态学的检查,针对甲状腺细胞病理学 Bethesda 报告系统(The Bethesda System for Reporting Thyroid Cytopathology,TBSRTC)中的Ⅲ类、Ⅳ类病变,仍存在一定的局限性和不足。尤其是对 TBSRTC 报告系统中Ⅳ 类滤泡性肿瘤或可疑滤泡性肿瘤的诊断,FNAB 所获样本量有限,不能观察结节的组织结构以及包膜和血管侵犯情况,影响结果的判读。为了提高 FNAB 对甲状腺结节良恶性的诊断率,减少良性结节不必要的手术,需要借助免疫组化进行综合判断。与传统涂片相比,液基制片可以后期进行免疫组化。

有研究回顾性分析了浙江省肿瘤医院病理科 2015 年 1 月至 2016 年 12 月 86 例甲状腺结节患者的临床资料,术前均进行细胞学检查,同时进行免疫组化分析,并与术后病理结果进行对比。结果证实,细胞学检查联合免疫组化对诊断甲状腺结节的敏感性、准确性、特异性均显著高于细胞学检查($P<0.05$),研究结果提示:细针穿刺细胞学检查联合免疫组化能够有效提高甲状腺癌诊断准确性,可有效减少甲状腺癌的误诊与漏诊,有利于临床治疗与预后。

本部分以下病例由中山大学孙逸仙医院细胞分子诊断中心欧阳能太教授提供,在此表示感谢。

病例 52:

男性,26 岁,外院血清降钙素、癌胚抗原升高;B 超:甲状腺右侧叶以实性为主的混合型占位病变,大小约 38.7 mm×19.4 mm,边界清楚,内未见钙化,TI-RADS 分级 3 级;细针穿刺右叶结节。结合液基细胞学形态及(图 6-3-1)免疫组织化学染色(图 6-3-2)结果,该例最终诊断为甲状腺髓样癌。

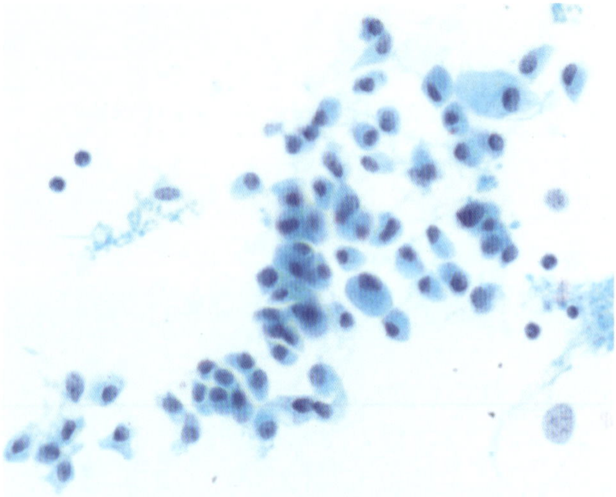

图 6-3-1　液基细胞病理学检查

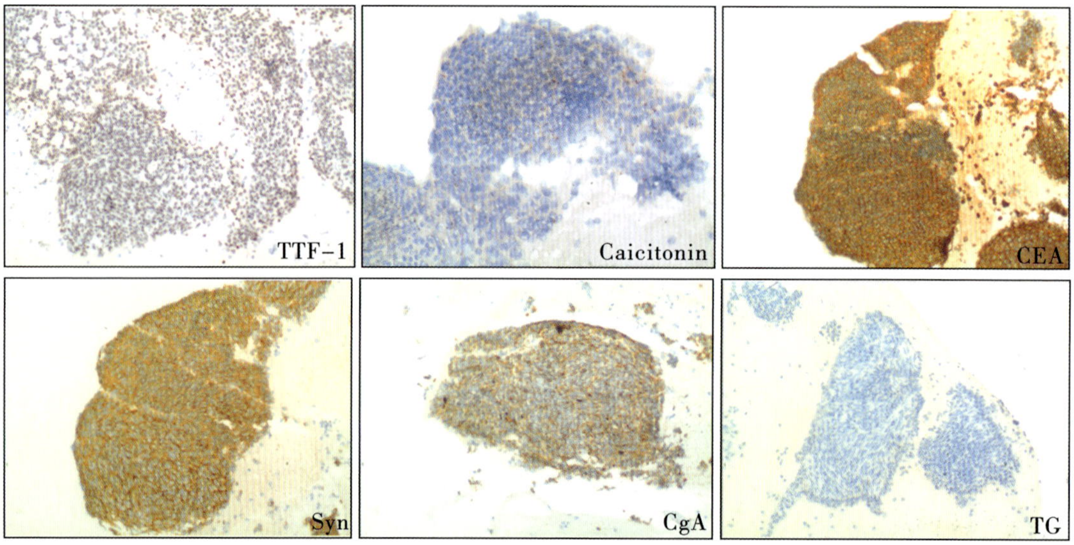

图 6-3-2　包埋蜡块免疫组织化学结果

病例 53：

女性,36 岁,甲状腺右侧叶内可见几个融合范围约 49.5 mm×21.2 mm 的实质性结节,(内可见钙化),ACR　TI-RADS 分类 5 类。结合液基细胞病理学(图 6-3-3)、形态(图 6-3-4)及免疫组织化学染色结果(图 6-3-5),该例最终诊断为甲状腺滤泡癌。

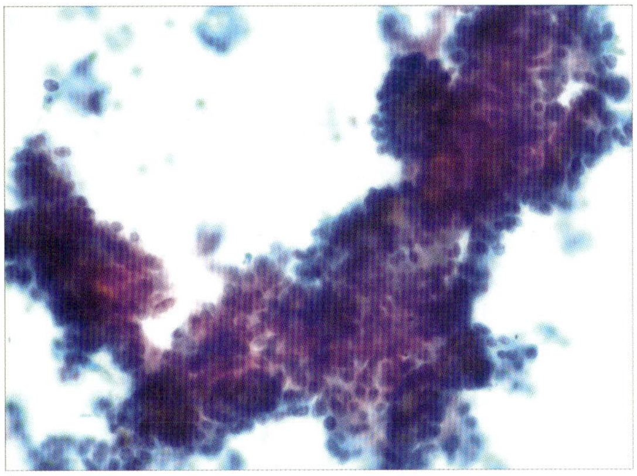

图 6-3-3　细针穿刺液基细胞病理学检查结果

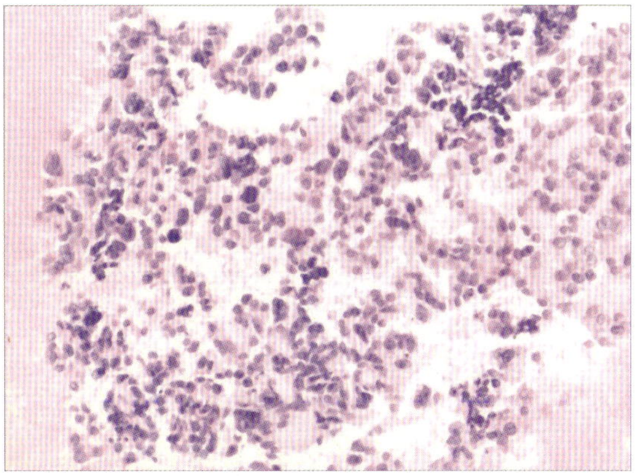

图 6-3-4　包埋蜡块 HE 染色结果

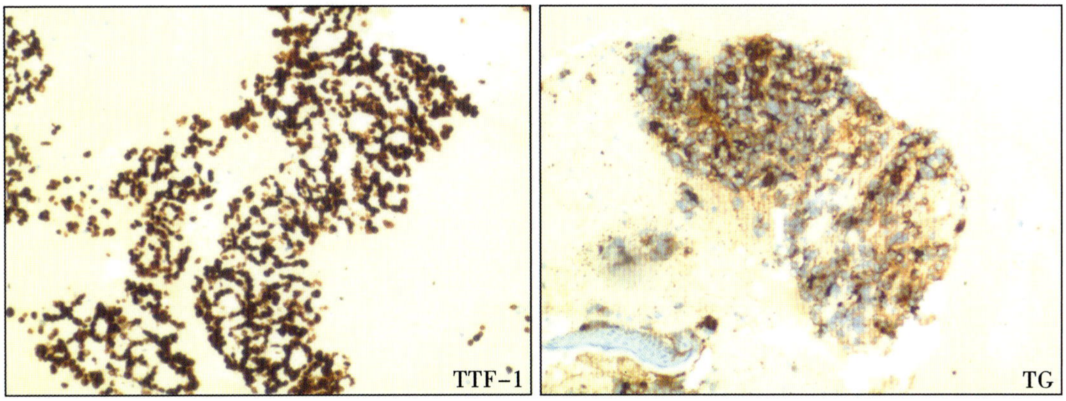

图 6-3-5　包埋蜡块免疫组织化学染色结果

病例 54：

男性，73 岁。B 超示：①甲状腺未见明显异常。②右侧颈部（Ⅳ区）混合性占位，性质待查，考虑肿大淋巴结可能性大，行右颈Ⅳ区淋巴结细针穿刺。结合液基细胞病理学（图 6-3-6）、形态（图 6-3-7）及免疫组织化学染色结果（图 6-3-8），该例最终诊断为甲状腺乳头状癌转移。

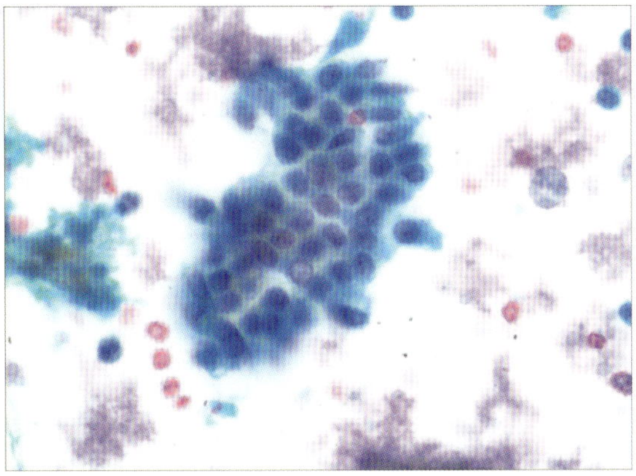

图 6-3-6　液基细胞学结果

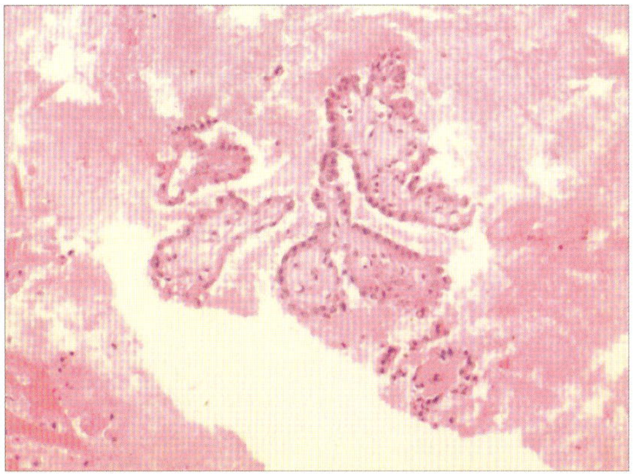

图 6-3-7　包埋蜡块 HE 染色结果

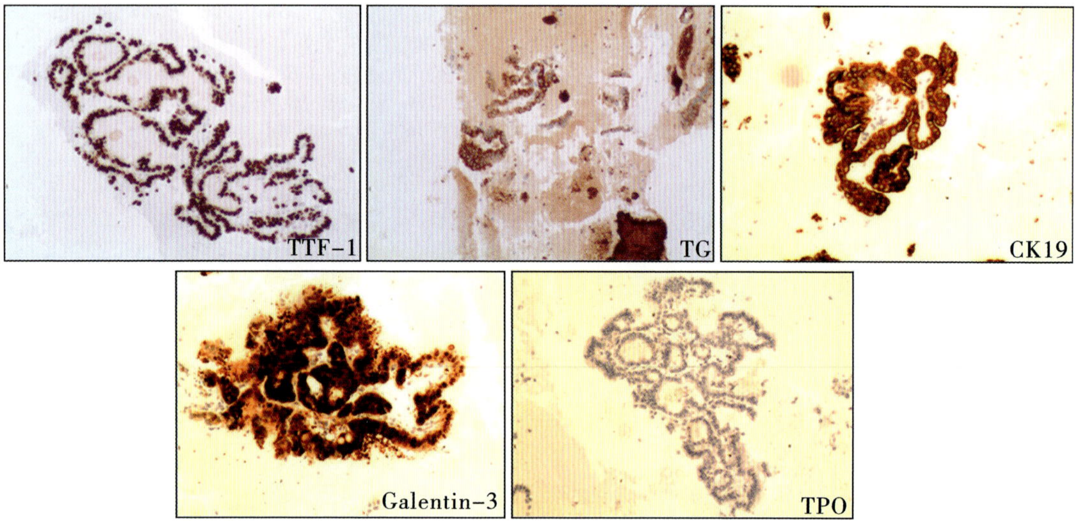

图 6-3-8　包埋蜡块免疫组织化学染色结果

病例 55：

女性，65 岁。甲状腺右侧叶内多发性实性结节，性质待查（近峡部结节可见环状钙化），ACR TI-RADS 4 级；超声造影显示右侧叶病灶合并坏死；双侧颈部（Ⅱ～Ⅳ区）多发性淋巴结肿大。行超声引导下甲状腺右侧叶病灶、右侧颈部Ⅱ区淋巴结、左侧颈部Ⅱ区淋巴结细针穿刺活检。结合液基细胞病理学（图 6-3-9）、形态（图 6-3-10）及免疫组织化学染色结果（图 6-3-11），该例最终诊断为甲状腺未分化癌。

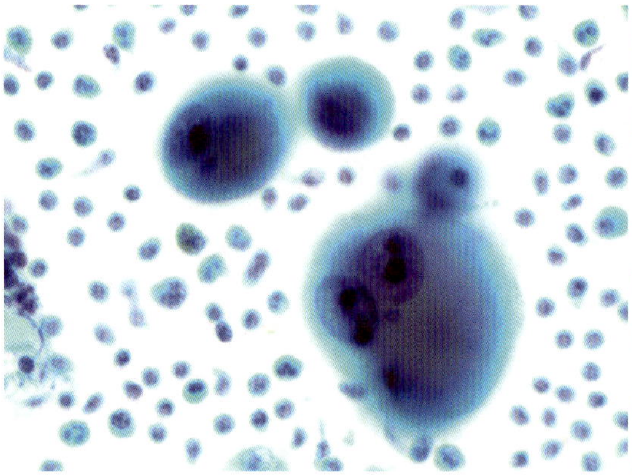

图 6-3-9　液基细胞学结果

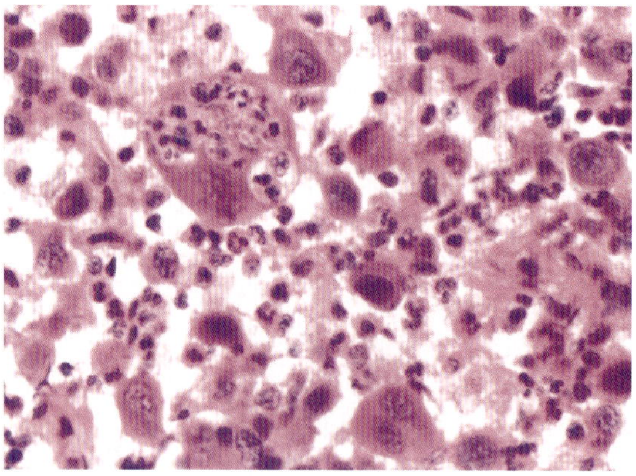

图 6-3-10　包埋蜡块 HE 染色结果

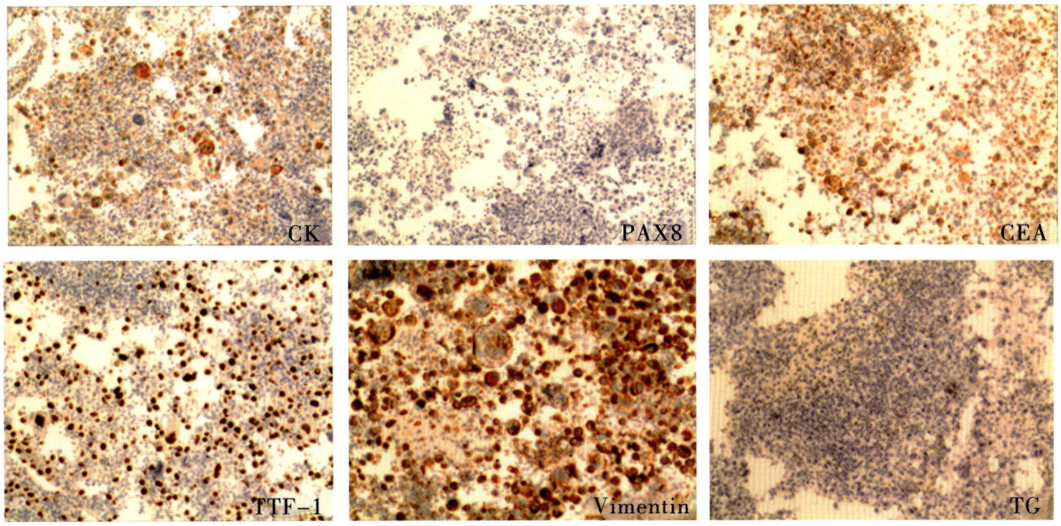

图 6-3-11　包埋蜡块免疫组织化学染色结果

参考文献

[1] HAUGEN BR, ALEXANDER EK, BIBLE KC, et al. 2015 American Thyroid Association Management Guidelines for Adult Patients with Thyroid Nodules and Differentiated Thyroid Cancer: The American Thyroid Association Guidelines Task Force on Thyroid Nodules and Differentiated Thyroid Cancer[J]. Thyroid, 2016, 26(1): 1.

[2] KWON H, KIM WG, CHOI YM, ET al. A cut-off value of basal serum calcitonin for detecting macroscopic medullary thyroid carcinoma[J]. Clin Endocrinol (Oxf), 2015, 82(4): 598.

[3] CONRAD DN, OLSON JE, HARTWIG HM, et al. A prospective evaluation of novel methods to intraoperatively distinguish parathyroid tissue utilizing a parathyroid hormone assay[J]. J Surg Res, 2006, 133(1): 38.

[4] GHARIB H, PAPINI E, GARBER JR, et al. American Association of Clinical Endocrinologists, American College of Endocrinology, and Associazione Medici Endocrinologe Medical Guidelines for Clinical Practice for the Diagnosis and Management of Thyroid Nodules: 2016 UPDATE[J]. Endocr Pract, 2016, 22(5): 622-639.

[5] DOPPMAN JL, KRUDY AG, MARX SJ, et al. Aspiration of enlarged parathyroid glands for parathyroid hormone assay[J]. Radiology, 1983, 148(1): 31.

[6] BOI F, MAURELLI I, PINNA G, et al. Calcitonin measurement in wash-out fluid from fine needle aspiration of neck masses in patients with primary and metastatic medullary thyroid carcinoma[J]. J Clin Endocrinol Metab, 2007, 92(6): 2115

[7] GIOVANELLA L, CERIANI L, BONGIOVANNI M. Calcitonin measurement on fine needle washouts: preanalytical issues and normal reference values[J]. Diagn Cytopathol, 2013, 41(3): 226.

[8] KIM YS, KIM JS, BAE JS, et al. Clinical implication of the BRAF V600E mutation in papillary thyroid carcinoma[J]. World J Surg Oncol, 2013, 11(1): 99.

[9] CHEN J, LI XL, ZHAO CK, et al. Conventional ultrasound, immunohistochemical factors and BRAF (V600E) mutation in predicting central cervical lymph node metastasis of papillary thyroid carcinoma

[J]. Ultrasound Med Biol,2018,44(11):2296.
[10]MIN HS,LEE C,JUNG KC. Correlation of immunohistochemical markers and BRAF mutation status with histological variants of papillary thyroid carcinoma in the Korean population[J]. J Korean Med Sci,2013,28(4):534.
[11]TRIMBOLI P,TREGLIA G,GUIDOBALDI L,et al. Detection rate of FNA cytology in medullary thyroid carcinoma:a meta-analysis[J]. Clin Endocrinol (Oxf),2015,82(2):280.
[12]KUDO T,MIYAUCHI A,ITO Y,et al. Diagnosis of medullary thyroid carcinoma by calcitonin measurement in fine-needle aspiration biopsy specimens[J]. Thyroid,2007,17(7):635.
[13]SACKS BA,PALLOTTA JA,COLE A,et al. Diagnosis of parathyroid adenomas:efficacy of measuring parathormone levels in needle aspirates of cervical masses[J]. AJR Am J Roentgenol,1994,163(5):1223.
[14]KIBLUT NK,CUSSAC JF,SOUDAN B,et al. Fine needle aspiration and intraparathyroid intact parathyroid hormone measurement for reoperative parathyroid surgery[J]. World J Surg,2004,28(11):1143.
[15]GOELLNER JR,GHARIB H,GRANT CS,et al. Fine needle aspiration cytology of the thyroid,1980 to 1986[J]. Acta Cytol,1987,31(5):587.
[16]GHARIB H,GOELLNER JR,ZINSMEISTER AR,et al. Fine-needle aspiration biopsy of the thyroid. The problem of suspicious cytologic findings[J]. Ann Intern Med,1984,101(1):25.
[17] KUZU F, ARPACI D, CAKMAK GK, et al. Focused parathyroidectomy without intra-operative parathormone monitoring:the value of PTH assay in preoperative ultrasound guided fine needle aspiration washout[J]. Ann Med Surg (Lond),2016,6:64.
[18]RAIKOV N,NONCHEV B,CHAUSHEV B,et al. Free thyroxine in needle washout after fine needle aspiration biopsy of toxic thyroid nodules[J]. Nucl Med Rev Cent East Eur,2016,19(1):18.
[19]LAURBERG P,PEDERSEN KM,VESTERGAARD H,et al. High incidence of multinodular toxic goitre in the elderly population in a low iodine intake area *vs*. high incidence of Graves' disease in the young in a high iodine intake area:comparative surveys of thyrotoxicosis epidemiology in East-Jutland Denmark and Iceland[J]. J Intern Med,1991,229(5):415.
[20]KATO M,MAETA H,KATO S,et al. Immunohistochemical and in situ hybridization analyses of midkine expression in thyroid papillary carcinoma[J]. Mod Pathol,2000,13(10):1060.
[21]GIUSTI M,DOLCINO M,VERA L,et al. Institutional experience of PTH evaluation on fine-needle washing after aspiration biopsy to locate hyperfunctioning parathyroid tissue[J]. J Zhejiang Univ Sci B,2009,10(5):323.
[22]Cancer Genome Atlas Research Network. Integrated genomic characterization of papillary thyroid carcinoma[J]. Cell,2014,159(3):676.
[23]TRIMBOLI P,D'AURIZIO F,TOZZOLI R,et al. Measurement of thyroglobulin,calcitonin,and PTH in FNA washout fluids[J]. Clin Chem Lab Med,2017,55(7):914.
[24]JEE YH,CELI FS,SAMPSON M,et al. Midkine concentrations in fine-needle aspiration of benign and malignant thyroid nodules[J]. Clin Endocrinol (Oxf),2015,83(6):977.
[25]KUZU F,ARPACI D,UNAL M,et al. Midkine:a novel biomarker to predict malignancy in patients with nodular thyroid disease[J]. Int J Endocrinol,2016,2016:6035024.
[26]D'CRUZ AK,VAISH R,VAIDYA A,et al. Molecular markers in well-differentiated thyroid cancer [J]. Eur Arch Otorhinolaryngol,2018,275(6):1375.

[27] NIKIFOROV YE, STEWARD DL, ROBINSON-SMITH TM, et al. Molecular testing for mutations in improving the fine-needle aspiration diagnosis of thyroid nodules[J]. J Clin Endocrinol Metab, 2009, 94(6): 2092.
[28] TRIGGIANI V, RESTA F, GIAGULLI VA, et al. Parathyroid hormone determination in ultrasound-guided fine needle aspirates allows the differentiation between thyroid and parathyroid lesions: our experience and review of the literature[J]. Endocr Metab Immune Disord Drug Targets, 2013, 13(4): 351.
[29] WU MH, SHEN WT, GOSNELL J, et al. Prognostic significance of extranodal extension of regional lymph node metastasis in papillary thyroid cancer[J]. Head Neck, 2015, 37(9): 1336
[30] XING MZ, HAUGEN BR, SCHLUMBERGER M. Progress in molecular-based management of differentiated thyroid cancer[J]. Lancet, 2013, 381(9871): 1058.
[31] NAJAFIAN A, NOURELDINE S, AZAR F, et al. RAS Mutations, and RET/PTC and PAX8/PPAR-gamma chromosomal rearrangements are also prevalent in benign thyroid lesions: implications thereof and a systematic review[J]. Thyroid, 2017, 27(1): 39.
[32] WELLS SA, ASA SL, DRALLE H, et al. Revised american thyroid association guidelines for the management of medullary thyroid carcinoma[J]. Pediatrics, 2018, 142(6): e20183062.
[33] American Thyroid Association (ATA) Guidelines Taskforce on Thyroid Nodules and Differentiated Thyroid Cancer, COOPER DS, DOHERTY GM, et al. Revised American Thyroid Association management guidelines for patients with thyroid nodules and differentiated thyroid cancer[J]. Thyroid, 2009, 19(11): 1167.
[34] BANCOS I, GRANT CS, NADEEM S, et al. Risks and benefits of parathyroid fine-needle aspiration with parathyroid hormone washout[J]. Endocr Pract, 2012, 18(4): 441.
[35] DIAZZI C, MADEO B, TALIANI E, et al. The diagnostic value of calcitonin measurement in wash-out fluid from fine-needle aspiration of thyroid nodules in the diagnosis of medullary thyroid cancer[J]. Endocr Pract, 2013, 19(5): 769.
[36] ABDELGHANI R, NOURELDINE S, ABBAS A, et al. The diagnostic value of parathyroid hormone washout after fine-needle aspiration of suspicious cervical lesions in patients with hyperparathyroidism[J]. Laryngoscope, 2013, 123(5): 1310.
[37] GRANI G, FUMAROLA A. Thyroglobulin in lymph node fine-needle aspiration washout: a systematic review and meta-analysis of diagnostic accuracy[J]. J Clin Endocrinol Metab, 2014, 99(6): 1970.
[38] AL-HILLI Z, STRAJINA V, MCKENZIE TJ, et al. Thyroglobulin measurement in fine-needle aspiration improves the diagnosis of cervical lymph node metastases in papillary thyroid carcinoma[J]. Ann Surg Oncol, 2017, 24(3): 739.
[39] TRIMBOLI P, GUIDOBALDI L, BONGIOVANNI M, et al. Use of fine-needle aspirate calcitonin to detect medullary thyroid carcinoma: a systematic review[J]. Diagn Cytopathol, 2016, 44(1): 45.
[40] RODRIGUES HG, DE PONTES AA, ADAN LF. Use of molecular markers in samples obtained from preoperative aspiration of thyroid[J]. Endocr J, 2012, 59(5): 417.
[41] 李维生，钱林学，刘玉江. 超声引导下淋巴结细针穿刺洗脱液球蛋白检测与细胞学检查的比较[J]. 中国医学装备，2019，16(4): 56.
[42] 李俊康，王知力. 超声引导下细针穿刺洗脱液甲状腺球蛋白检测在分化型甲状腺癌淋巴结转移诊断中的应用进展[J]. 解放军医学院学报，2020，41(9): 913.
[43] 罗定远，廖健伟. 甲状腺癌基因检测与临床应用广东专家共识(2020 版)[J]. 中华普通外科学:

电子版,2020,14(3):161.
[44]张红梅,周红燕,汪佩,等.甲状腺癌基因检测在甲状腺结节早期诊断中的临床应用[J].实用医学杂志,2018,34(6):970.
[45]滕卫平,刘永峰.甲状腺结节和分化型甲状腺癌诊治指南[J].中国肿瘤临床,2012(17):1249.
[46]邬静,江鑫,胡红,等.甲状腺细针穿刺洗脱液中降钙素测定的临床意义[J].四川生理科学杂志,2020,42(2):235.
[47]赵晓伟,关海霞,孙辉.颈部淋巴结细针穿刺针洗脱液甲状腺球蛋白测定临床应用进展与困惑[J].中国实用内科杂志,2016,36(1):37.
[48]孙辉,周乐.实用甲状腺结节细针穿刺活检技术[M].长春:吉林科学技术出版社,2018.
[49]周乐,张广,张大奇,等.细针穿刺活检及洗脱液检测在甲状腺癌颈淋巴结清扫决策中的应用研究[J].中国实用外科杂志,2017,37(9):1002.
[50]王慧,周乐,孙辉.细针穿刺洗脱液检测在甲状腺和甲状旁腺外科应用进展[J].中华内分泌外科杂志,2018,12(2):163.
[51]裴芝娟.细针穿刺细胞学检查联合免疫组化对甲状腺癌的术前诊断准确率的影响[J].中国现代医生,2018,56(9):130.

第七章

CT在甲状腺外科中的应用探索

它山之石可以攻玉。超声检查作为评估甲状腺结节的“智慧之眼”无创、无辐射、费用低、易操作、可重复性强，是甲状腺结节的首选检查方法。近年来CT检查在甲状腺外科的作用被逐渐挖掘，在甲状腺疾病诊治中占有一定地位。

第一节　CT在甲状腺外科中的应用探索

101. CT在甲状腺外科疾病的诊断和治疗中有哪些作用?

1. CT在甲状腺良、恶性结节性病变诊断中的优势和不足是什么?

CT检查优势包括:①操作者依赖性小;②可充分显示中央组、上纵隔组和咽后组淋巴结转移;③可充分显示胸骨后甲状腺病变,以及较大病变与周围结构的关系;④可对部分滤泡性病变的良、恶性进行鉴别;⑤可完整显示厚壁环状钙化及粗钙化性病变,并对其良、恶性进行初步判断;⑥可对异位甲状旁腺病变进行显示,可对甲状旁腺功能亢进性骨病的严重程度进行判断。

CT检查不足包括:①禁忌证较多,如孕妇不适合CT检查,碘对比剂过敏人群不适合CT增强检查;②射线暴露;③价格相对贵;④CT软组织分辨率较低,不宜对较小病变及弥漫性病变;⑤易受锁骨及吞咽伪影干扰;⑥无法对淋巴结内微转移及<5 mm淋巴结的性质进行判断,尤其是合并桥本甲状腺炎淋巴结增生患者。

2. 甲状腺恶性肿瘤性病变的CT主要征象包括哪些?

(1)乳头状癌的CT主要征象包括形态不规则(图7-1-1A)、咬饼征(图7-1-1A)、增强后模糊或范围缩小(图7-1-1B)、微钙化(图7-1-1B)或簇状钙化(图7-1-1C)。

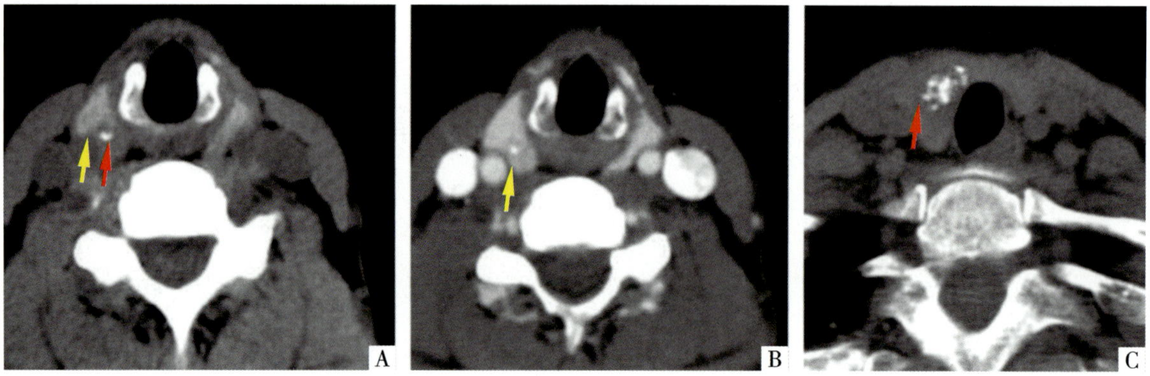

A、B:CT平扫示咬饼征(黄箭头)和微钙化(红箭头);增强后模糊或范围缩小(黄箭头)。C:CT平扫示簇状钙化(红箭头)

图7-1-1　甲状腺右侧叶乳头状癌的CT主要征象

(2)滤泡细胞癌的CT主要征象包括形态规则(图7-1-2A)、低强化(图7-1-2B、C)、星芒状瘢痕/坏死(图7-1-2B)、环状钙化(图7-1-2C)。

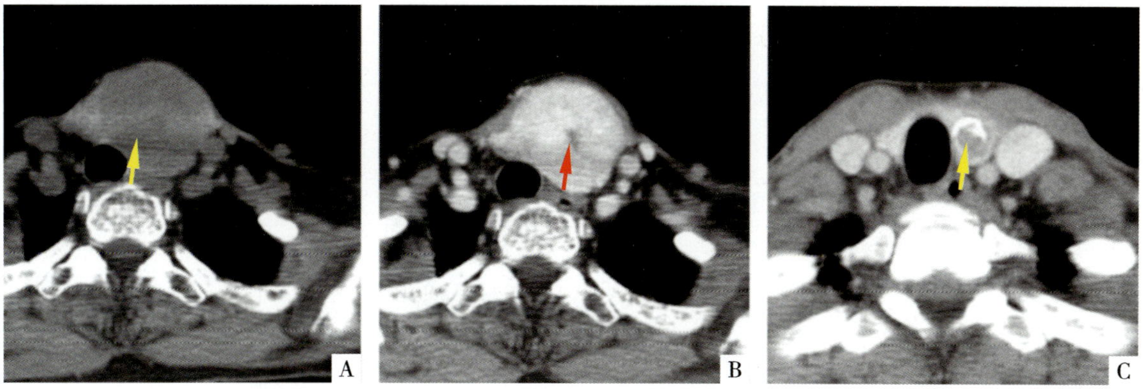

A、B:CT 平扫示瘤体呈椭圆形(黄箭头),密度均匀;增强后中央见星芒状低强化区(红箭头),余部强化均匀,低于甲状腺组织。C:增强 CT 示结节周围呈环形钙化(黄箭头),内部轻度强化,程度低于甲状腺组织

图 7-1-2　甲状腺左侧叶滤泡细胞癌的 CT 主要征象

(3)髓样癌的 CT 主要征象包括形态规则(图 7-1-3A)、低强化(图 7-1-3B)、钙化(图 7-1-3C)、甲状腺中上极。

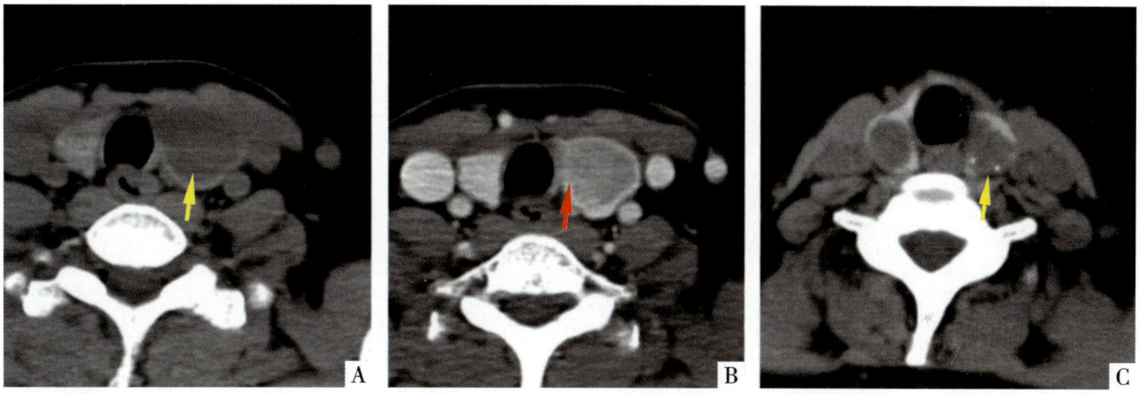

A、B:(左侧叶髓样癌)CT 平扫示瘤体形态规则,密度均匀(黄箭头);增强后轻中度强化,瘤体边界不清晰(红箭头)。C:(双侧叶髓样癌)CT 平扫示双侧叶结节,其中左侧叶结节形态不规则,内见多发微钙化(黄箭头),右侧叶瘤体形态规则,密度均匀

图 7-1-3　甲状腺髓样癌的 CT 主要征象

(4)未分化癌的 CT 主要征象包括形态不规则(图 7-1-4A、B)、坏死明显且边缘模糊(图 7-1-4B)、向气管食管沟延伸(图 7-1-4B、C)、钙化(图 7-1-4C、D)。

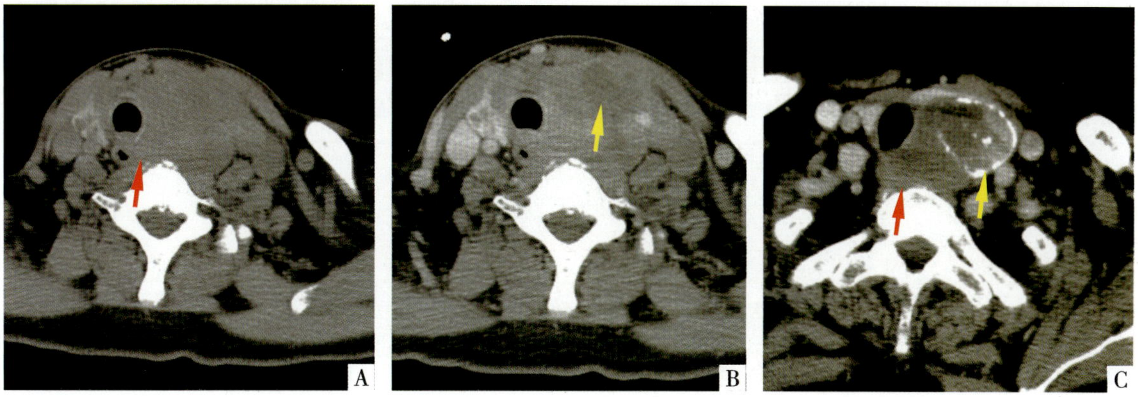

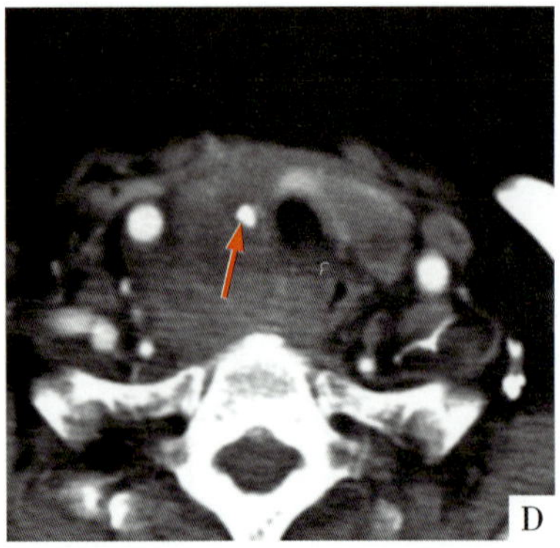

A、B:(左侧叶未分化癌)CT平扫示瘤体形态不规则,累及峡部,瘤体向气管食管沟延伸(红箭头),气管和食管部分包绕;增强后大部分区域轻度强化,部分区域强化无强化(黄箭头)。C:(左侧叶未分化癌)CT增强示左侧叶瘤体向气管食管沟延伸,瘤体形态不规则,内见环形钙化(黄箭头)和大片无强化坏死区(红箭头)。D:(双侧叶未分化癌)CT增强示两侧叶瘤体形态不规则,右侧瘤体较大,包绕推移气管和食管,并向气管食管沟延伸,内见粗钙化(红箭头)

图 7-1-4 甲状腺未分化癌的 CT 主要征象

(5)转移癌的CT主要征象包括形态不规则或边界不清晰、气管食管沟延伸、坏死边界模糊、合并多发淋巴结增大。

(6)淋巴瘤的CT主要征象包括形态不规则、密度均匀、轻度均匀强化、气管食管沟延伸。

3. 甲状腺良性病变的CT主要征象包括哪些?

(1)结节性甲状腺肿和腺瘤的主要CT征象有很多共同点,包括形态规则(图7-1-5A)、增强后边界清晰(图7-1-5B、C)、高强化(图7-1-5D)、坏死囊变(图7-1-5E、F),另外,单发结节、CT平扫密度均匀有助于腺瘤的诊断(图7-1-5G),而多发结节、CT平扫密度不均则提示结节性甲状腺肿的诊断。

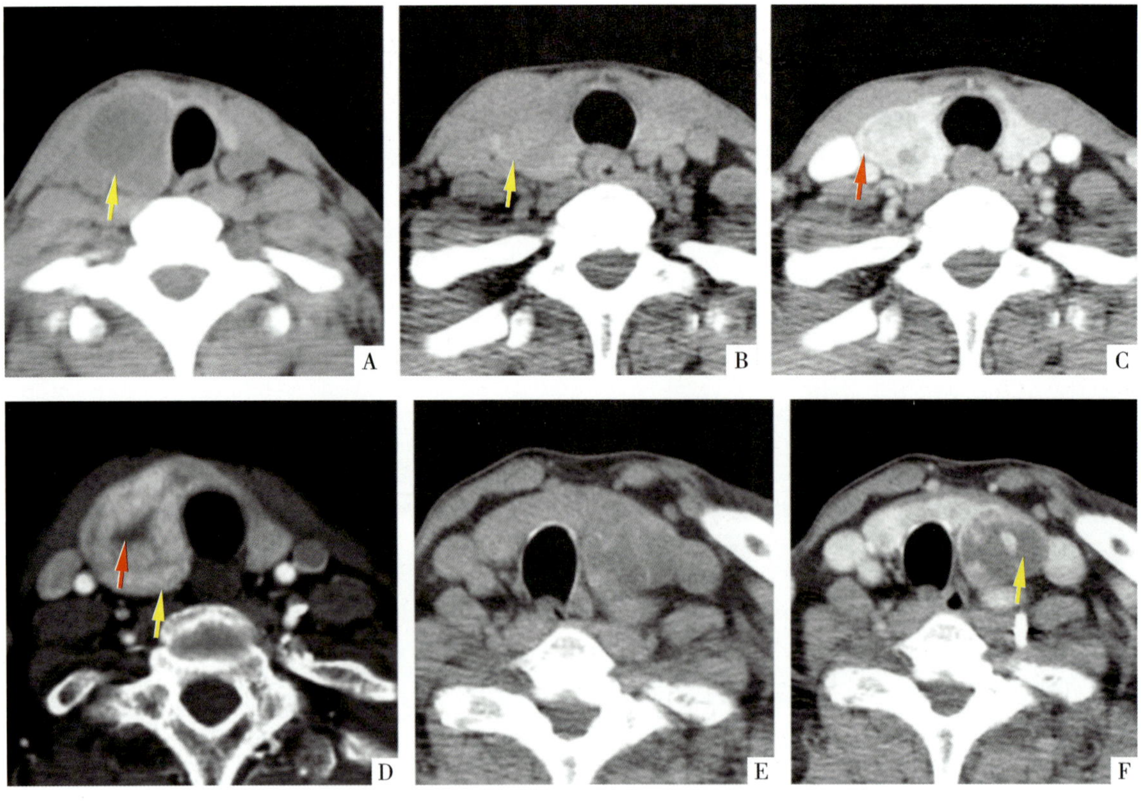

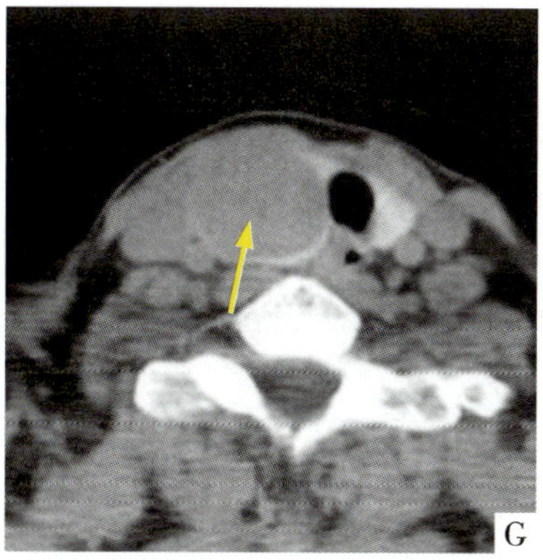

A:(右侧叶结节性甲状腺肿)CT 平扫示瘤体形态规则(黄箭头),内部密度欠均。B、C:(右侧叶结节性甲状腺肿)CT 平扫示右侧稍低密度结节,边界不清(黄箭头);增强后结节轮廓较平扫清晰(红箭头)。D:(右侧叶腺瘤性甲状腺肿)CT 增强示瘤体形态规则,强化不均匀,周围强化程度明显高于周围甲状腺(黄箭头),中央呈低强化的星芒状结构(红箭头);E、F:(左侧叶结节性甲状腺肿)CT 平扫示结节密度不均,边界不清;增强 CT 示瘤体边缘中度强化,内部见大片无强化囊变区(黄箭头)。G:(右侧叶滤泡性腺瘤)CT 平扫示瘤体形态规则,密度均匀(黄箭头)

图 7-1-5　甲状腺结节性甲状腺肿和腺瘤的主要 CT 征象

(2)亚急性甲状腺炎的主要 CT 征象为条片状形态(图 7-1-6A、B),占位征象不明显。

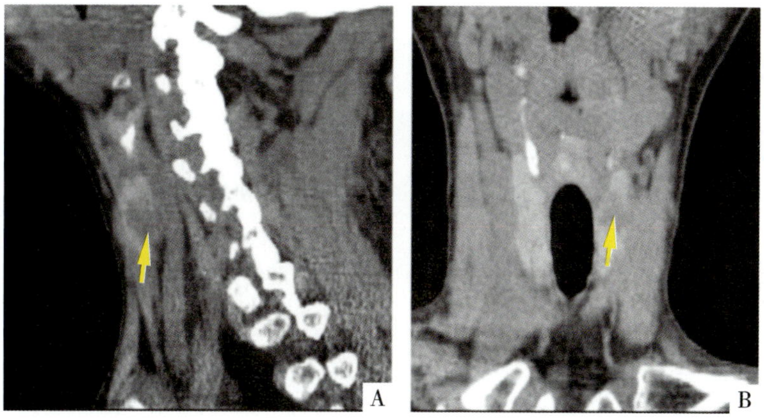

A、B:(左侧叶亚急性甲状腺炎)CT 平扫矢状位和冠状位重建示瘤体呈条片状(黄箭头),边界不清

图 7-1-6　亚急性甲状腺炎的主要 CT 征象

4. CT 在甲状腺孤立性粗钙化结节定性诊断中的价值有哪些?

孤立性粗钙化结节在超声检查中常形成明显的回声衰减(图 7-1-7A),影响钙化结节内部及后方结构的观察,从而影响其良、恶性的判断,且 FNA 常难以穿透质硬的钙化,或即使穿透,常难以获得足够的细胞学标本,失败率可达 30% ~70%,因此在甲状腺孤立性粗钙化结节定性诊断中,CT 具有绝对优势,其不受声衰的限制,能够完整显示钙化内部及周围组织结构,还可以通过测量 CT 值、CT 直方图来辅助诊断,如平均 CT 值≥891.1 Hu(图 7-1-7B)、最大 CT 值≥1373.5 Hu(图 7-1-7B)、≥600 Hu 的体素所占百分比≥87.9%(图 7-1-7C)有助于良性钙化的诊断,而≤550 Hu 的体素所占百分比≥81.5% 则提示恶性钙化的诊断(图 7-1-7D)。另外,CT 平扫钙化周围杯口状黑白相间的伪影征象(图 7-1-7E)有助于良性孤立性粗钙化结节的诊断。

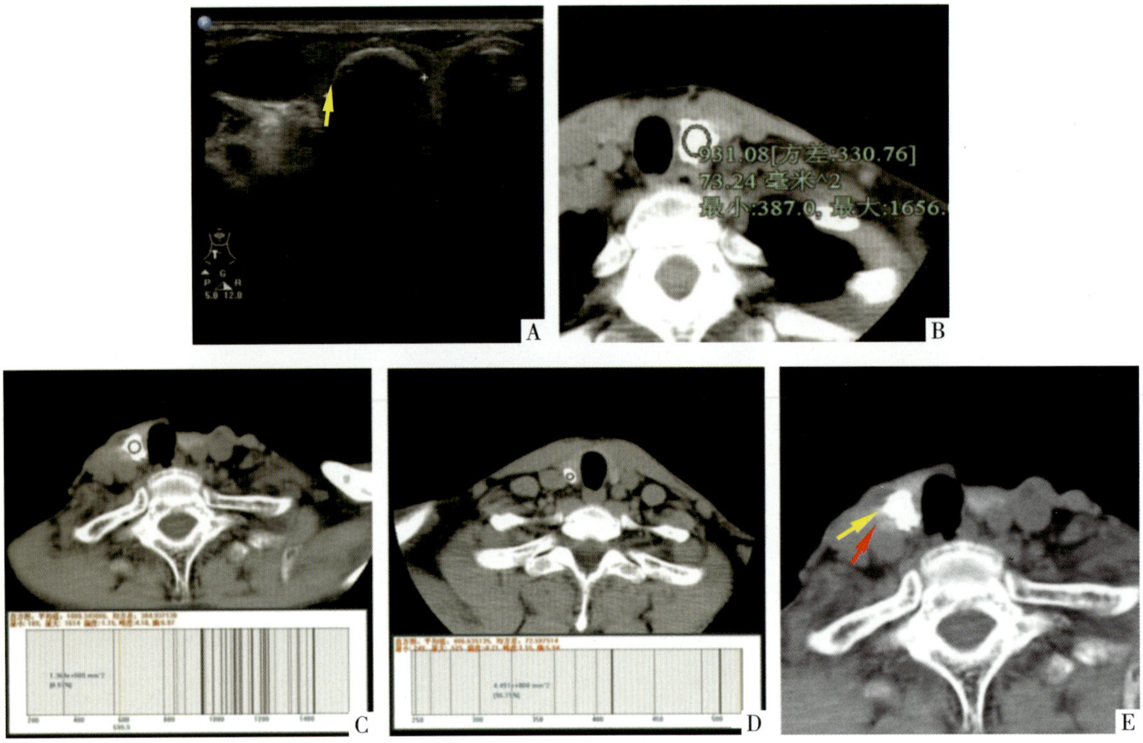

A:(右侧叶结节性甲状腺肿伴钙化、骨化)超声横切示右侧叶弧形强回声灶(黄箭头),其后方声衰显著而无法辨别内部结构。B:CT 值。C:(右侧叶结节性甲状腺肿伴钙化、骨化)CT 直方图示>599.9 Hu 体素所占百分比为 91.08%。D:(右侧叶乳头状癌)CT 直方图示<550 Hu 体素所占百分比为 96.15%。E:(右侧叶结节性甲状腺肿伴钙化、骨化)CT 平扫示钙化周围伪影显著,呈黑白相间杯口状表现(黄箭头和红箭头)

图 7-1-7　甲状腺孤立性粗钙化结节的主要超声和 CT 征象

5. CT 在甲状腺粗钙化性结节定性诊断中的价值有哪些?

CT 可以清楚显示甲状腺粗钙化性结节中钙化的形态、密度,以及结节内部及周围软组织情况,还可以通过测量钙化的 CT 值、增强后结节内部软组织成分强化幅度等进行定量分析,从而进行定性诊断。Wei 等对甲状腺粗钙化结节的 CT 价值进行研究,结果发现晕征(增强后环状钙化内部与甲状腺边界较平扫清晰称为“内晕”,如图 7-1-8A、B;粗钙化周围与甲状腺边界较平扫清晰称为“外晕”,如图 7-1-8C、D)、伪影和 CT 值对>627.5 Hu 有助于良性粗钙化结节的诊断。Logistic 回归模型示 *AUC* 达 0.850,灵敏度和特异度分别为 70.8% 和 91.3%。Wei 等进一步对粗钙化结节的 CT 值进行研究,结果显示平均 CT 值和最大 CT 值对于预测良性粗钙化结节的 AUC 分别为 0.795 和 0.732;当平均 CT 值为 627.5 Hu 时,诊断灵敏度和特异度分别为 67.6% 和 73.9%;当最大 CT 值为 806.0 Hu 时,诊断灵敏度和特异度分别为 68.8% 和 67.4%。

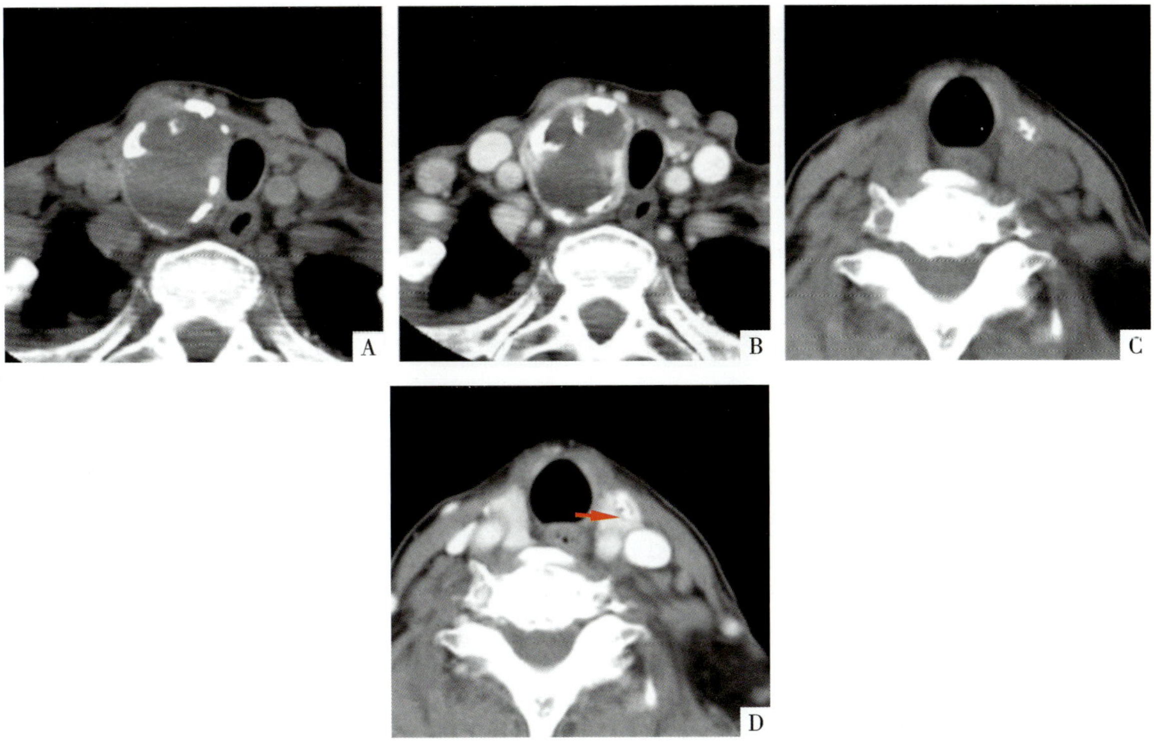

A、B:(右侧叶结节性甲状腺肿)CT 平扫示结节形态规则,边缘间断粗大钙化,内部密度均匀,低于邻近肌肉,增强后结节边缘软组织区域明显强化,内部无强化;与 CT 平扫比较,增强后瘤体与甲状腺交界区边界变清晰。C:(左侧叶结节性甲状腺肿)CT 平扫示甲状腺左侧叶粗大结节,其周围未见明显异常软组织密度影。D:(左侧叶结节性甲状腺肿)CT 增强示钙化周围带状低强化区(红箭头);与 CT 平扫比较,增强后钙化与甲状腺组织交界区边界变清晰

图 7-1-8　甲状腺粗钙化结节的主要 CT 征象

6. 甲状腺癌淋巴结转移的 CT 主要征象包括哪些?

CT 评估中央组和侧颈部组淋巴结转移的主要征象一致,包括囊变(图 7-1-9A、B　32～33)、微钙化(≤2 mm)(图 7-1-9C、D)、高强化(增强后-平扫≥40 Hu;或增强后/平扫≥2)(图 7-1-9E、F)和最小径/最大径≥1/2(图 7-1-9E、F)等,淋巴结直径≥4 mm 和簇状淋巴结(淋巴结呈簇状分布,≥3 枚)(图 7-1-9G)有助于中央组淋巴结转移的判断,而侧颈部淋巴结转移的判断标准则依据部位不同而异,如Ⅲ、Ⅳ组淋巴结转移多以 5 mm 为判断标准,而Ⅱ组和Ⅰ组则多选用更大的标准,如 8～10 mm,选用的参数大小不同,其诊断效能存在一定差异。

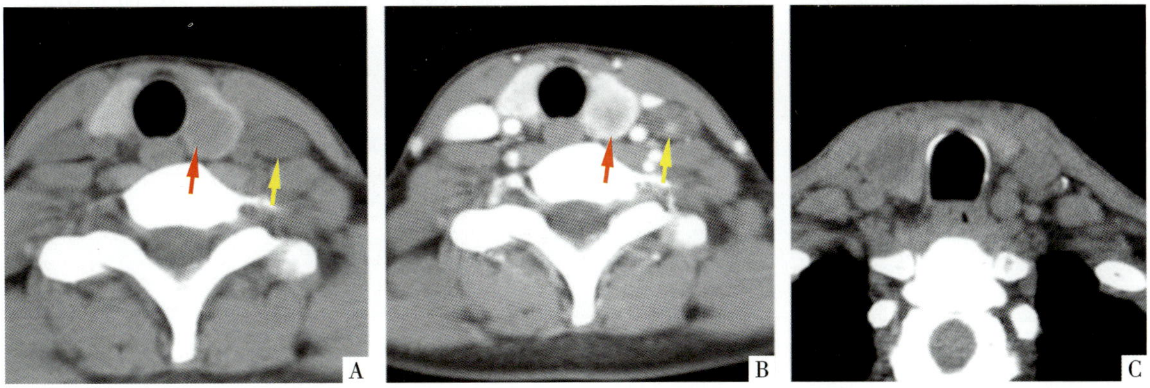

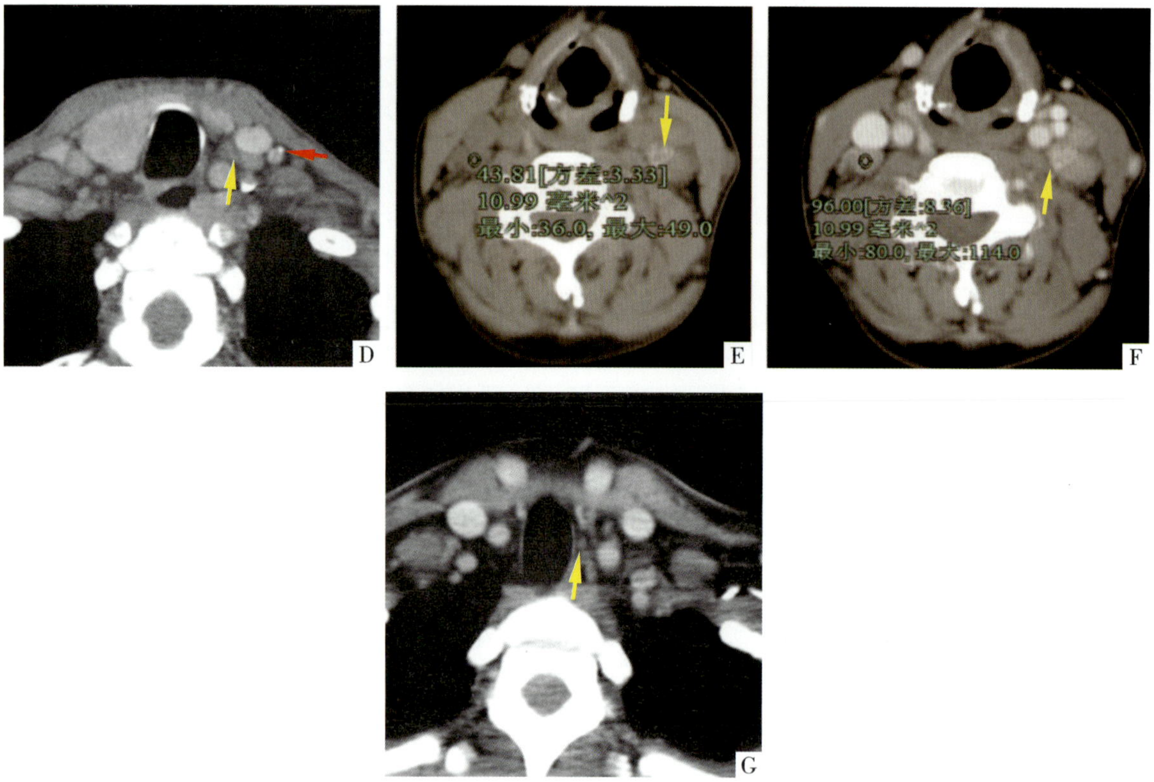

A、B:甲状腺左侧叶乳头状癌伴淋巴结转移 CT 平扫示左侧Ⅳ组淋巴结增大(黄箭头),密度尚均匀,另见甲状腺左侧叶不规则肿块影(红箭头);增强后淋巴结内见明显强化的壁结节(黄箭头),余部无强化,左侧叶瘤体边界较平扫模糊(红箭头)。C、D:(左侧叶乳头状癌伴左侧Ⅳ、Ⅵ淋巴结转移)CT 增强示左侧Ⅳ(黄箭头)和Ⅵ组淋巴结增大,中度或明显强化,其中Ⅳ组一枚淋巴结见微钙化(红箭头)。E、F:(双侧叶弥漫硬化亚型乳头状癌伴双侧Ⅲ组淋巴结转移)CT 平扫示双侧Ⅲ组淋巴结增大,其中右侧淋巴结平扫 43.81 Hu;增强后 96 Hu,较平扫提高 52.19 Hu,增强密度/平扫密度 = 2.19,左侧Ⅲ组淋巴结内见多发微钙化(黄箭头);G:(左侧叶乳头状癌伴左侧Ⅵ淋巴结转移)CT 增强示左侧Ⅵ组多发小淋巴结,呈簇状分布(黄箭头),病理证实 5/8 淋巴结转移

图 7-1-9　甲状腺癌淋巴结转移的 CT 主要征象

7. CT 在胸骨后甲状腺病变诊断中的优势有哪些?

CT 可充分显示胸骨后甲状腺病变,以及病变与周围结构的关系,并且可以通过多平面重建,在任意角度显示病变(图 7-1-10)。

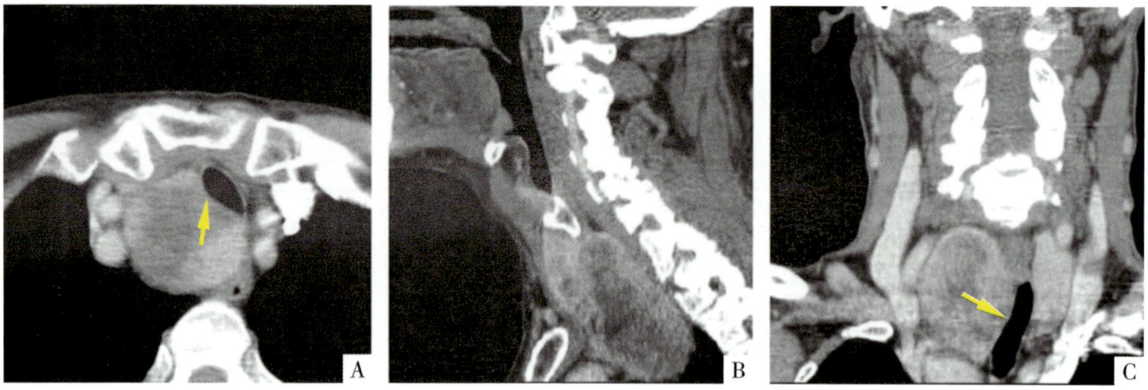

CT 增强横断位(A)、矢状位(B)和冠状位(C)提示右侧叶胸骨后甲状腺肿,结节周围强化较明显,中央强化程度较低或无强化,下极延伸至奇静脉隐窝,上极与甲状腺背侧缘分界不清,气管受推左移(黄箭头)

图 7-1-10　胸骨后甲状腺病变的 CT 主要征象

8. Zuckerkandl 结节的临床意义是什么？CT 在甲状腺 Zuckerkandl 结节定性诊断中的优势有哪些？

Zuckerkandl 结节又称后突结节，多位于环状软骨水平，也可位于甲状腺腺叶背后方的其他部位，是甲状腺手术中识别喉返神经及其分支与上甲状旁腺的重要标志。与甲状腺其他部位一样，Zuckerkandl 结节可发生癌、腺瘤和结节性甲状腺肿等病变，并易与甲状旁腺病变、食管病变、神经源性病变、淋巴源性病变混淆。

结节通过蒂与甲状腺连续是诊断 Zuckerkandl 结节病变的直接征象。尽管常规 CT 均为轴位扫描，存在一定的扫描间隔，在判断病变与甲状腺间的蒂和完整分隔不及超声检查，但 CT 多平面重建可任意角度观察结节与甲状腺间的关系，弥补常规 CT 轴位扫描的不足。CT 平扫与甲状腺呈等（图 7-1-11A、B）或稍低密度、杯口征（图 7-1-11C）及高强化征（强化程度高于甲状腺）（图 7-1-11D、E）在后突结节诊断中具有高度的诊断效能，可将大部分 Zuckerkandl 结节病变从甲状旁腺病变、食管病变、神经源性病变、淋巴源性病变中鉴别出来。

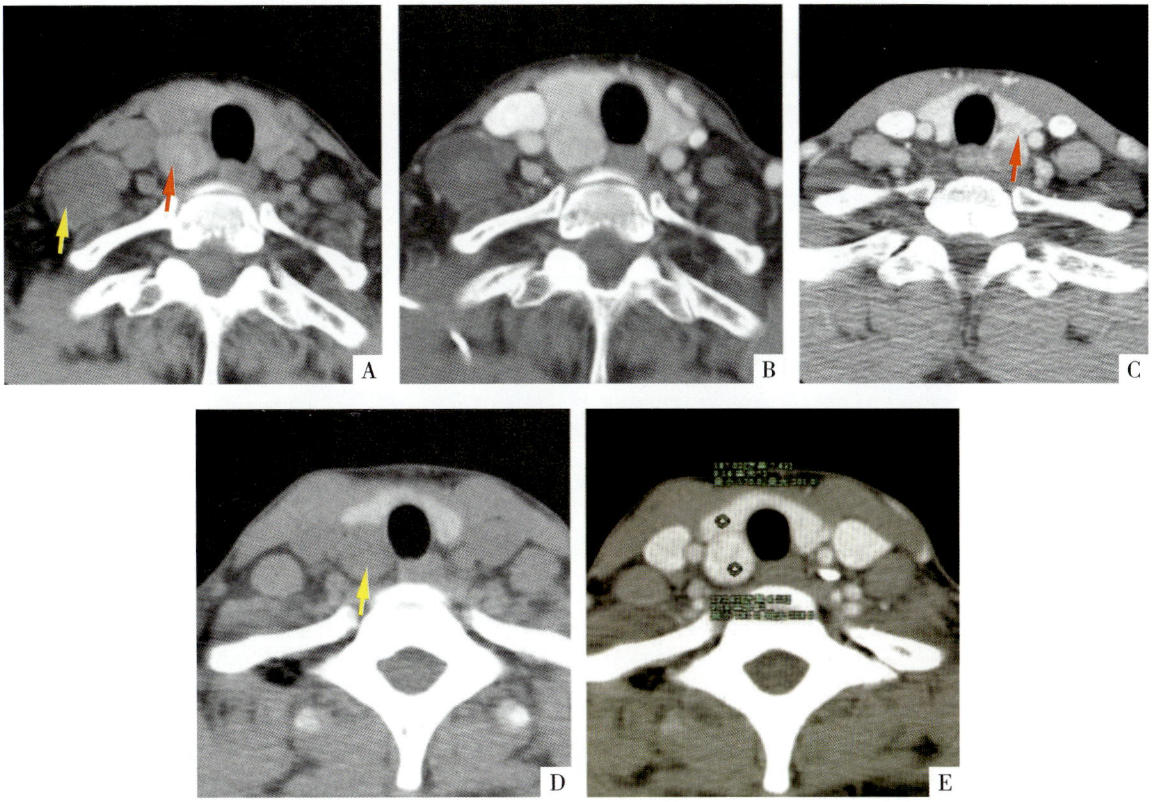

A、B：（右侧叶结节性甲状腺肿伴右侧神经鞘瘤）CT 平扫示甲状腺右侧叶后方类圆形异常密度影，大部分与甲状腺呈等密度（红箭头）；增强后强化程度与甲状腺一直，另见右侧Ⅳ组区域神经鞘瘤（黄箭头）。C：甲状腺左侧叶结节性甲状腺肿 CT 增强示瘤体与甲状腺交界区呈杯口状（红箭头），结节内部见斑片状低或无强化区。D、E：（右侧叶结节性甲状腺肿）CT 平扫示甲状腺右侧叶后方类圆形软组织结节影（黄箭头），密度与周围血管相仿；增强后明显强化，高于周围甲状腺组织 10 Hu

图 7-1-11　胸骨后甲状腺病变的 CT 主要征象

9. 甲状腺癌颈部淋巴结转移与淋巴结结核的 CT 鉴别诊断包括哪些？

甲状腺癌颈部淋巴结转移详见前面第（6）的内容。颈部淋巴结结核常单侧发生，且以右侧多见，临床多有低热、面色潮红、乏力、盗汗等结核中毒症状，可伴有肺结核、结核性胸膜炎、骨结核等。

依据病理阶段不同,CT 表现多样:①第 1 阶段,CT 平扫密度均匀,周围脂肪间隙清晰,均匀实质强化。②第 2 阶段,平扫不易显示,增强表现为淋巴结内密度不均或欠均匀。③第 3 阶段,增强表现为淋巴结中央密度减低区,强化不均,周边强化并融合,淋巴结间脂肪模糊(图 7-1-12A、B)。④第 4 阶段,周围结构和皮下脂肪内炎性浸润、脓肿或窦道形成。经过治疗后的淋巴结结核内可见粗大钙化(图 7-1-12C、D)。

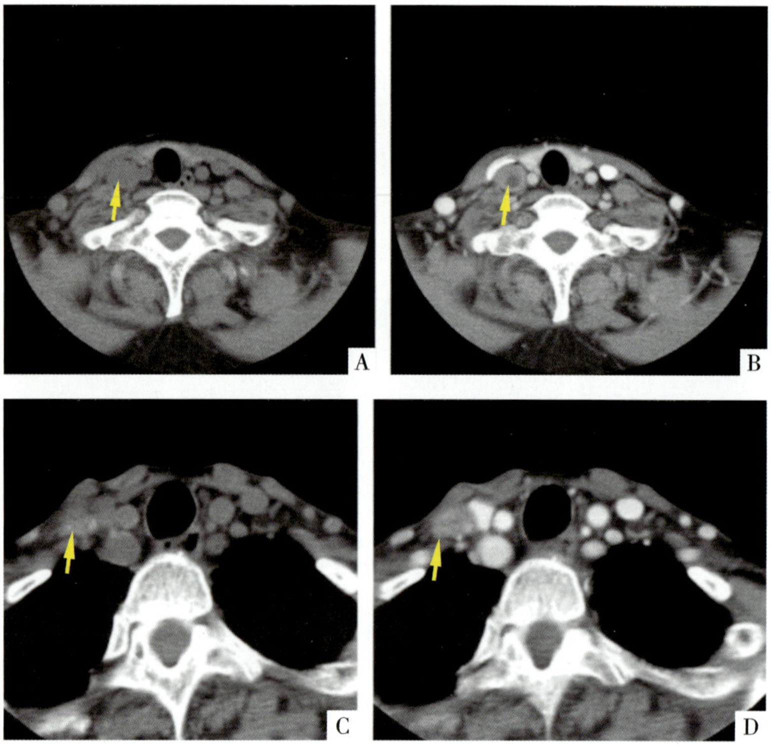

A、B:(右侧颈部淋巴结结核)右侧颈静脉与颈动脉间隙类圆形结节影(黄箭头),平扫密度均匀;增强后中央区域无强化(黄箭头),周围轻度强化,瘤周脂肪稍模糊。C、D:(右侧锁骨上淋巴结结核)右侧锁骨上结节影,内见钙化征象(黄箭头),结节推压颈静脉至其稍变窄

图 7-1-12　甲状腺癌颈部淋巴结转移与淋巴结结核的 CT 鉴别诊断

10. CT 在甲状旁腺腺瘤诊断中的不足和优势有哪些?

(1)CT 在甲状旁腺腺瘤诊断中的不足:CT 软组织分辨率低,且具有一定的层厚和层距,常规轴位 CT 很难显示最大径为 0.4 ~ 0.5 cm 的瘤体;对于直径为 0.5 ~ 1.0 cm 的瘤体,即使 CT 能够显示,也极难和甲状腺后突结节性病变、淋巴源性病变相鉴别,尤其是合并桥本甲状腺炎淋巴结增生患者。

(2)CT 在甲状旁腺腺瘤诊断中的优势:CT 可充分各部位异位的甲状旁腺病变,如梨状隐窝(图 7-1-13A)、胸骨后(图 7-1-13B)、后上纵隔气管食管间隙(图 7-1-13C、D)等部位。通过 CT 多平面重建,可以充分显示瘤体的整体轮廓,以及其与周围结构关系,并且通过骨窗可对甲状旁腺功能亢进骨质破坏程度进行评估。

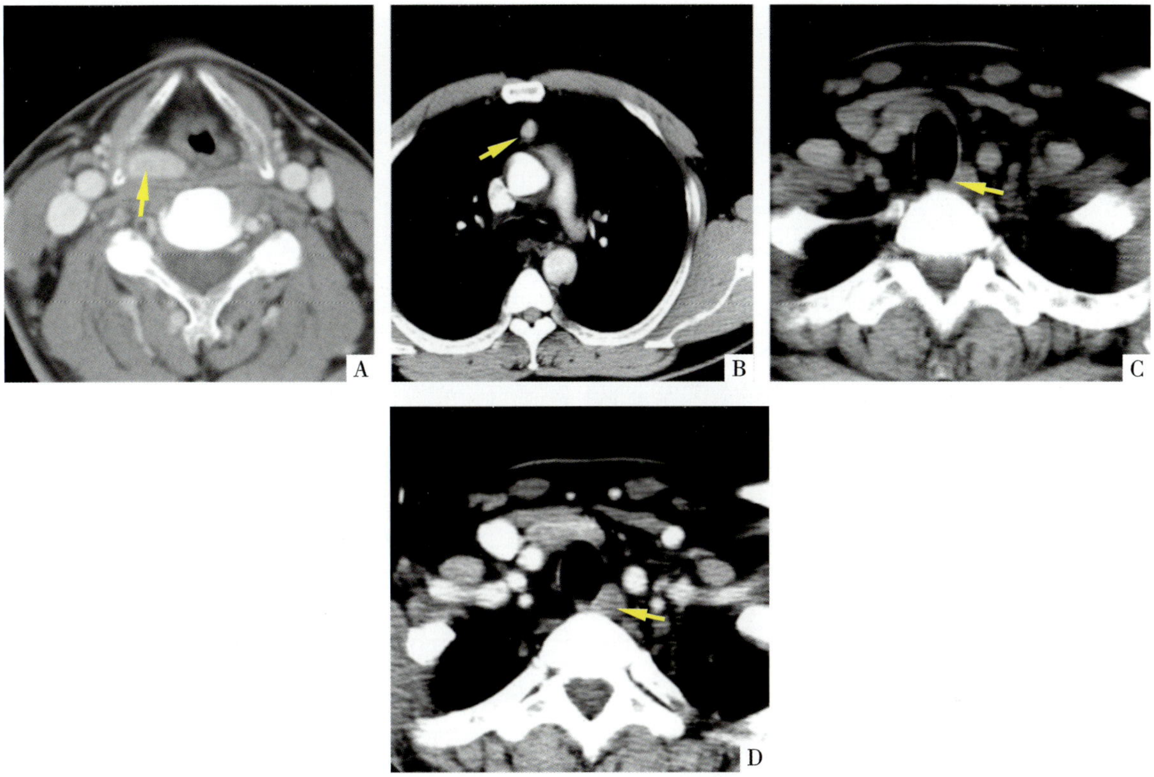

A：右侧梨状窝异位（黄箭头）。B：胸骨后异位（黄箭头）。C、D：后上纵隔气管食管间隙异位（黄箭头）

图 7-1-13 异位甲状旁腺腺瘤的 CT 主要征象

11. 超声灰阶比值量化分析的可行性和临床意义是哪些？

回声强度是超声用来评价甲状腺结节的常用参数，回声强度由弱到强，在声像图上表现为灰阶由黑到白。目前判断甲状腺结节回声强度时，通过观察者裸眼主观判断，依据灰阶由黑到白，分为无回声、极低回声、低回声等回声和高回声等 5 个等级，各个等级间无明确的界限，易导致不同观察者间显著的差异，尤其是介于两种回声强度间时，从而在很大程度上降低了回声强度在甲状腺结节诊断中的应用价值，显然，如果能通过数值直接或间接量化灰阶的大小，比裸眼判断更客观、准确。超声回声强度的高低常受增益、动态、操作者、机型等因素影响，通过直接测量法不能获得对临床诊断有意义的回声强度，但显而易见，在规范操作的前提下，即使这些影响因素发生变化，结节与周围甲状腺组织回声强度会同时升高或降低，二者间仍然保持着相对的"低""等""高"的关系（图 7-1-14），因此，可通过结节和周围甲状腺组织间灰阶值的比值间接量化结节回声强度，其结果将比裸眼的 5 级法更客观。Han 等和 Chen 等对微小结节性甲状腺肿（图 7-1-14A、B）和微小乳头状癌（图 7-1-14C、D）的超声灰阶比值进行研究，结果显示超声灰阶比值在二者的鉴别诊断中具有重要价值，*AUC* 分别为 0.895 和 0.919，当灰阶比值分别为 0.720 和 0.692 时，诊断敏感度和特异度分别为87.0 和 80.4、0.975 和 0.724。按照临床工作经验，正常超声组织灰阶值低于 60 时（图 7-1-14E），图像亮度过低，将会明显降低软组织分辨率，并且很难将极低回声与无回声鉴别出来，而正常超声组织灰阶值高于 130 时（图 7-1-14F），图像亮度过高，同样将明显降低软组织分辨率，并且易掩盖较小结节性病变，故将≥60 且≤130 作为超声规范扫描的阈值。尽管目前国内、外超声仪缺乏统一的灰阶水平校正软件，但随着超声灰阶比值量化的推广，检查前进行常规灰阶水平校正将成为现实。

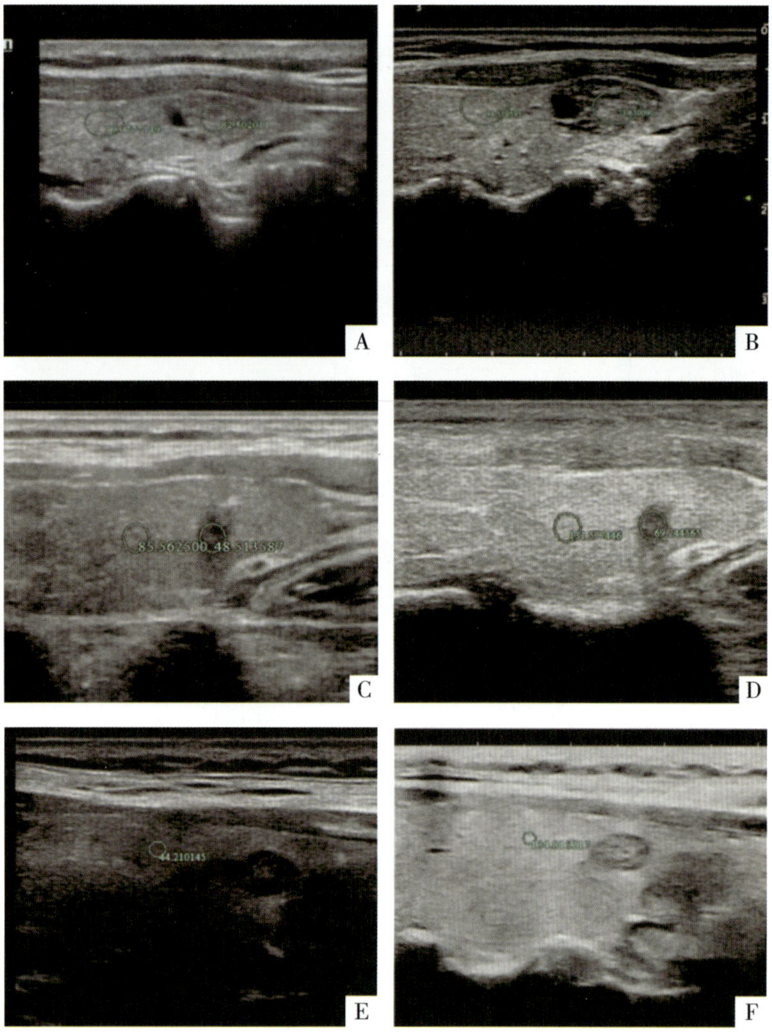

A、B:(甲状腺右侧叶结节性甲状腺肿)两张图片为同一患者相隔 2 年的超声图,检查者和检查超声机型均不同,先后两次超声灰阶比值分别为 82.5/103.78 = 0.795和 73.63/94.54 = 0.779,比值差值为 0.016。C、D:(甲状腺左侧叶乳头状癌)两张图片为同一患者相隔 10 d 的超声图,检查者和检查超声机型均不同,先后两次超声灰阶比值分别为 48.51/85.56 = 0.567 和 69.24/131.58 = 0.526,比值差值为 0.041。E、F:(甲状腺左侧叶结节性甲状腺肿)同一患者不同时间超声图,分别显示正常甲状腺组织灰度值为 44.21 和 134.82;正常甲状腺组织分辨率明显减低,结节局部与甲状腺组织分界不清

图 7-1-14　微小结节性甲状腺肿和微小乳头状癌的主要超声征象

参考文献

[1] WEI PY, JIANG ND, DING J, et al. The diagnostic role of computed tomography for ACR TI-RADS 4-5 thyroid nodules with coarse calcifications[J]. Front Oncol, 2020, 10: 911.

[2] WEI PY, JIANG ND, XIANG JJ, et al. Hounsfield unit values in ACR TI-RADS 4-5 thyroid nodules with coarse calcifications: an important imaging feature helpful for diagnosis[J]. Cancer Manag Res,

2020,12:2711.
[3]LEI ZK,LI MK,LUO DC,Han ZJ. The clinical significance of ultrasound grayscale ratio in differentiating markedly hypoechoic and anechoic minimal thyroid nodules[J]. J Cancer Res Ther,2018,14(7):1567.
[4]HAN Z,LEI Z,LI M,et al. Differential diagnosis value of the ultrasound gray scale ratio for papillary thyroid microcarcinomas and micronodular goiters[J]. Quant Imaging Med Surg,2018,8(5):507.
[5]CHEN X,GAO M,HU L,et al. The diagnostic value of the ultrasound gray scale ratio for different sizes of thyroid nodules[J]. Cancer Med,2019,8(18):7644.
[6]ZHANG LX, XIANG JJ, WEI PY, et al. The diagnostic value of CT histogram analysis in thyroid benign solitary coarse calcification nodules[J]. Journal of Zhejiang University(SCIENCE B),2018,19(3):211. [7]ZHU D,CHEN W,XIANG J,et al. Diagnostic value of CT artifacts for solitary coarse calcifications in thyroid nodules[J]. Int J Clin Exp Med,2015,8(4):5800
[8]HAN ZJ,SHU YY,LAI XF,et al. Value of computed tomography in determining the Nature of papillary thyroid microcarcinomas: evaluation of the computed tomographic characteristics[J]. Clin Imaging,2013,37(4):664.
[9]魏培英,蒋念东,韩志江,等. CT 强化程度对甲状腺乳头状癌颈部淋巴结转移的诊断价值[J]. 中华内分泌外科杂志,2020,014(2):144.
[10]吴利江,舒艳艳,韩志江,等. 单发甲状腺乳头状癌同侧中央组淋巴结转移 CT 征象分析[J]. 中华内分泌外科杂志,2019,013(4):305.
[11]徐陈柯,李伟斌,韩志江,等. 超声灰阶比值在甲状腺乳头状癌诊断与鉴别诊断中的价值[J]. 中华内分泌外科杂志,2019,013(3):224.
[12]徐陈柯,俞丽芳,韩志江,等. 甲状腺微小乳头状癌与结节性甲状腺肿的超声灰阶比值对照研究[J]. 浙江医学,2019(16):1710.
[13]韩志江,赖旭峰,罗定存,等. CT 检查中单发甲状腺乳头状癌同侧中央组淋巴结大小和分布的价值[J]. 中华内分泌外科杂志,2019(1):36.
[14]王海滨,舒艳艳,韩志江,等. CT 在甲状腺结节良、恶性风险评估中的价值[J]. 中华医学杂志,2017,97(35):2766.
[15]韩志江,舒艳艳,雷志锴,等. 高增强征象在超声、CT 及二者联合诊断甲状腺良、恶性结节中的价值[J]. 中华内分泌外科杂志,2017,11(1):15.
[16]林启强,韩志江,舒艳艳,等. CT 在评估甲状腺乳头状癌中央组淋巴结转移中的价值[J]. 中国临床医学影像杂志,2015,26(3):162.
[17]张金美,韩志江. CT 在评估甲状腺乳头状癌侧颈部淋巴结转移中的价值[J]. 实用医学影像杂志,2015,16(1):5.
[18]樊艳青,谭正,黄枫,等. 颈部淋巴结核的 MRI 和 CT 影像特征与病理学对照分析[J]. 放射学实践,2013,28(6):628.
[19]YI KS,KIM JH,NA DG,et al. Usefulness of core needle biopsy for thyroid nodules with macrocalcifications: comparison with fine-needle aspiration[J]. Thyroid,2015,25(6):657.
[20]NA DG, KIM DS, KIM SJ, et al. Thyroid nodules with isolated macrocalcification: malignancy risk and diagnostic efficacy of fine-needle aspiration and core needle biopsy[J]. Ultrasonography,2016,35:212.

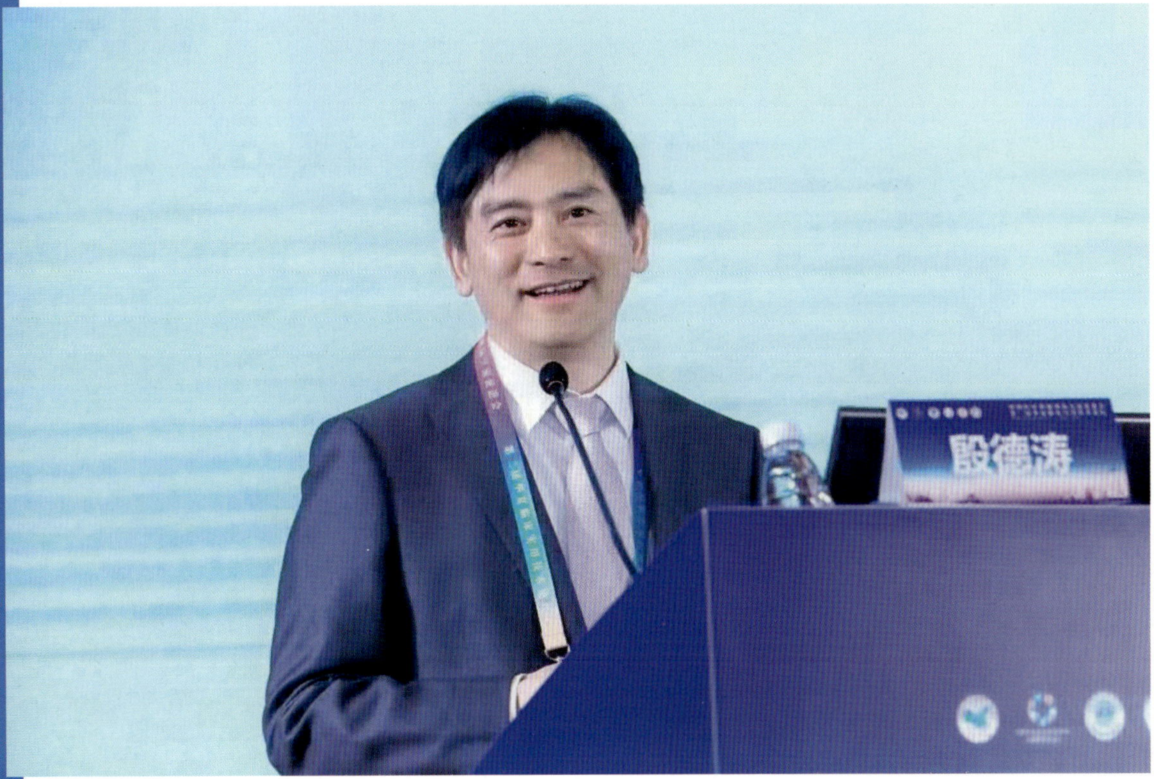

学术报告

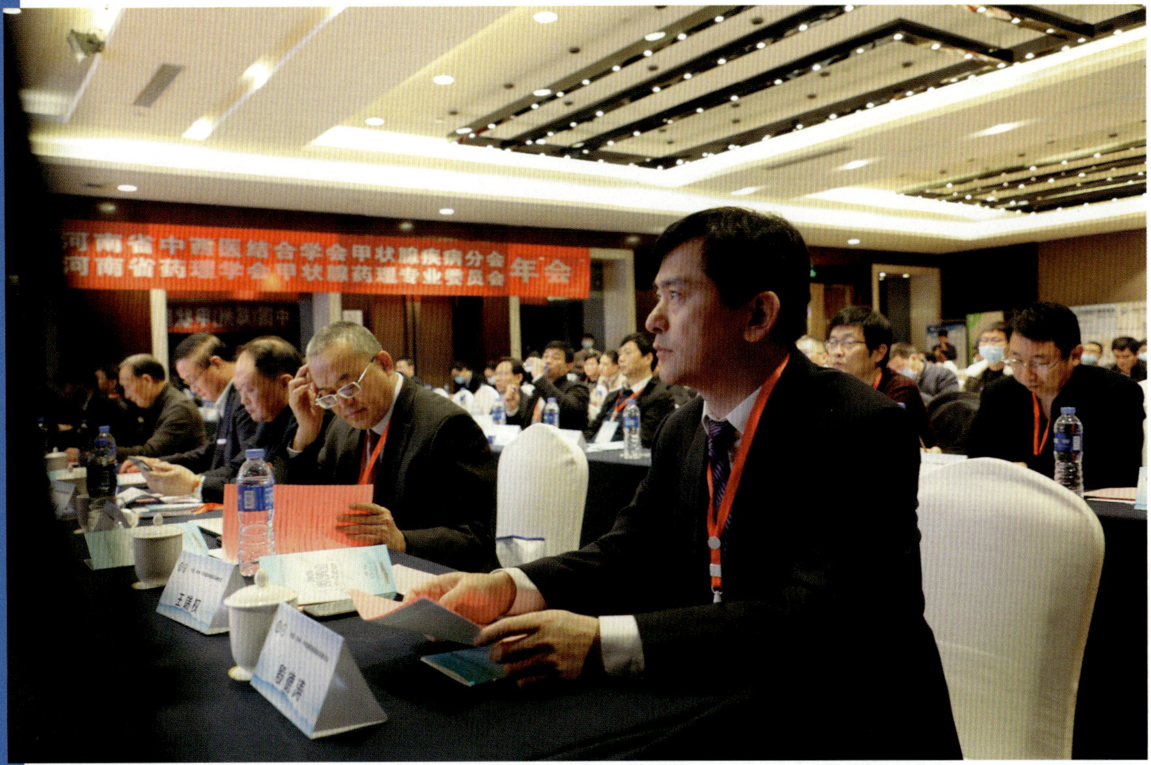

主办专业学术会议

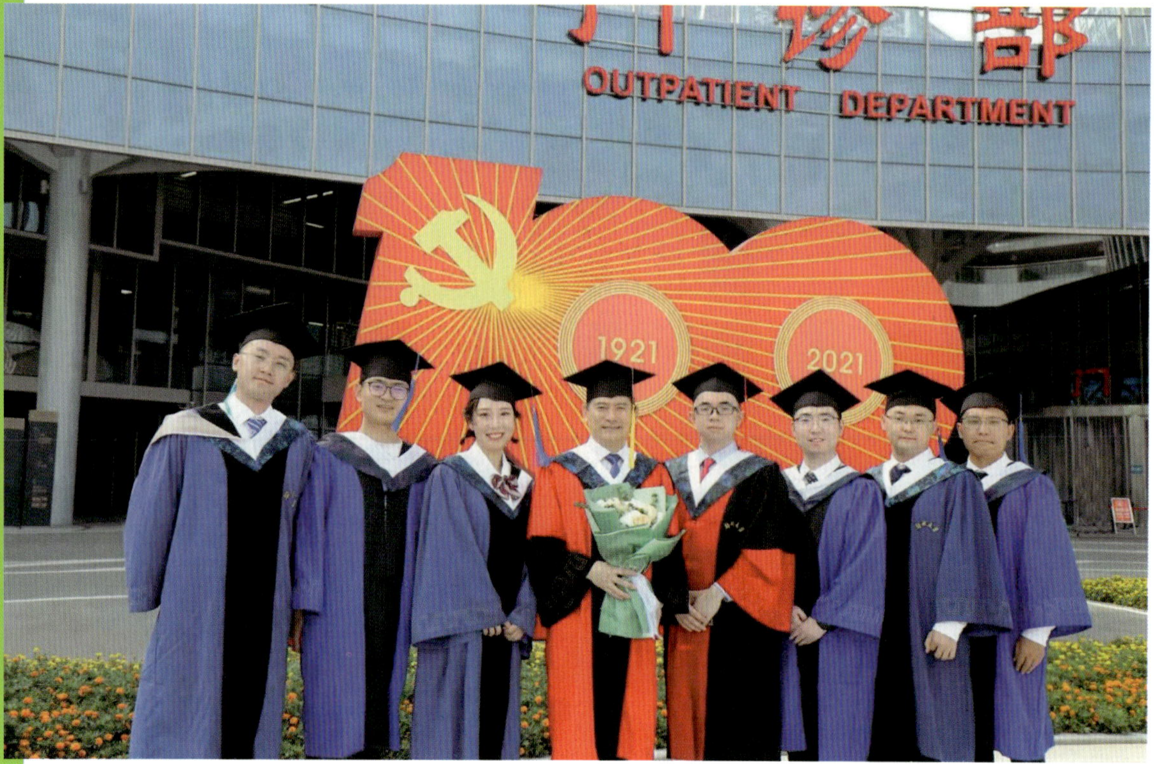

博士硕士生毕业

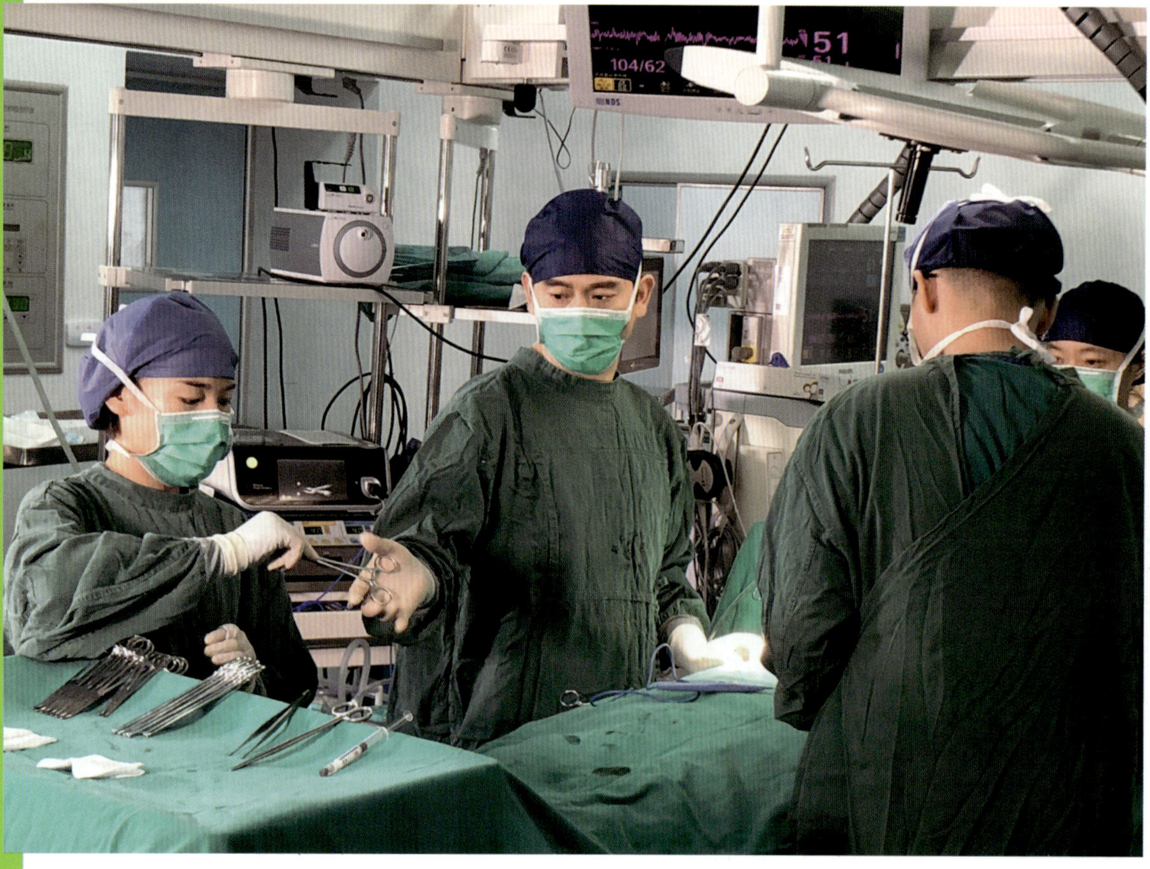

手术

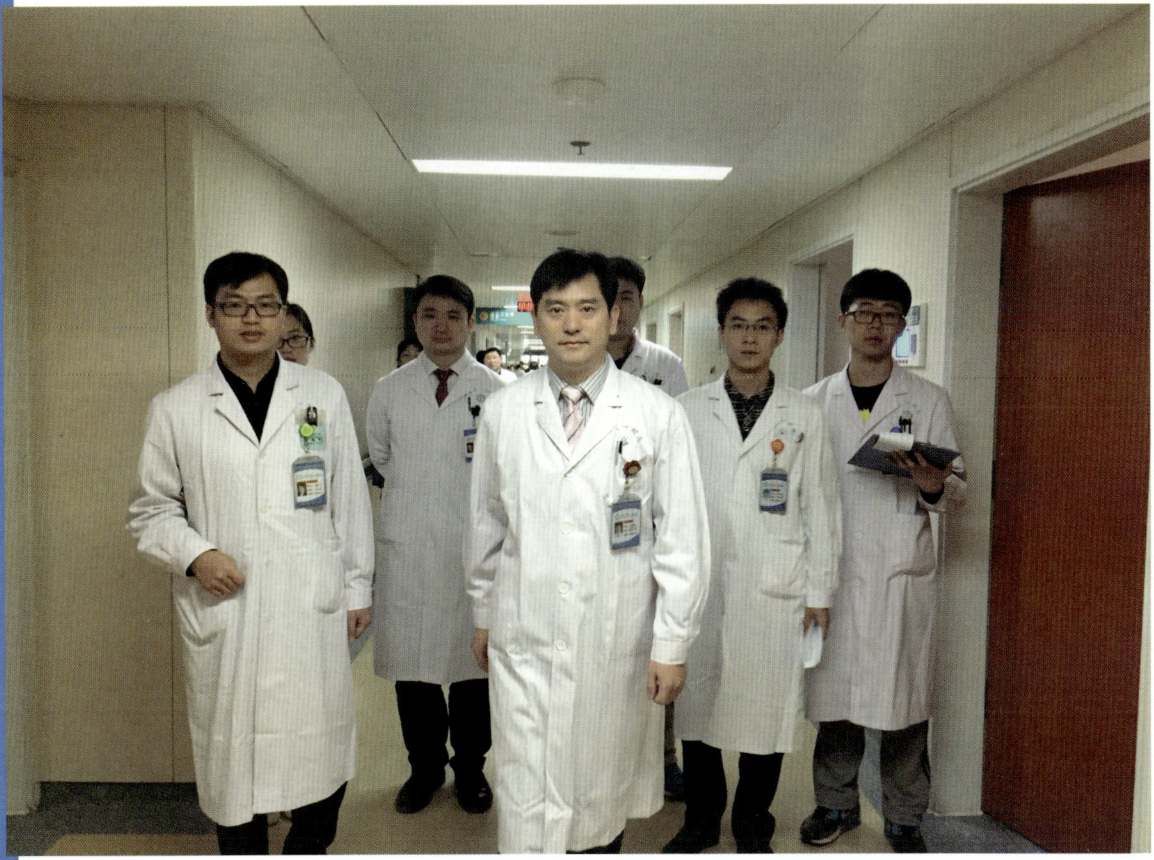

科室查房

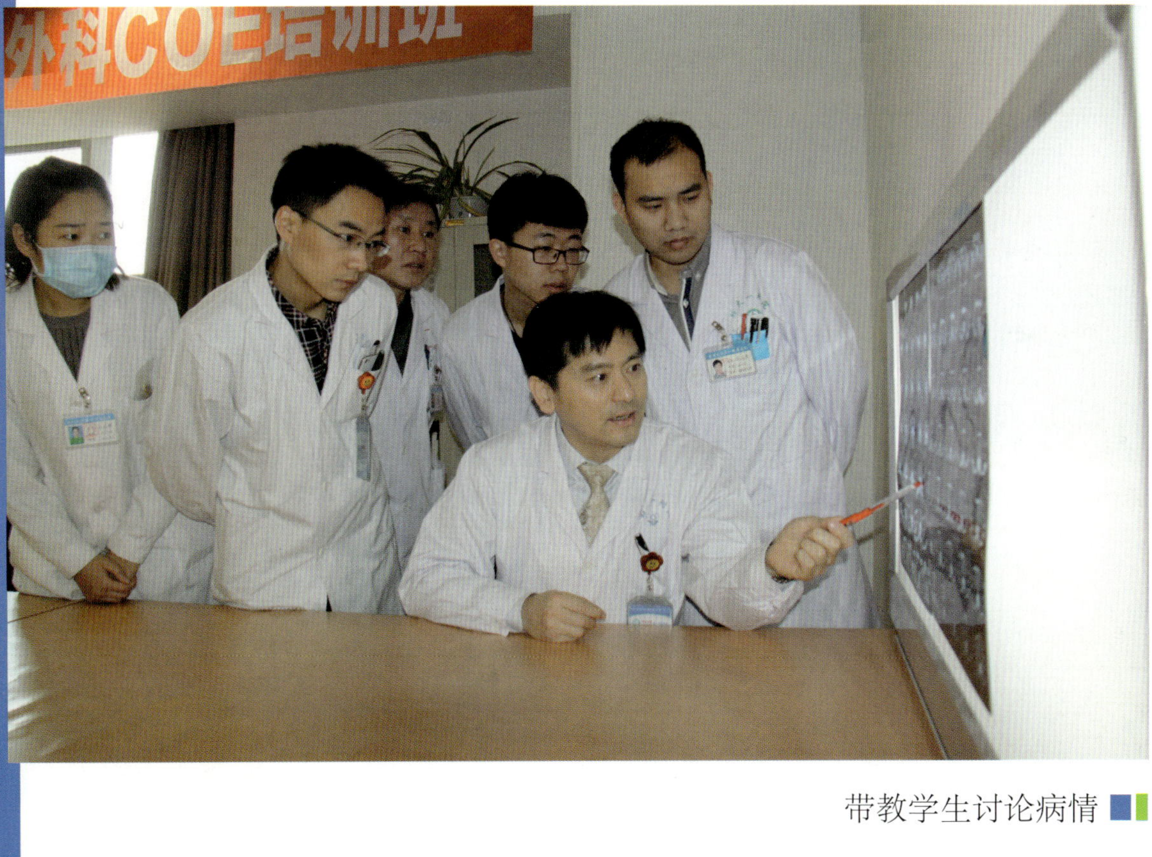

带教学生讨论病情

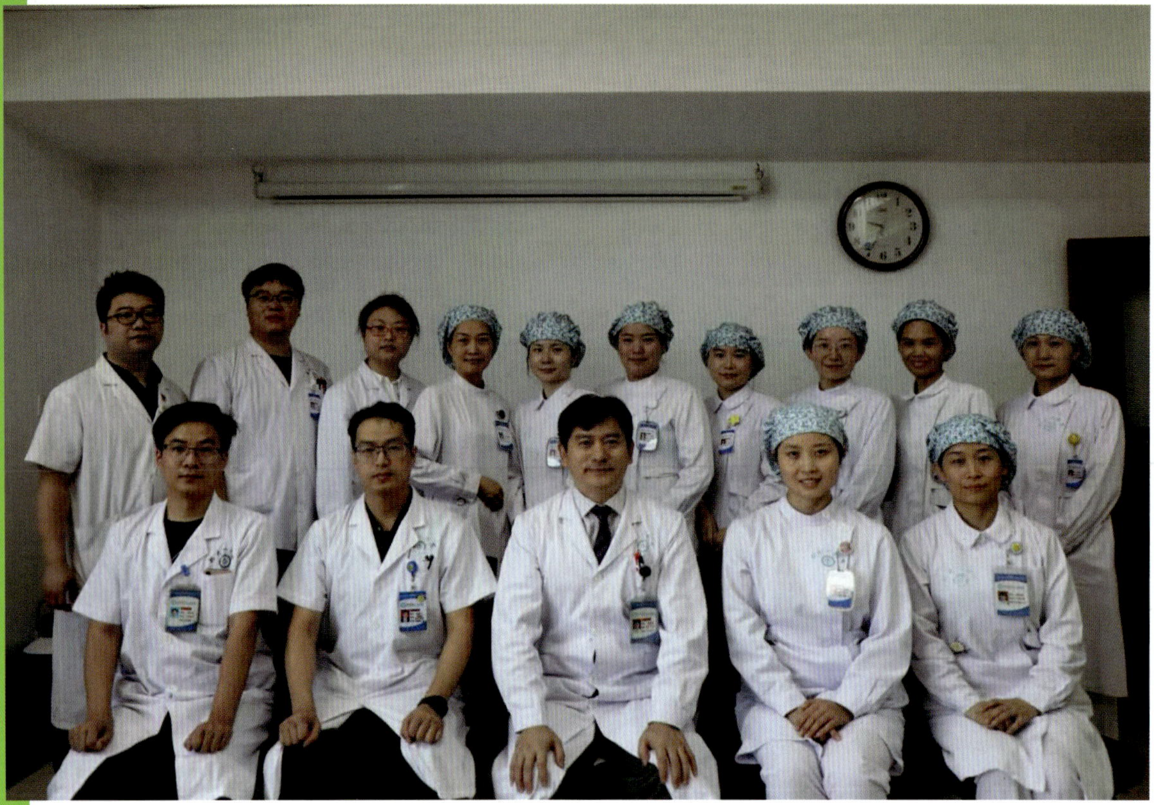

医护团队

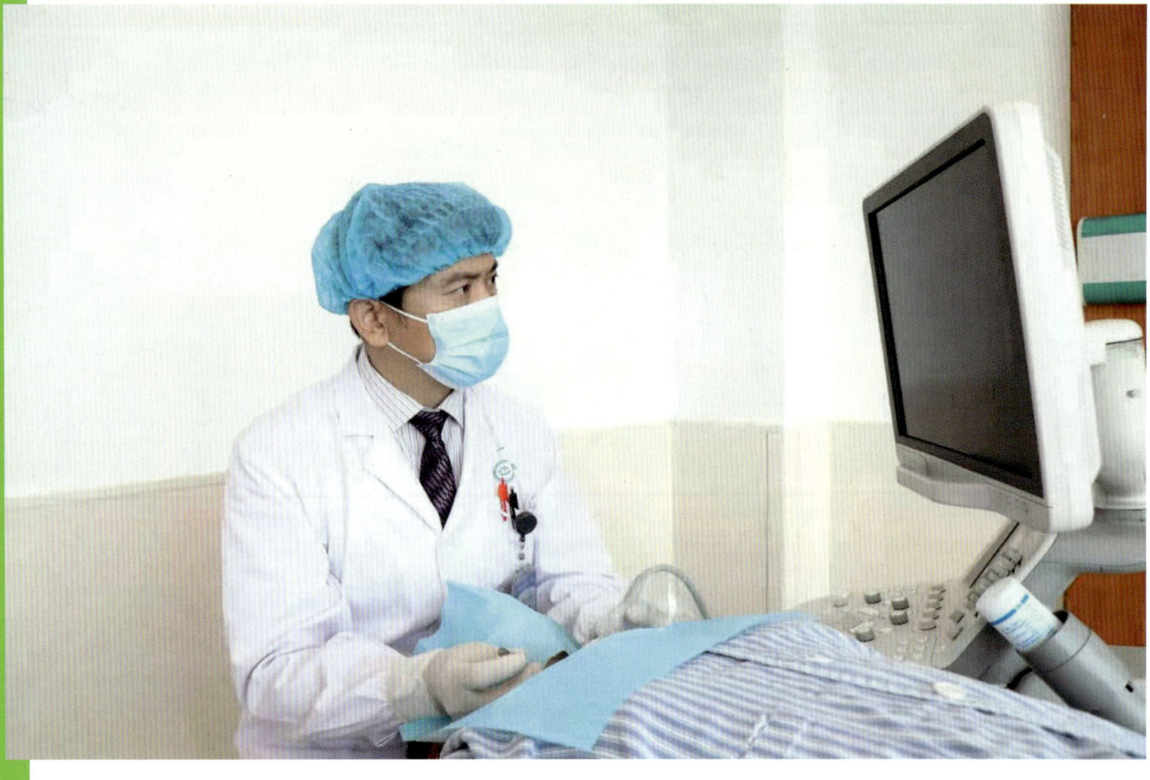

穿刺